Jahrbuch der Psychologie und Psychosomatik in der Zahnheilkunde

Band 1, 1990

H. G. Sergl/H. Müller-Fahlbusch (Herausgeber)

Jahrbuch

der Psychologie und Psychosomatik in der Zahnheilkunde
Band 1, 1990

Herausgeber:

H. G. Sergl, Mainz
H. Müller-Fahlbusch, Münster

Schriftleitung durch die Herausgeber
verantwortlich für diese Ausgabe: H. G. Sergl

Wissenschaftlicher Beirat:

H. J. Demmel, Berlin
Annette Fleischer-Peters, Erlangen
G. Graber, Basel/Schweiz
G. Huppmann, Mainz
G. Kreyer, Langenlois/Österreich
R. Marxkors, Münster
W. Micheelis, Köln

W. Neuhauser, Kempten
H.-P. Rosemeier, Berlin
J. K. Roth, München
Th. Schneller, Hannover
H. J. Staehle, Heidelberg
W.-E. Wetzel, Gießen

Quintessenz Verlags-GmbH Berlin

Das Jahrbuch der Psychologie und Psychosomatik in der Zahnheilkunde ist ein jährlich einmal erscheinendes Periodikum, in das Originalarbeiten, Fallberichte, Übersichtsarbeiten (nach Aufforderung) und Diskussionsbeiträge aus den Gebieten zahnärztliche Psychologie, Psychosomatik, Psychopathologie, Psychotherapie, Soziologie, und angrenzenden Wissenschaften aufgenommen werden. Beiträge, die bis zu einem jeweils angekündigten Stichtag bei der Schriftleitung eingereicht werden, werden in die nächste Ausgabe aufgenommen. Über die Annahme entscheidet die Schriftleitung unter Mitwirkung des wissenschaftlichen Beirats.

Die Autorenrichtlinien können bei der Schriftleitung angefordert werden.

CIP-Titelaufnahme der Deutschen Bibliothek

Jahrbuch der Psychologie und Psychosomatik in der Zahnheilkunde. − Berlin : Quintessenz-Verl.-GmbH.
  (Quintessenz-Bibliothek)
  Erscheint jährlich. − Aufnahme nach Bd. 1 1990

Bd. 1. 1990 −

Redaktion dieser Ausgabe: Prof. Dr. H. G. Sergl, Augustusplatz 2, D-6500 Mainz
Die Ansichten der Verfasser müssen sich nicht mit denen der Redaktion oder Herausgeber decken.
Anfragen zum Inhalt einzelner Artikel bitten wir direkt an den Verfasser zu richten.

Copyright © 1991 by Quintessenz Verlags-GmbH, Berlin
Lithographieherstellung: GEPRO Detlef Gerhardt GmbH, Berlin
Satz und Druck: Loibl, Neuburg/Donau
Bindearbeiten: Lüderitz & Bauer GmbH, Berlin
Printed in Germany

ISBN 3-87652-152-1

Inhaltsverzeichnis

Zeichenerklärung:

 * teilweise überarbeitete und erweiterte Vorträge, gehalten auf der 3. Jahrestagung des Arbeitskreises Psychologie und Psychosomatik in der Zahn-, Mund- und Kieferheilkunde der DGZMK im Januar 1990, Münster/Westf.

** Vorträge, gehalten beim 11. Medizinisch-Psychologischen Symposium im April 1990 anläßlich des 575jährigen Jubiläums des Bereichs Medizin an der Universität Leipzig.

Editorial

Die Berücksichtigung von Fragen der Psychologie und Psychosomatik in der zahnärztlichen Literatur reicht weit zurück. Autoren, wie E. Heinrich, W. Balters und B. Acht haben sich schon vor mehr als 50 Jahren darum verdient gemacht. Mit dem Anspruch einer ganzheitlichen Betrachtung haben sie versucht, in unserem stark von der Technik geprägten Fach den Blick auf den Menschen zu lenken.

Nachdem wissenschaftliche Beiträge aus diesem Bereich lange Zeit im deutschen Sprachraum sehr sporadisch erschienen, ist in den letzten 10 Jahren erfreulicherweise eine deutlich größere Aktivität zu verzeichnen. Durch die Gründung von Arbeitskreisen der Deutschen wie auch der österreichischen Gesellschaft für Zahn-, Mund- und Kieferheilkunde konnten diese Aktivitäten gebündelt und verstärkt werden.

Für die Entwicklung eines jungen Faches schafft die Publizistik mehr oder weniger günstige Rahmenbedingungen. Gerade wenn in einem Fach noch relativ wenige wissenschaftliche Arbeiten anfallen, ist es wichtig, die Publikationen zu konzentrieren und nicht auf eine Reihe unspezifischer Publikationsorgane zu verteilen. Wir hielten es daher für wünschenswert, für die Psychologie und Psychosomatik in der Zahnheilkunde ein eigenes Periodikum zu haben.

Da uns die Gründung einer mehrmals im Jahr erscheinenden Zeitschrift noch zu gewagt erschien und wir andererseits über Vorerfahrung mit Tagungsbänden verfügten, schien uns in der gegebenen Situation das Jahrbuch die geeignetste Form zu sein. Dem Quintessenz-Verlag sind wir dankbar, daß er das Risiko nicht gescheut hat und unseren Vorstellungen gefolgt ist.

Erstes und wichtigstes Anliegen also ist es, ein publizistisches Forum für die Präsentation und Diskussion von Forschungsergebnissen auf dem Gebiet der zahnärztlichen Psychologie und Psychosomatik unter Einschluß verwandter Disziplinen wie z. B. der Soziologie zu schaffen.

Die Schriftleitung wird dabei — so erwarten wir — vor die schwierige Aufgabe gestellt sein, ein bestimmtes Niveau zu erreichen und zu halten, ohne die aufkeimenden Aktivitäten durch überzogene Qualitätsansprüche einzuengen oder gar abzuwürgen. Wir rechnen auch mit dem Problem der Verständlichkeit von Beiträgen sehr unterschiedlicher Provenienz. Die Schriftleitung wird versuchen, auf die Autoren, vor allem die Nichtzahnärzte unter ihnen, einzuwirken, daß sie sich einer möglichst allgemein verständlichen Sprache bedienen, bzw. Fachtermini hinreichend erklären.

Das Publikationsorgan soll der Zahnmedizin und damit den Zahnärzten und ihren Patienten dienen. Auch wenn Fortbildung nicht das primäre Ziel dieses Periodikums darstellt, so soll das Lernen doch keinesfalls zu kurz kommen. Neben Originalarbeiten werden daher Übersichtsreferate und kurze Begriffserklärungen aufgenommen werden. Buchbesprechungen und Berichte über Veranstaltungen sollen aktuelle Bezüge herstellen.

Wir betrachten die derzeitige Form des Jahrbuchs keineswegs als endgültig. Vielmehr sollen uns das Gespräch mit den Lesern und deren konstruktive Kritik helfen, die jeweils beste Form zu finden.

Die Schriftleitung

Gedanken zum Arzt-Patienten-Verhältnis in der Zahnheilkunde

Einführung in den wissenschaftlichen Teil

H. Müller-Fahlbusch, Münster

In der Einleitung des ersten Ergänzungsbandes zur Reihe ,,Das Menschenbild" schreibt *Bernhard Pauleikhoff*: ,,In der eingeengt-somatischen Psychiatrie ist wie in anderen Bereichen der Wissenschaft der Mensch als Subjekt und Person ausgeklammert oder gar nicht zugelassen; insbesondere besitzt sein Geist weder echte Realität noch wirkliche Daseinsberechtigung. Indem vor allem in der Medizin und in der Psychologie nur noch dem räumlich und materiell Nachweisbaren überhaupt Realität zugesprochen wird, werden alle partnerschaftlichen Beziehungen weitgehend irreal, die weder im Körper zu lokalisieren noch durch Gehirnvorgänge zu erklären sind. Stets treffen bei einem ärztlichen Gespräch wie bei jeder zwischenmenschlichen Begegnung aber nicht in erster Linie Körper und Gehirne aufeinander, vielmehr treten Personen und Subjekte miteinander in Kontakt ... Eine radikale Änderung der Sicht und völlige Umkehr der Methoden sind unerläßlich und dringend erforderlich, um den Menschen wieder als Menschen in seiner personalen Einzigartigkeit zu entdecken und die Menschenwürde für jedermann unumstößlich zu sichern."[1] Das ist eine scharfe Kritik an der Psychiatrie und an der gesamten Medizin! Diese Kritik ist deswegen um so ernster zu nehmen, weil hier ein Autor spricht und schreibt, der nicht von außen kritisiert, sondern aufgrund langer beruflicher Erfahrung als Arzt und Hochschullehrer für Neurologie und Psychiatrie geradezu beschwörende Worte vorträgt. Wir dürfen immerhin hoffen, daß wir mit dieser 3. Jahrestagung unseres Arbeitskreises etwas tun, ,,um den Menschen wieder als Menschen in seiner personalen Einzigartigkeit zu entdecken und die Menschenwürde für jedermann unumstößlich zu sichern". Es kann nicht von irgend jemandem oder von irgend einer Kommission bestimmt werden, welche wissenschaftlichen Methoden dazu notwendig sind, dieses Ziel zu erreichen. Eines darf aber wohl festgestellt werden: Es geht nur empirisch, es geht nicht mit Spekulationen und sachfremden Methoden!

Schon das Tagesthema ,,Das Arzt-Patienten-Verhältnis in der Zahnheilkunde" zeigt, daß es uns darum geht, den Patienten in seiner personalen Einzigartigkeit zu respektieren. Die Beiträge dieser Jahrestagung werden — so ist zu hoffen — zeigen, daß es notwendig ist und wie es ausgeführt werden kann, den Patienten nicht als Objekt zu behandeln, sondern ihn in seine Rechte als Subjekt wieder einzusetzen. Die Darstellung von Erfahrungen im Umgang mit psychiatrischen Patienten, die Erfahrungen aus der Kooperation zwischen einer Universitäts-Zahn-Mund-und-Kieferklinik und einer Psychiatrischen Universitätsklinik und schließlich auch Überlegungen zur Forschungsstruktur und zu Forschungsschwerpunkten sind geeignet, uns die Besonderheiten des Arzt-Patient-Verhältnisses in der Zahnheilkunde zu verdeutlichen.

Das Zusammentreffen von Arzt bzw. Zahnarzt und Patient ist eine menschliche Begegnung, aber es ist eine Begegnung ganz besonderer Art. Der Patient als Leidender legt dem Zahnarzt die Verpflichtung zur Hilfe auf. Es ist sehr nützlich, sich die juristischen Gegebenheiten darlegen zu lassen, die dem Arzt-Patient-Verhältnis zugrundeliegen. Freilich ist diese Beziehung nicht auf juristische Strukturen zu reduzieren. Eine solche Reduktion ist fatal, wie jeder Reduktionismus im menschlichen Bereich, der stets mehr oder weniger, auf kurz oder lang Schaden anrichtet. Aber es wird sich zeigen lassen, daß zwischen der ärztlichen Haltung der Psychagogik und der juristisch geforderten Aufklärungspflicht kein Widerspruch besteht. Leider sehen wir immer wieder noch negative

Beispiele von Psychagogik, die zwar juristisch kaum faßbar sind, mit Sicherheit aber die zahnärztliche Behandlung stören.

Die empirische Betrachtungsweise verpflichtet uns zu speziellen sachgerechten Untersuchungen und Überlegungen. Das Arzt-Patient-Verhältnis in der zahnärztlichen Prothetik z. B. bedarf deswegen besonderer Aufmerksamkeit, weil die Adaptation an Zahnersatz eine Aufgabe ist, bei der die Gesamtpersönlichkeit des Patienten beteiligt ist. Wir haben in den vergangenen 15 Jahren immer wieder zeigen können, wie Störungen des Arzt-Patient-Verhältnisses zu Störungen der Adaptation von Zahnersatz führen können. In der Kiefer-Gesichts-Prothetik ist das Arzt-Patient-Verhältnis besonders wichtig. Interessant ist es zu sehen, wie unterschiedlich die Fragen der Adaptation in der Kiefer-Gesichts-Prothetik einerseits und in der allgemeinen Prothetik andererseits sein können. Es ist dringend notwendig, daß psychologische Aspekte beim Patienten mit Implantat-getragenem Zahnersatz untersucht und in Zukunft weiter kritisch betrachtet werden. Aus der Sicht der Psychopathologie und Psychosomatik in der Zahnheilkunde muß man jedoch darauf hinweisen, daß Implantate nicht unbedingt psychotherapeutische Maßnahmen sind.

Der Vorschlag für einen standardisierten Behandlungsablauf in der Zahnarztpraxis ist nicht mißzuverstehen als steriler Schematismus. Gerade wenn wir die Gesamtpersönlichkeit des Patienten berücksichtigen wollen, so brauchen wir eine Strukturierung der uns zur Verfügung stehenden Behandlungszeit. Wichtig ist es jedoch, daß ein gutes Arzt-Patient-Verhältnis zum Standard gehört.

Der Umgang mit Kindern ist ein besonders wichtiges Kapitel, und es ist erfreulich, daß wir sowohl von zahnärztlicher Seite als auch aus der Sicht der Kinder- und Jugendpsychiatrie Referate dazu haben.

Die Arzt-Patienten-Beziehung muß wachsen. Insbesondere der Student muß lernen, seine Behandlungserfahrungen positiv, d h. im Sinne einer guten Psychagogik in die Gestaltung der Zahnarzt-Patient-Beziehung einzubringen. Es ist auch sehr sinnvoll, über die Besonderheiten des Zahnarzt-Patienten-Verhältnisses in der Bundeswehr nachzudenken. Es wirft ein bezeichnendes Schlaglicht auf die bisherige Entwicklung, daß über das Zahnarzt-Patient-Verhältnis in der Bundeswehr bislang kaum geredet und geschrieben worden ist. In diesem Mangel kann man auch eine Bestätigung der am Anfang dargestellten Kritik von Pauleikhoff[1] sehen.

Selbstverständlich ist die Zahnarzt-Patient-Beziehung keine Einbahnstraße. Es ist also nützlich, sich zu überlegen, wie die Beziehungen hin und her gehen, damit wir diese therapeutisch günstig gestalten können. Die Balint-Arbeit ist eine Möglichkeit der Reflexion dieser komplexen Beziehung.

In der Kieferorthopädie ist die Sachlage anders gestaltet als z. B. in der Prothetik. Das Arzt-Patient-Verhältnis hat aus diesem Grund seine besonderen Facetten. Allerdings, das werden wir in unserer interdisziplinären Diskussion sehen, gibt es Fälle, die sowohl in der Prothetik als auch in der Kieferorthopädie zum psychopathologischen Problemfall werden. Es ist nützlich, Faktoren und Dimensionen sowie Determinanten abschätzen zu lernen, um das Arzt-Patient-Verhältnis optimal gestalten zu können.

Der „Schmerzalarmknopf" hat unsere Universitäts-Pressestelle und die von ihr informierten Journalisten offenbar ganz besonders interessiert, wie aus dem Presseecho hervorgeht. Selbstverständlich ist eine solche technische Neuerung nur im Rahmen der Förderung und Erleichterung des Zahnarzt-Patient-Verhältnisses während der intraoralen Behandlung zu sehen.

Schließlich sind als freie Themen zwei Vorträge an das Ende der Tagung gestellt. Im einen geht es um Befunde im stomatognathen System bei Bulimie und im anderen um einen klinischen Beitrag zum „cracked tooth syndrome". Es geht dabei um eine Infraktion des Kavitätenbodens eines Backenzahns. Hier sollen noch einmal spezielle psychosomatische Strukturen dargestellt werden. Von diesen Referaten zu speziellen Fragen der Psychosomatik in der Zahnheilkunde ausgehend ist abschließend aber noch einmal sehr deutlich zu machen, daß es um die Beachtung und Gestaltung des Arzt-Patient-Verhältnisses in der Zahnheilkunde nicht nur geht, wenn psychosomatische Probleme im Vordergrund stehen, vielmehr ist es so, daß die Mißachtung des Arzt-Patient-Verhältnisses seelische und psychosomatische Erkrankungen im stomatognathen System geradezu provozieren kann. Das wird in einer Falldarstellung in unserem interdisziplinären Gespräch deutlich werden. Es ist also stets, und immer wenn Patient und Zahnarzt zusammentreffen, auf pflegliche Gestaltung des Arzt-Patient-Verhältnisses zu achten.

Es gibt allerdings Störungen des Arzt-Patient-Verhältnisses von außen, denen wir aber um so sicherer entgegentreten können, je mehr wir informiert und motiviert sind, das Arzt-Patient-Verhältnis zu gestalten. Wenn man z. B. gegen Ende Oktober 1989 in der Presse las, die Betriebskrankenkassen hätten die Einführung einer mehrjährigen Garantie auf Zahnersatz ,,angeregt'' und hätten die Vermutung geäußert, damit könne die ,,Qualität'' zahnärztlicher Behandlung deutlich verbessert werden, so ist festzustellen, daß durch solche Anregungen das Arzt-Patient-Verhältnis in der Zahnheilkunde nicht gefördert, sondern eher gefährdet wird. Man fragt sich, ob die Betriebskrankenkassen wirklich nicht wissen, daß biologische und auch seelische Faktoren bei der Adaptation an Zahnersatz und bei dessen Erhalt im stomatognathen System zu berücksichtigen sind. Diese biologischen und seelischen Faktoren aber können nicht in eine Garantiepflicht einbezogen werden. Wissen die Betriebskrankenkassen nichts vom juristischen Unterschied zwischen einem Dienstvertrag und einem Werkvertrag? Schädlich sind solche ,,Anregungen'', weil sie die Realität verzerrt darstellen und die Anschauungen der Patienten verwirren. Eine Patientin bzw. deren federführender Ehemann schrieb an eine Krankenkasse im Juli des vergangenen Jahres: ,,Ich möchte als normaler Bundesbürger — und ich glaube darauf habe ich ein Anrecht — einigermaßen schmerzfrei kauen und essen können und nicht mit einer Plastikschiene meine letzten noch vorhandenen guten Schneidezähne zerstören.'' Es handelte sich um eine Frau, der wegen myoarthropathischer Beschwerden innerhalb einer larvierten Depression ein Aufbißbehelf eingegliedert worden war. Es ist nicht schwer einzusehen, daß ein Erfolg der Schienentherapie kaum erwartet werden kann, wenn trotz Aufklärung, trotz psychagogisch intensiven Einsatzes jemand bei der Überzeugung verharrt, daß er ein Recht auf Schmerzfreiheit habe. Die an sich prognostisch günstige larvierte Depression wird chronifiziert durch eine solche Haltung. Eine solche Haltung aber läßt kein gutes Arzt-Patient-Verhältnis in der Zahnheilkunde zu. Wir müssen also auch in der Öffentlichkeit etwas tun, um vor negativen Beeinflussungen der Zahnarzt-Patient-Beziehung die Patienten und uns zu schützen.

Korrespondenzanschrift

Prof. Dr. H. Müller-Fahlbusch
Poliklinik und Klinik für
Zahn-, Mund- und Kieferkrankheiten
der Westfälischen Wilhelms-Universität
Forschungsstelle für Psychopathologie
und Psychosomatik in der Zahnheilkunde
Waldeyerstraße 30
D-4400 Münster

Literatur

1. *Pauleikhoff B:* Das Menschenbild — Erster Ergänzungsband. Partnerschaft im Wandel der Zeit. Pressler Verlag, Hürtgenwald 1989.

Wege zur Erforschung der Zahnarzt-Patient-Beziehung

Thomas M. Schneller, Hannover

Was ist eine Zahnarzt-Patient-Beziehung?

Eine Beziehung, wie auch immer geartet, ist bei jeder Behandlung, jedem Kontakt zwischen zwei Menschen, gegeben. Sie ist immer gegenwärtig und muß bei allen Formen der Behandlung beachtet werden. Kein Zahnarzt kann sie vermeiden, auch wenn er sich keine Gedanken darüber macht.

Man darf annehmen, daß eine gute Beziehung die Behandlung fördert, leichter macht, die Patienten zufriedener macht, ihre Mitarbeit steigert und ihre Ängste senkt. Umgekehrt kann man für eine kühle oder sogar gespannte Beziehung annehmen, daß sie die Unzufriedenheit beider Partner fördert, Ängste nicht abbaut und die Patienten aus der Praxis vertreibt.

Allein schon, wenn die Beziehung zwischen Zahnarzt und Zahnarzt-Helferin schlecht ist und der Patient dies merkt, wird er sich zunächst zu allem Unbehagen im Behandlungsstuhl noch unwohl fühlen und seine Anspannung steigern.

Eine Beziehung ist somit immer vorhanden (*Micheelis* 1989[11]); sie ist für die Behandlungsziele und -erfolge bedeutsam; sie ist vermutlich für jeden Zahnarzt, für die Zahnheilkunde insgesamt und für die zahnmedizinische Versorgung viel bedeutsamer, als gemeinhin angenommen wird. Sie ist damit keine bloße Dreingabe, wie *Ingersoll* (1987)[8] schreibt.

Was im einzelnen macht eine Zahnarzt-Patient-Beziehung aus?

Die Beziehung setzt sofort ein, wenn sich zwei Menschen begegnen. Sofort hat jeder eine Reihe von Wahrnehmungen, die den anderen betreffen, die ins persönliche Wahrnehmungsgefüge einsortiert werden und die weiteren Wahrnehmungen, die Einstellungen und das weitere Handeln beeinflussen.

Diese Wahrnehmungen betreffen nicht nur die Inhalte der **ausgetauschten Worte** (Sachverhalte; kognitive Ebene), sondern auch die Art und Weise des Sprechens, des Sich-Vorstellens, des Sich-Gebens. Psychologisch gesprochen: auf der **sozial-emotionalen Ebene** spielen die **Selbstoffenbarung** (Was bin ich für einer? bzw. Was ist er für einer?), die mehr oder weniger versteckten **Appelle** (Was will er von mir? bzw. Was will ich von ihm?), und die vor allem meistens indirekt ausgedrückten **Beziehungsangebote** (Wie sieht er mich? bzw. Wie steht er zu mir?) von Anfang an eine wichtige Rolle (vgl. Abb. 1; nach *Schulz von Thun*, 1981[18]; *Schneller* und *Kühner*, 1989[15]).

Einige der Fragen, die die Patienten sich bei der ersten Begegnung mit einem (Zahn-)Arzt stellen, sind nach *Dickhaut* und *Luban-Plozza* (1989)[4]: Werde ich angenommen, werde ich ernst genommen, werde ich Hilfe finden? Was macht der Arzt mit mir? Werde ich Schmerzen haben? Wird der Arzt mich bloßstellen, mich verletzen, meine leibliche Integrität (zer)stören, mich verstümmeln? Was wird der Arzt finden, was entdecken? Habe ich eine schwere Krankheit? Wird der Arzt aufrichtig sein, mich informieren und aufklären, mich beraten, mich stützen und begleiten? Zu welchen Verhaltensänderungen wird er mich aufrufen? Die Qualität der Begegnung zwischen dem Arzt und dem Patient wird durch die praktische Gestaltung dieser Fragen bestimmt.

Das ganze zahnärztliche Tun und Lassen wirkt also auf den Patienten ein und bestimmt seine Wahrnehmungen und damit die Beziehung seinerseits. Da die Beziehung aber immer wechselseitig ist, beeinflußt sowohl der Zahnarzt durch sein Auftreten den Patienten, wie auch der Patient den Zahnarzt beeinflußt.

Andererseits ist die Beziehung zwischen einem

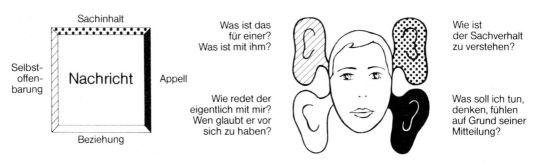

Abb. 1 Die vier Aspekte der Botschaften, die zwischen zwei Menschen ausgetauscht werden, sowie die vier Möglichkeiten der Wahrnehmung einer Botschaft (nach *Schulz von Thun*, 1981[18], S. 14 und 45).

Arzt und seinem Patienten stets eine **besondere**. Beide Partner sind nicht gleichrangig. Der Patient kommt als Hilfe- und Ratsuchender, als Nachfragender; der Zahnarzt tritt ihm als Fachmann mit seinem Wissen und Können, als fachliche Autorität, gegenüber. Daher ist es eine ungleiche, asymmetrische Beziehung. Die Medizinsoziologie spricht hier von einer strukturellen Perspektivendifferenz in der Arzt-Patient-Beziehung (*Siegrist*, 1988[17]). Das bedeutet u. a., der Zahnarzt als Professioneller trägt eine besondere **Verantwortung** für die Beziehungsgestaltung.

Welche unterschiedlichen Gestaltungsmuster zu unterscheiden sind, erarbeiteten *Szasz* und *Hollander*[19] bereits 1956:

1. Aktivität — Passivität (Prototyp: Eltern — Säugling)
2. Führung — Kooperation (Prototyp: Eltern — Kind)
3. wechselseitige Teilhabe (Prototyp: Erwachsener — Erwachsener)

Im medizinisch-klinischen Bereich finden alle 3 Grundmuster ihre Anwendung: In der (Kiefer-) Chirurgie und Anaesthesie macht der Arzt etwas; der Patient ist der passiv Empfangende. Bei akuten entzündlichen Prozessen sagt der Arzt dem Patienten, was zu tun ist und dieser sollte sich daran halten. Bei der wechselseitigen Teilhabe hilft der Arzt dem Patienten, damit sich dieser selbst helfen kann (Beispiel: Individualprophylaxe).
Je technisierter die (Zahn-)Medizin wird, desto mehr gerät der Patient ,,unter die Räder'' und

fühlt sich hilflos ausgeliefert. Es scheint, als würde nur die Krankheit behandelt, nicht der kranke Mensch. Daher sind als Gegenreaktion die ständig lauter werdenden Forderungen nach einer **partnerschaftlichen Zusammenarbeit** mit dem ,,mündigen'' Patient verständlich. Zu einem solchen ,,therapeutischen Arbeitsbündnis'' gehört, daß der Arzt sich nicht die Verantwortung für die Erkrankung und Therapie aufbürden läßt oder seinerseits meint, sie dem Patienten abnehmen zu müssen. Der Patient muß auch bereit sein, selbst Verantwortung zu übernehmen.

Der Unterschied zwischen Alltagserfahrungen und wissenschaftlich gesicherten Aussagen

Praktizierende Zahnärzte erwarten von uns Wissenschaftlern, daß man ihnen konkrete Hilfen anbietet, damit sie ihrer Verantwortung gerecht werden können, die Zahnarzt-Patient-Beziehung aktiv zu gestalten, um den oben erwähnten Nutzen aus einer guten Beziehung ziehen zu können. In der Tat sind viele solcher Hinweise der sozialwissenchaftlichen Forschung in Medizin und Zahnmedizin entsprungen und z. B. nachzulesen in den Büchern von *Ingersoll* (1987)[8] und *Schneller* und *Kühner* (1989)[15].

Hier soll der Frage nachgegangen werden, wie solche Feststellungen wie

— „Die Patienten-Zufriedenheit wächst, wenn der Zahnarzt vermitteln kann, daß er den Patienten — so wie er ist — akzeptiert und sich um ihn sorgt" (*Corah* et al., 1985[2])

— „Bei wachsender Zufriedenheit verringert sich die Angst des Patienten" (*Corah* et al., 1985[2])

— „Haben Patienten einen niedrigen sozioökonomischen Status, sind Arzt-Patient-Gespräche weniger effektiv" (*Epstein* et al., 1985[5])

— „Familien mit geringem Einkommen räumen der Zahnpflege und -behandlung hohen Wert ein; Zahnärzte glauben hingegen, diese Patienten legen kaum Wert auf eine gute zahnmedizinische Versorgung" (*Frazier,* 1977[6])

entstehen. Wie kommen solche Aussagen zustande?

In der Tat gibt es mehrere Wege, zu solchen Aussagen zu kommen. Nicht immer sind sie wissenschaftlich abgesichert. Wenn ein Zahnarzt z. B. großen Erfolg bei der Behandlung ängstlicher Kinder mit der Methode hat, ihnen vor Behandlungsbeginn einen Schuh auszuziehen oder ihnen ein bestimmtes Märchen zu erzählen, dann kann diese Mehtode einer Zufallsbeobachtung entspringen und vielleicht nur für ihn gelten. Andere hätten damit kaum Erfolg. Vielleicht ist diese Methode aber wissenschaftlich überprüft worden, dann müßten unter ähnlichen Bedingungen auch andere Zahnärzte Erfolg damit haben.
Im ersten Fall würden wir von einer **Alltagserfahrung** sprechen, auch wenn sie pseudowissenschaftlich „verkauft" werden mag; im zweiten Fall von einem **empirischen Untersuchungsergebnis**. Auch **empirische Studien** beruhen selbstverständlich auf **Erfahrungen**, nur sind sie mit bestimmten Methoden gewonnen worden, die die **Allgemeingültigkeit und Replizierbarkeit** der Erkenntnisse ermöglichen sollen.
Die Vielfalt der empirischen Untersuchungsmöglichkeiten, das Vorgehen bei empirischen Untersuchungen und die Vielfalt der Datenerhebungsmöglichkeiten bei Studien zur Zahnarzt-Patient-Beziehung zeigen die Tabellen 1 und 2 (u. a. nach *Dahme,* 1977[3]; *Bortz,* 1984[1]; *Lippert* et al., 1989[9]).

Tab. 1 Übersicht über empirische Untersuchungs- und Datenerhebungsmöglichkeiten (nach *Bortz,* 1984[1]; *Lippert* et al., 1989[9]).

Vielfalt empirischer Untersuchungsmöglichkeiten

● Einzelfallstudien	— Stichprobenuntersuchungen
● Längsschnittstudien	— Querschnittstudien
● Laborexperiment	— Feldexperiment
● Klinische Studien	

Vielfalt der Datenerhebungsmöglichkeiten

● offene Exploration	— standardisiertes Interview
● mündliche	— schriftliche Befragung
● offene	— verdeckte Beobachtung
● Selbsteinschätzung	— Fremdeinschätzung
● Einsatz von Meßgeräten	— andere technische Hilfsmittel

Tab. 2 Skizzierung des typischen Vorgehens bei empirischen Untersuchungen (nach *Dahme,* 1977[3]).

Vorgehen bei empirischen Untersuchungen

● Versuchsplanung
  ○ Ausgangsdaten
  ○ Fragestellung
  ○ Hypothesen
  ○ Untersuchungsplan

● Versuchsdurchführung
  ○ Systematische Datensammlung unter
  ○ standardisierten Bedingungen

● Datenauswertung
  ○ Zusammenfassen der Daten (Deskriptive Statistik)
  ○ Zufallskritische Prüfung (Inferenz-Statistik)
  ○ Ergebnisdarstellung (schriftlich, graphisch)

● Interpretation der gefundenen bzw. nicht bestätigten Zusammenhänge oder spezifischen Unterschiede

● Schlußfolgerungen für die Hypothesen- bzw. Theorienbildung

Generell gibt es zwei Forschungsrichtungen:

● wenn über ein Gebiet noch keine Theorien oder Hypothesen vorhanden sind, hat die Forschung eine hypothesenerkundende (induktive) Funktion;

● wenn schon Hypothesen oder Theorien vorliegen, hat die empirische Forschung hypothesenprüfende (deduktive) Funktionen.

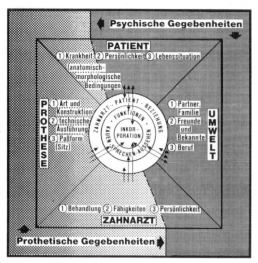

Abb. 2   Modell 1 der Zahnarzt-Patient-Beziehung; hier angewendet auf die zahnprothetische Versorgung (nach *Schneller* et al., 1986[14]).

Modelle der Zahnarzt-Patient-Beziehung

Ein erstes wurde entwickelt, als vor einigen Jahren untersucht wurde, ob sich der Erfolg prothetischer Behandlung vorhersagen läßt (*Schneller* et al., 1986[14]). In Abbildung 2 ist eine Zweiteilung der Schraffuren zu sehen, mit der die prothetischen und die psychischen Gegebenheiten unterschieden werden sollen. Sie betreffen jeweils beide Beteiligte. Im Quadrat sind die Faktoren Patient, Zahnarzt, Umwelt und Prothese mit jeweils mehreren Untergruppierungen eingezeichnet. Zum **Zahnarzt** gehören z. B. seine Persönlichkeitseigenschaften und sein Kommunikationsstil, seine fachlichen Kenntnisse und Fähigkeiten sowie seine Behandlungsmethoden und sein Behandlungsgeschick. Zum **Patienten** gehören seine Persönlichkeit, seine derzeitige Befindlichkeit und seine soziale Lebenssituation sowie die oralen anatomisch-morphologischen Voraussetzungen, die er für eine prothetische Versorgung mitbringt. Alle aufgeführten Faktoren zusammen ergeben im gegebenen Fall die Zahnarzt-Patient-Beziehung (äußerer Innenkreis). Diese hat Einfluß darauf, wie der

Behandlungsprozeß abläuft und wie schließlich die eingegliederte Prothese empfunden wird (Zufriedenheit mit den Funktionen: mittlerer Innenkreis). Davon wiederum hängt nach diesem Modell die Inkorporation der Prothese ab.

Um dieses Modell zu testen oder um daraus für den Praktiker brauchbare Aussagen ableiten zu können, müssen natürlich zahlreiche Variablen von einer größeren Stichprobe von Zahnarzt-Patient-Dyaden erhoben, miteinander in Beziehung gesetzt und statistisch analysiert werden.

Ein anderes Modell, das für forschungsstrategische Zwecke noch übersichtlicher ist, wurde vor zwei Jahren im Rahmen der Analyse von über 1300 Studien zur Zahnarzt-Patient-Beziehung entwickelt (*Schneller,* 1988[13]). Abbildung 3 zeigt deutlich, von welchen bedingenden Variablen bzw. Ausgangsfaktoren die Art und Güte der Zahnarzt-Patient-Beziehung abhängt (linke Seite) und wie die Güte der Zahnarzt-Patient-Beziehung bzw. deren Konsequenzen als Outcome- bzw. Erfolgsvariablen (rechte Seite) bestimmt und gemessen werden können.

Wie sozial- und verhaltenswissenschaftliche Forschung in der Zahnmedizin funktioniert, kann man nun leicht erkennen, wenn man die o. g. Thesen im Zusammenhang mit dieser Abbildung betrachtet.

Bei der ersten Aussage von *Corah* et al.[2] wird die Zufriedenheit des Patienten als Outcome-Variable in Abhängigkeit von dem einfühlenden Akzeptieren des Zahnarztes (als die die Zufriedenheit bedingende Variable) gesetzt. Bei der zweiten Aussage von *Corah* et al.[2] werden zwei Outcome-Variablen miteinander korreliert. Hier kommt es zu einer eindeutig negativen Korrelation: je größer die ausgedrückte Zufriedenheit, desto geringer die angegebene Angst, und umgekehrt. Man kann hier nicht entscheiden, ob die Angst von der Zufriedenheit abhängt oder die Zufriedenheit von der Angst beeinflußt wird. Es kann auch sein, daß beide Merkmale in einer bestimmten Regelmäßigkeit von einer dritten Variablen abhängen.

Zur Untersuchung der Arzt-Patient-Beziehung werden in der Medizin und Zahnmedizin vor allem **zwei Arten des Untersuchungsvorgehens** verwendet, zum einen ein solches, bei dem nach einer Interaktionssequenz (z. B. einer

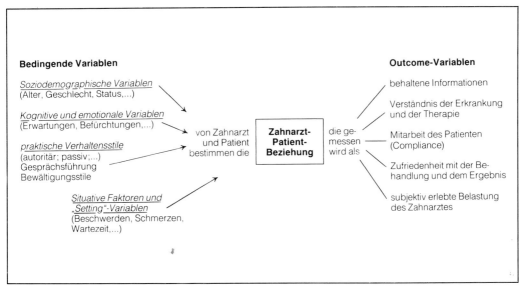

Abb. 3   Modell 2: die die Zahnarzt-Patient-Beziehung bestimmenden Variablen und einige mögliche Ergebnisvariablen (Outcome-Variablen) der Zahnarzt-Patient-Beziehung (aus: *Schneller*, 1988[13]).

Behandlung) die Patienten oder die Zahnärzte oder auch beide einen Fragebogen vorgelegt bekommen mit der Aufforderung, einzelne Aspekte der abgelaufenen Behandlung zu beurteilen. Solche Ansätze werden insbesondere für Zufriedenheits- und Compliance-Studien angewandt (s. *Schneller*, 1988[13] und *Schneller* und *Kühner*, 1989[15]). Einen ähnlichen Ansatz verfolgte auch die schon erwähnte Prothetik-Studie, bei der Zahnärzte und Patienten zu verschiedenen Zeitpunkten mehrmals über ihre Erwartungen, ihre Empfindungen, ihre sozialen Umgebungsvariablen etc. befragt wurden (*Schneller* et al., 1986[14]).

Das zweite grundsätzliche Untersuchungsvorgehen bei der Erforschung der Zahnarzt-Patient-Beziehung ist die **direkte Analyse der Interaktionen**, die während der Behandlung zwischen den Beteiligten ablaufen. Dieser Ansatz ist forschungsmethodisch ungleich aufwendiger, da stets Videoaufnahmen, differenzierte Beurteilungsskalen und komplizierte statistische Verfahren, wie z. B. multiple Zeitreihen-Analysen, eingesetzt werden müssen.

Mit diesem Verfahren arbeitete beispielsweise die Arbeitsgruppe um *Weinstein* die bei der Behandlung ablaufenden wechselseitigen typischen Interaktionen von Zahnärzten und Kindern heraus (*Weinstein,* 1983[20]; auf deutsch zusammenfassend wiedergegeben bei *Magri* und *Schneller,* 1985[10]). Damit konnten die Autoren detailliert feststellen, welche Verhaltensweisen eines Zahnarztes typischerweise was bei den Kindern auslöste: zunehmende Beruhigung oder vermehrte Anspannung oder gar den Behandlungsablauf störende oder unterbrechende Verhaltensweisen.

In unserer neuesten Studie über die Anforderungen an Zahnärzte, die oralprophylaktisch beratend tätig sein wollen (*Schneller* et al., 1990[16]), sind wir auch nach diesem Modell vorgegangen. Wir analysierten anhand verschiedener Beurteilungsskalen die Video-Mitschnitte zahlreicher prophylaktischer Patientenberatungen unterschiedlicher Zahnärzte, um zu Aussagen kommen zu können, welche spezifischen Verhaltensweisen der zahnärztlichen Beratungstätigkeit bei den Patienten zu den erwünschten Reaktionen, nämlich zu einem verbesserten Mundpflegeverhalten, führen.

Dabei wandten wir schließlich das dritte vorhin schon angekündigte Modell der Zahnarzt-Patient-Beziehung an (vgl. Abb. 4). Es arbeitet besonders deutlich heraus, daß die Zahnarzt-Patient-Beziehung

1. einer ständigen Rückkoppelung unterliegt,

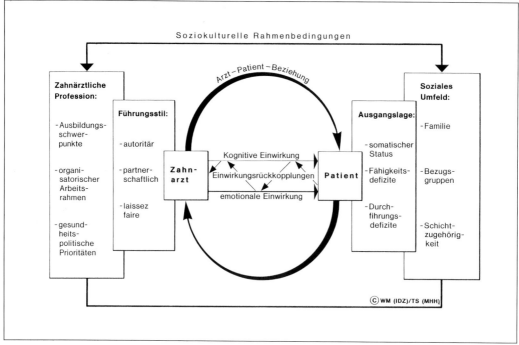

Abb. 4 Modell 3 der Zahnarzt-Patient-Beziehung, das sich auch aus den soziokulturellen Rahmenbedingungen, unter denen die Begegnung stattfindet, ableitet (nach *Schneller* et al., 1990[16]).

2. immer wechselseitige kognitive **und** emotionale Beeinflussungen enthält,
3. sowohl von den Persönlichkeiten und Befindlichkeiten von beiden (Zahnarzt und Patient) beeinflußt wird, und
4. stets vor dem Hintergrund der jeweils gültigen soziokulturellen Rahmenbedingungen (dazu gehört auch die Praxisform und Versorgungsstruktur) zu sehen ist.

Damit ist in etwa aufgezeigt, wie nach dem heutigen Forschungsstand die Zahnarzt-Patient-Beziehung definiert werden muß und untersucht werden kann. Die Ergebnisse dieser interdisziplinären Forschung sollten beiden zugute kommen. Die **Patienten** sollen ihr Unbehagen auf dem Behandlungsstuhl verlieren, den Zahnarzt mehr als unterstützenden Partner erleben und durch regelmäßige professionelle Kontrollen ihrer häuslichen Zahnpflegebemühungen versichert bekommen, daß sie auf dem besten Wege sind, ihre orale Gesundheit zeitlebens bestmöglich zu erhalten.

Die **Zahnärzte** können durch den optimierten Umgang mit dem Patienten, insbesondere mit den sog. ,,schwierigen" Patienten, ihre eigene Arbeitsbelastung reduzieren. Sie können mit den verbesserten psychologischen Methoden leichter ihren Patienten begegnen und sie wirksamer und dauerhaft positiv beeinflussen. Auch wird es ihnen bei zunehmendem Konkurrenzdruck gelingen, ihren zufriedenen Patientenstamm zu halten bzw. einen solchen aufzubauen. Vor allem aber kann der Zahnarzt durch das persönlichere Eingehen auf seine Patienten seine eigene Berufs- und Arbeitszufriedenheit deutlich steigern.

Zusammenfassung

Was die Zahnarzt-Patient-Beziehung eigentlich meint und bedeutet, wird aus sozialpsychologischer Sicht dargelegt. Sie ist die Summe aus den gegenseitigen Wahrnehmungen, die unsere Einstellungen und Handlungen unmittelbar beeinflussen. Dabei spielen die Situation und der Anlaß der Begegnung, die ausgetauschten Informationen (Kognitionen) und die entstehenden Gefühle (Emotionen) eine wesentliche Rolle. Verschiedene forschungsstrategische Wege und Möglichkeiten, um zu wissenschaftlich gesicherten Aussagen über die Zahnarzt-Patient-Beziehung zu kommen, werden aufgezeigt. Schließlich werden drei Modelle der Einflußfaktoren auf die Zahnarzt-Patient-Beziehung vorgestellt. Diese Modelle ergänzen einander und machen die stets wechselseitigen mehrdimensionalen Beeinflussungen auf dem Hintergrund der beteiligten Persönlichkeiten und soziokulturellen Rahmenbedingungen deutlich.

Korrespondenzanschrift

Dr. Thomas M. Schneller, Dipl.-Psych.
Medizinische Hochschule Hannover
Abt. Medizinische Psychologie
Postfach 61 01 18
D-3000 Hannover 61

Literatur

1. *Bortz J:* Lehrbuch der empirischen Forschung. Springer, Berlin 1984.

2. *Corah NL, O'Shea RM, Bissell GD:* The dentist-patient-relationship: perceptions by patients of the dentist behavior in relation to satisfaction and anxiety. J Am Dent Assoc 111: 443—446 (1985).

3. *Dahme B:* Einführung in die Methoden der Verhaltenswissenschaften. In: *Deneke F-W* (Hrsg): Medizinische Psychologie. Böhlau, Köln 1977, S. 295—316.

4. *Dickhaut HH, Luban-Plozza B:* Arzt-Patient-Beziehung. In: *Eser A, Lutterotti M von, Sporken P:* Lexikon Medizin — Ethik — Recht. Herder, Köln 1989, Sp. 122—132.

5. *Epstein AM, Taylor WC, Seage GR:* Effects of patients' socioeconomic status and physicians' training and practice on doctor-patient communication. Am J Med 78: 101—106 (1985).

6. *Frazier PJ:* Provider expectations and comsumer perceptions of the importance and value of dental care. Am J Public Health 67: 37—43 (1977).

7. *Haas R:* Dictionary of Psychology and Psychiatry. English — German. C. J. Hogrefe, Göttingen 1980.

8. *Ingersoll BD:* Psychologische Aspekte der Zahnheilkunde. Quintessenz, Berlin 1987.

9. *Lippert H* (Hrsg): Die medizinische Dissertation (3. Aufl.). Urban & Schwarzenberg, München 1989.

10. *Magri F, Schneller T:* Psychologische Maßnahmen in der Zahnmedizin. In: *Basler H-D, Florin I* (Hrsg): Klinische Psychologie und körperliche Krankheit. Kohlhammer, Stuttgart 1985, S. 248—266.

11. *Micheelis W:* Die Bedeutung der Zahnarzt-Patient-Beziehung für die Mitarbeit des Patienten. In: *Schneller T, Kühner M* (Hrsg): Mitarbeit des Patienten in der Zahnheilkunde. Deutscher Ärzte-Verlag, Köln 1989, S. 13—21.

12. Roche Lexikon Medizin (2. Aufl.). Urban & Schwarzenberg, München 1987.

13. *Schneller T:* Die Zahnarzt-Patient-Beziehung als Gegenstand zahnmedizinisch-psychologischer Forschung. ZWR 97: 730—735 (1988).

14. *Schneller T, Bauer R, Micheelis W:* Psychologische Aspekte bei der zahnprothetischen Versorgung. Deutscher Ärzte-Verlag, Köln 1986.

15. *Schneller T, Kühner M* (Hrsg): Mitarbeit des Patienten in der Zahnheilkunde. Aspekte der Complianceforschung. Deutscher Ärzte-Verlag, Köln 1989.

16. *Schneller T, Mittermeier D, Schulte am Hülse D, Micheelis W:* Mundgesundheitsberatung in der Zahnarztpraxis. Deutscher Ärzte-Verlag, Köln 1990.

17. *Siegrist J:* Medizinische Soziologie (4. Aufl.). Urban & Schwarzenberg, München 1988.

18. *Schulz von Thun F:* Miteinander reden: Störungen und Klärungen. Rowohlt, Reinbek Band 1, 1981; Band 2, 1989.

19. *Szasz TS, Hollander MH:* The basic models of the doctor-patient-relationship. A. M. A. Archives of Internal Medicine, XCVII, 1956.

20. *Weinstein P:* The study of interactions with child patients. In: *Moretti R, Ayer WA* (Eds.): The President's conference on the dentist-patient-relationship and the management of fear, anxiety and pain. American Dental Association, Chicago 1983.

Veränderung der Zahnarzt-Patient-Beziehung durch zunehmende Behandlungserfahrung

Eine Studie im Rahmen der studentischen Ausbildung

Anton A. Fabinger und Johannes Röckl, Freiburg

Einleitung

Die Interaktion zwischen Zahnarzt und Patient ist durch viele psychologische Determinanten gekennzeichnet, die durchaus lehr- und lernbare Elemente beinhalten (*Schneller* und *Kühner*, 1989[6]; *Klages* und *Sergl*, 1990[2]). Im Gegensatz zur Medizinerausbildung finden diese psychologischen Lerninhalte in den derzeitigen Curricula zum Studium der Zahnheilkunde aber kaum Beachtung. Aus diesem Grunde sind die Studenten meist gezwungen, sich ein solches Wissen und die nötige Erfahrung auf intuitivem oder autodidaktischem Wege anzueignen.

Zur Erstellung eines Basiskonzeptes für die studentische Ausbildung haben wir uns deshalb die Kommunikationsmuster von Anfängern und Fortgeschrittenen bei der Behandlung angeschaut. Ziel war es, spezielle Merkmale der Interaktion herauszuarbeiten.

Untersuchungsgut und Methode

Wir haben dazu Gesprächs- und Behandlungssituationen beim Erstkontakt von Patient und Behandler im Rahmen des studentischen Schmerzdienstes auf Videoband aufgezeichnet und anschließend ausgewertet.

Insgesamt kamen 22 Behandlungssequenzen zur Beurteilung. Davon waren 12 Behandler (8 männliche und 4 weibliche) im Kurs 1 (Anfänger) und 10 Behandler (8 männliche und 2 weibliche) im Kurs 2 (Fortgeschrittene). Die Aufzeichnungsanlage bestand aus einem fahrbaren Videogerät mit separater Kamera. Zur Verbesserung der Tonqualität und zur Minderung der Nebengeräusche aus den benachbarten Behandlungseinheiten haben wir ein Mikrofon mit einer 15°-Richtcharakteristik verwendet.

Zudem wurden Patient, Behandler und Assistenz Fragebogen zur Behandlungssituation vorgelegt.

Die Auswertung der Videosequenzen wurde an Hand eines Interaktionsschemas (siehe dazu *Orlik* und *Schneider*, 1984[4]) durchgeführt, das in folgende Kategorien aufgeteilt war: **Behandlung** mit vier Unterpunkten (drei dichotome, ein trichotomer), **Inhalts- und Beziehungsaspekt** (drei trichotome Unterpunkte), **Gesprächsdimensionen** (drei 5stufige Skalen) und **Interaktionsstile** (vier dichotome Punkte).

Die einzelnen Videoausschnitte wurden unabhängig voneinander durch zwei Untersucher beurteilt und bei Unstimmigkeiten nochmals gemeinsam betrachtet und erneut gewertet.

Ergebnisse

Als erstes wollen wir die Ergebnisse der Kategorie **Behandlung** näher darstellen. Folgende Dimensionen wurden hierbei berücksichtigt:

— *angenehme/gespannte Atmosphäre*
— *ungeschickte/routinierte Behandlung*
— *verbale/handelnde Reaktion*
— *aktive Integration der Assistenz*

Im Anfängerkurs (Kurs 1) erzeugten 37,5% der Untersuchten eine gespannte Situation. Im Fortgeschrittenenkurs (Kurs 2) waren dies entgegen unseren Erwartungen 50%.

Das Ergebnis des nächsten Punktes, der die Behandlungsroutine beinhaltete, zeigte erwartungsgemäß eine deutliche Überlegenheit des 2. Kurses. Hier traten nur noch in 16,6% Ungeschicklichkeiten und Fehler beim Behandlungsablauf auf. Die hohe Fehlerzahl im ersten Kurs macht deutlich, daß auch durch die aufwendige Ausbildung am praxisnahen Phantom die spezielle Situation am Patienten nur unvollständig nachempfunden werden kann.

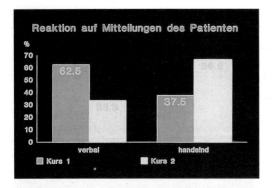

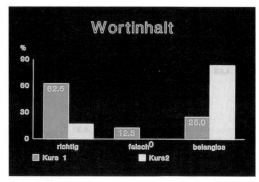

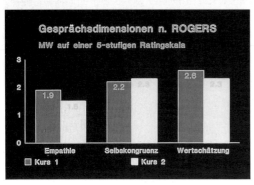

Abb. 1 Prozentuale Verteilung der bevorzugten Reaktionsmuster der Studentengruppen nach mehr gesprächsbetonten oder handlungsorientierten Reaktionen auf Mitteilungen ihrer Patienten.

Abb. 2 Prozentuale Verteilung des inhaltlichen Aspektes der Mitteilungen der Studenten an ihre Patienten, aufgeteilt nach richtiger und falscher Sachinformation und belanglosen Gesprächsinhalten.

Abb. 3 Mittelwerte der Gesprächsdimensionen Empathie, Selbstkongruenz und Wertschätzung auf den 5stufigen Skalen von *Tausch* und *Tausch*.

Anfänger- und Fortgeschrittenenkurs zeigten deutlich verschiedene Reaktionsmuster auf Mitteilungen ihrer Patienten. Obwohl die zunehmende Behandlungssicherheit mehr Freiraum für Verbales zuließe, reagierten die Fortgeschrittenen mehr handlungsorientiert (Abb. 1).

Die Integration der Assistenz am Stuhl bei den Fortgeschrittenen war wesentlich besser. Hier zeigte sich erstmalig ein teamorientierter Ansatz.

Die zweite Kategorie bezog sich auf den **Inhalts- und Beziehungsaspekt** der Mitteilungen im Sinne von *Watzlawick* et al. (1972)[11].

Der Wortinhalt zeigt bei den Fortgeschrittenen einen klaren Trend hin zum Belanglosen. Beim Anfänger steht mit 75,0 % die Sachinformation im Vordergrund des Gesprächs (Abb. 2).

Zum Beziehungsaspekt haben wir Tonfall und Mimik/Gestik getrennt gewertet. Beim Tonfall konnten wir keine eindeutigen Unterschiede zwischen den Kursen feststellen. Insgesamt herrschte ein überwiegend sachlicher, nüchter-

ner Ton vor. Bei den nonverbalen Mitteilungsmodi — „heiter", „aktiv", „beherrscht" — war bei den Anfängern eine aktive (eifrig-geschäftige) Ausdrucksweise vorherrschend. Im Kurs 2 zeigte sich eine gleichmäßige Verteilung auf alle drei Dimensionen.

In der dritten Kategorie haben wir die **Gesprächssituationen** an Hand der Kriterien von *Rogers* (1951)[5], *Empathie, Selbstkongruenz* und *Wertschätzung*, auf den 5stufigen Skalen von *Tausch* und *Tausch* (1979)[9], bewertet. Insgesamt rangierten die Studentengruppen jeweils im unteren bis mittleren Bereich der Skalenpunkte. Im Falle der Empathie bedeutet dies definitionsgemäß folgendes: Therapeut verringert die Empfindungen des Klienten und verzerrt die Bedeutung. Bei der Selbstkongruenz entspricht dies der Definition: Äußerungen angemessen aber professionell. Bei der Wertschätzung erreichten die Untersuchten die besten Ergebnisse. Der Mittelwert hier entspricht etwa folgender Definition: Passivität,

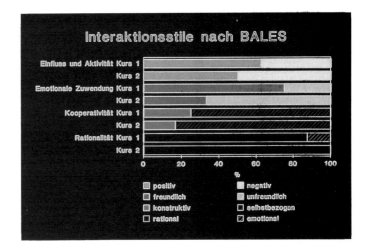

Abb. 4 Ergebnis der Einschätzung auf den 4 dichotomen Interaktionsstilskalen (Einfluß und Aktivität, Emotionale Zuwendung, Kooperativität und Rationalität) in Prozent.

positives Sorgen, aber halbwegs verpflichtend (Abb. 3).

Die **Interaktionsstile** (vierte Kategorie) wurden in Anlehnung an *Bales* und *Cohen* et al. (1982)[1] auf den Dimensionen *Einfluß und Aktivität, Emotionale Zuwendung, Kooperativität* und *Rationalität* beurteilt. Die größte Differenz zwischen den untersuchten Gruppen zeigte sich bei der „Emotionalen Zuwendung". Hier schnitt der Kurs 1 mit 75 % weitaus besser ab (Fortgeschrittenenkurs 33 %). Auf den anderen drei Dimensionen waren die Unterschiede weniger ausgeprägt (Abb. 4).

Diskussion

Die Untersuchung hat gezeigt, daß die synchrone Bild- und Tonaufzeichnung sehr gut zu einer Auswertung des zahnärztlichen Behandlungsablaufes geeignet ist. Sie liefert ein situationsgetreues Gesamtbild und kann beliebig oft von unterschiedlichen Untersuchern ausgewertet werden.

Betrachtet man die Einzelergebnisse dieser Untersuchung hinsichtlich des kommunikativen Entwicklungsprozesses, so erreicht die Anfängergruppe in den Punkten „Atmosphäre", „Verbales Eingehen", „Wortinhalt" und „Emotionale Zuwendung" bessere Resultate. Es liegt nahe, daß es sich hierbei um Kompensationsreaktionen auf noch bestehende

Unsicherheiten in den Punkten „Ungeschicklichkeit bei der Behandlung" und „Integration der Assistenz" handelt. Manuelle Mängel und die dadurch bedingten Behandlungspausen werden hierbei durch verbale Zuwendung geschickt überbrückt. Auch die aktive Gestik wird zu diesem Zweck unbewußt eingesetzt.

Die gewonnene Behandlungssicherheit bei den Fortgeschrittenen führt primär nicht zu einer Intensivierung des Kontaktes mit dem Patienten. Vielmehr wird versucht, noch mehr Manuelles in noch kürzerer Zeit zu erledigen. Der Patient als Person gerät wieder weiter aus dem Blickfeld des Behandlers, zu Gunsten der reinen Sachleistung (vgl. *Uexküll*, 1989[10]).

Diese Entwicklung zeigt die Dringlichkeit einer frühzeitigen Sensibilisierung der angehenden Zahnärzte für eine ganzheitliche Betrachtungsweise. Schon deshalb sollten die bestehenden Ausbildungscurricula um diese Dimension erweitert werden (vgl. *Luban-Plozza* und *Pöldinger*, 1977[3]).

Um auch für Studenten attraktive Ausbildungskonzepte anbieten zu können, müssen hierzu noch etliche Grundlagen erarbeitet werden, da die vorhandenen Konzepte aus Medizin und Psychologie nur bedingt übertragbar sind und eine Adaption an die speziell zahnmedizinischen Belange noch erforderlich ist. Erste erfolgversprechende Arbeiten hierzu wurden von *Sergl* und *Klages* (1990)[8] und *Schneller* et al. (1990)[7] vorgestellt.

Zusammenfassung

Die Untersuchung gibt Aufschluß über die Veränderungen des Kommunikationsverhaltens im studentischen Behandlungskurs von Anfängern und Fortgeschrittenen. Dazu wurden insgesamt 22 Videosequenzen von Erstbehandlungen an Hand eines Interaktionsschemas ausgewertet.

Die zunehmende Sicherheit im Fortgeschrittenenkurs wird nicht zu einem intensiveren Patientenkontakt genutzt, sondern führt meist zu einer rascheren und mehr technik-orientierten Behandlungsweise. Die empathischen Anteile werden durch „Routine" verdrängt.

Korrespondenzanschrift

Dipl.-Psych. Dr. med. dent. Anton A. Fabinger
Dr. med. dent. Johannes Röckl
Universitätsklinik für Zahn-, Mund- und Kieferheilkunde, Abt. Klinik und Poliklinik für Mund-, Kiefer-, Gesichtschirurgie
Hugstetterstr. 55
D-7800 Freiburg

Literatur

1. *Bales RF, Cohen S:* Symlog — Ein System für die mehrstufige Beobachtung von Gruppen. Klett-Cotta, Stuttgart 1982.

2. *Klages U, Sergl HG:* Kommunikationsanalysen in der kieferorthopädischen Beratung und Therapie. In: *Müller-Fahlbusch H, Sergl HG* (Hrsg): Der psychopathologische Fall in der zahnärztlichen Beratung und Behandlung. Quintessenz, Berlin 1990.

3. *Luban-Plozza B, Pöldinger W:* Der psychosomatisch Kranke in der Praxis. Springer, Berlin 1977.

4. *Orlik P, Schneider J:* Interaktionsdiagnostik. In: *Schmidt LR* (Hrsg): Lehrbuch der klinischen Psychologie. Enke, Stuttgart 1984.

5. *Rogers CR:* Client-centered therapie. Mifflin, Boston 1951.

6. *Schneller Th, Kühner M:* Psychologische Grundlagen zur Verbesserung der Patientenmitarbeit. In: *Schneller Th, Kühner M* (Hrsg): Mitarbeit des Patienten in der Zahnheilkunde. Dtsch. Ärzteverlag, Köln 1989.

7. *Schneller Th, Mittermeier D, Schulte am Hülse D, Micheelis W:* Mundgesundheitsberatung in der zahnärztlichen Praxis. Dtsch. Ärzteverlag, Köln 1990.

8. *Sergl HG, Klages U:* Die verbale Interaktion bei der kieferorthopädischen Behandlung in Abhängigkeit vom Bild des Behandlers vom Patienten und von den Einstellungen der Patienten zur Behandlung. In: *Müller-Fahlbusch H, Sergl HG* (Hrsg): Der psychopathologische Fall in der zahnärztlichen Beratung und Behandlung. Quintessenz, Berlin 1990.

9. *Tausch R, Tausch AM:* Gesprächspsychotherapie. Hogrefe, Göttingen 1979.

10. *Uexküll T v:* Psychosomatische Medizin ist noch eine Zukunftsaufgabe — Interview mit R. Stein. Psychomed 1: 280—284 (1989).

11. *Watzlawick P, Beavin JH, Jackson DD:* Menschliche Kommunikation. Huber, Bern 1972.

Die Arzt-Patient-Beziehung: Besonderheiten in der zahnärztlichen Praxis

Johannes Röckl und Anton A. Fabinger, Freiburg

Einleitung

Wenn wir mehr über die Arzt-Patient-Beziehung in der zahnärztlichen Praxis erfahren wollen, so liegt es nahe, sich zunächst an der Beziehung unserer Patienten zu ihrem vertrauten Hausarzt zu orientieren — gewissermaßen als Referenz. Das Berufsbild des Arztes ist seit alters her mit hohen ethischen Werten verknüpft (vgl. *Hippokrates*). Die Beziehung eines Patienten zu seinem Arzt gestaltet sich sehr persönlich und besteht oft ein Leben lang. Dies trifft für den Zahnarzt nicht in diesem Maße zu. Auch heute noch muß er gegen die negativen Assoziationen zahnärztlicher Behandlungen vergangener Tage ankämpfen. So mobilisieren Zahnarztbesuche bei vielen Patienten archaische Ängste vor Schmerz und Hilflosigkeit (*Raith* und *Ebenbeck*, 1986[5]).

Die Behandlungssituation beim Zahnarzt — geprägt durch die technische Umgebung, die ungleiche Sitzposition von Behandler und Patient, die Anwesenheit der Helferin — erschwert einen persönlichen Zugang zum Patienten (*Luban-Plozza* und *Pöldinger*, 1977[3]). Beim Hausarzt hingegen ist das persönliche Gespräch meist fester Bestandteil einer Konsultation und kann nahezu während der gesamten Behandlung geführt werden. Die persönliche Begegnung zeigt sich auch im allgemeinen Sprachgebrauch. Während man sich beim Hausarzt „frei macht" muß man sich beim Zahnarzt „hineinschauen lassen". Ist die Zahnarzt-Patient-Beziehung von diesen Bildern tatsächlich geprägt? Inwieweit unterscheidet sich der Besuch beim Zahnarzt hinsichtlich der Beziehung zum Behandler vom Arztbesuch?

Untersuchungsgut und Methode

Hierzu wurde eine Fragebogenuntersuchung durchgeführt, um die Vorstellungen der Patienten über Determinanten der Arzt/Zahnarzt-Patient-Beziehung zu erhalten. In jeweils fünf Praxen für Allgemeinmedizin und fünf zahnärztlichen Praxen eines mittelbadischen Stadtkreises wurden insgesamt 150 Fragebogen ausgegeben. Die Umfrage sollte die nächsten 15 Patienten, die zur Sprechstunde kamen, erfassen. Der Rücklauf betrug 90%, verwertbar waren davon 132 Fragebogen (88%).

Ergebnisse

Das erste Fragenkontingent bezog sich auf den Konsultationsmodus der Patienten. Hierbei gaben 69,5% einen regelmäßigen Besuch beim Zahnarzt an. Ein regelmäßiger Arztbesuch fand in 48,4% statt. Die Öffentlichkeitsarbeit scheint also hinsichtlich der oralen Prophylaxemaßnahmen Erfolg zu zeigen.

In 58,4% wurde ein gemeinsamer Hausarzt, in 64% ein gemeinsamer Hauszahnarzt innerhalb der Familie angegeben. Das Konzept eines familienbetreuenden Arztes existiert demnach auch in der zahnmedizinischen Versorgung.

Etwa die Hälfte der Patienten zeigt eine Bereitschaft zum Behandlerwechsel (Arzt 50,7%, Zahnarzt 49,3%).

Aus Abbildung 1 ist ersichtlich, wie oft ein Arztwechsel durch Unzufriedenheit der Patienten zustande kam. Wiederum ergeben sich keine großen Unterschiede zwischen den beiden Berufsgruppen. Es zeigt sich auch, daß nahezu jeder zehnte seinen Behandler dreimal und häufiger gewechselt hat.

Die Abbildungen 2a und 2b geben Aufschluß darüber, inwieweit Faktoren des sozialen Umfeldes von Arzt/Zahnarzt und Patient gegenseitig bekannt sind.

Der Patient weiß mehr persönliche Dinge über

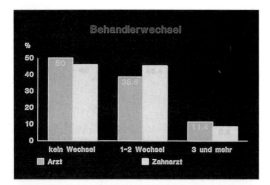

Abb. 1 Prozentuale Verteilung von Arzt/Zahnarztwechsel der Patienten aufgrund von Unzufriedenheit.

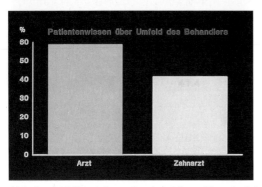

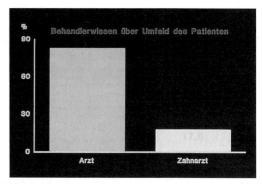

Abb. 2a und 2b Informationsverteilung über soziale Umfeldfaktoren.

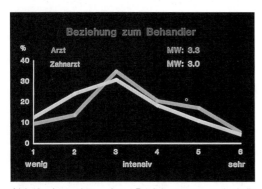

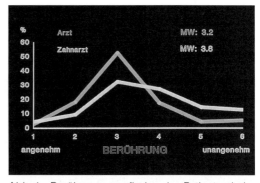

Abb. 3 Intensität der Beziehungen zwischen Arzt/Zahnarzt und Patient.

Abb. 4 Berührungsempfinden des Patienten beim Arzt und Zahnarzt.

seinen Arzt als über seinen Zahnarzt. Offenbar ist dies eine direkte Wechselwirkung im Informationsaustausch zwischen Arzt und Patient, die beim Zahnarzt weniger stattfindet. Denn auch auf die Frage: ,,Wer weiß mehr persönliche Dinge von Ihnen?'' wurde vorwiegend der

Arzt genannt. Dies ist einerseits durch eine ausführliche anamnestische Erhebung des Arztes und andererseits durch die Hausbesuche bedingt. Der direkte Einblick in das häusliche Milieu des Patienten bleibt dem Zahnarzt versperrt. Zudem haben wir die Erfahrung

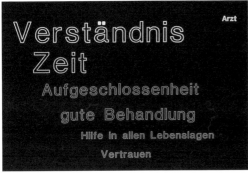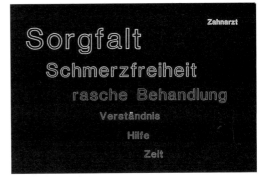

Abb. 5a und 5b   Präferenzen der unterschiedlichen Wünsche des Patienten an Arzt und Zahnarzt.

gemacht, daß auch der Patient im Falle einer ausführlichen Exploration in der zahnärztlichen Praxis weniger Auskunftsbereitschaft zeigt, da er die Relevanz derartiger Fragen nicht einsieht.

Abbildung 3 veranschaulicht die Intensität der Beziehungen. Auf einer 6stufigen Rating-Skala der Dimension „wenig intensiv" bis „sehr intensiv" zeigte sich ein signifikanter Mittelwertunterschied zwischen den Behandlergruppen ($p = 0.05$).

In gleicher Skalierung haben wir die Dimension „Körperliche Berührung" erhoben (Abb. 4). Der Mittelwertunterschied erwies sich hierbei hochsignifikant ($p = 0.001$). Bei der Berührung durch den Zahnarzt findet offenbar eine assoziative Verknüpfung von körperlicher Berührung mit Schmerz statt. Dies basiert sicherlich nicht nur auf konkreten Schmerzerlebnissen bei früheren zahnärztlichen Eingriffen. Die Berührung im Mund-Gesichts-Bereich stellt für den Patienten ein Eindringen in den Intimbereich dar und kann somit auch tiefergehende Ängste mobilisieren.

Die prozentuale Verteilung spezieller vorgegebener Behandlungsmerkmale aus Patientensicht zeigt Tabelle 1.

Wenn auch die Gesprächsdimensionen beim Zahnarzt prozentual etwas geringer sind, so erscheinen sie dennoch ganz oben in der Rangfolge.

Auf die Frage nach den besonderen Wünschen der Patienten gaben diese die in Abb. 5a und b gezeigten Begriffe an.

In erster Präferenz wünscht sich der Patient von

Tab. 1 Prozentuale Verteilung spezieller vorgegebener Behandlungsmerkmale.

Arzt		Zahnarzt	
81%	Aufklärung	58%	Information
74%	Gespräch	57%	rasche Behandlung
60%	Verständnis	54%	Gespräch
58%	Information	43%	Aufklärung
38%	rasche Behandlung	33%	Verständnis
33%	Geborgenheit	30%	Angst
15%	Autorität	24%	Geborgenheit
10%	Ausgeliefert sein	16%	Ausgeliefert sein
5%	Angst	16%	Hilflosigkeit
5%	Hilflosigkeit	8%	Autorität

seinem Arzt Verständnis und Zeit, von seinem Zahnarzt jedoch Sorgfalt und Schmerzfreiheit.

Diskussion und Schlußfolgerungen

Die Studie hat gezeigt, daß sich der Präventionsgedanke in der Zahnheilkunde offenbar besser etabliert hat als in der Allgemeinmedizin. Was die medizinische Basisbetreuung anbelangt, so existiert analog zum Hausarzt auch in der zahnärztlichen Versorgung die Institution „Hauszahnarzt".

Die Beziehung der Patienten zu ihrem Arzt ist intensiver als die zu ihrem Zahnarzt, weil in dieser Konstellation mehr Austausch über persönliche Dinge stattfindet. Die Rangfolge der

Behandlungsmerkmale beim Arzt ist deshalb als Ausdruck einer vertrauensvollen Arzt-Patient-Beziehung zu werten, die in der zahnärztlichen Praxis in diesem Maße nicht oder noch nicht besteht.

In der Zahnarzt-Patient-Beziehung scheint sich ein Wandel abzuzeichnen. Die gesprächsorientierten Merkmale — die ja auch für die zukünftige präventive Zahnheilkunde von entscheidender Bedeutung sein werden (*Micheelis*, 1989[4]; *Schneller* und *Kühner*, 1989[6]) — erreichen in der Bewertung bereits die Wichtigkeit der kurativen Behandlungsmaßnahmen (siehe auch *Winnberg* und *Forberger*, 1983[7]; *Ingersoll*, 1987[2]).

Um die prophylaxeorientierte Zahnmedizin weiter voran zu bringen, müssen zuerst die nach wie vor großen Berührungsängste abgebaut werden. Es ist zu hoffen, daß es gelingt, die Erwartungen der Patienten intensiver wahrzunehmen, damit wir unseren Aufgaben besser gerecht werden können. Insofern gewinnen die grundlegenden Dimensionen einer ganzheitlichen Betrachtungsweise (*Balint*, 1957[1]) auch in der zahnärztlichen Praxis immer größere Bedeutung.

Zusammenfassung

In fünf Praxen für Allgemeinmedizin sowie in fünf Zahnarztpraxen wurden insgesamt 150 Fragebogen zum Verhältnis zwischen Arzt und Patient bzw. Zahnarzt und Patient ausgegeben und ausgewertet. Dabei werden Unterschiede der jeweiligen Arzt-Patient-Beziehung aufgezeigt.

Als spezielle Behandlungsmerkmale sieht der Patient beim Arzt ,,Aufklärung'' und ,,Gespräch'', beim Zahnarzt hingegen ,,Informa-

tion'' und ,,rasche Behandlung''. Der Patient fordert aber auch von seinem Zahnarzt in zunehmendem Maße das ärztliche Gespräch.

Korrespondenzanschrift

Dr. med. dent. Johannes Röckl
Dipl.-Psych. Dr. med. dent. Anton A. Fabinger
Klinikum der Albert-Ludwigs-Universität
Abteilung Klinik und Poliklinik für Mund-, Kiefer- und Gesichtschirurgie
Hugstetterstr. 55
D-7800 Freiburg

Literatur

1. *Balint M:* Der Arzt, sein Patient und die Krankheit. Klett, Stuttgart 1957.

2. *Ingersoll B:* Psychologische Aspekte in der Zahnheilkunde. Quintessenz, Berlin 1987.

3. *Luban-Plozza B, Pöldinger W:* Der psychosomatisch Kranke in der Praxis. Springer, Berlin 1977.

4. *Micheelis W:* Die Bedeutung der Zahnarzt-Patient-Beziehung für die Mitarbeit des Patienten. In: *Schneller Th, Kühner M* (Hrsg): Mitarbeit des Patienten in der Zahnheilkunde. Deutscher Ärzteverlag, Köln 1989.

5. *Raith E, Ebenbeck G:* Psychologie für die zahnärztliche Praxis. Thieme, Stuttgart 1986.

6. *Schneller Th, Kühner M:* Psychologische Grundlagen zur Verbesserung der Patientenmitarbeit. In: *Schneller Th, Kühner M* (Hrsg): Mitarbeit des Patienten in der Zahnheilkunde. Deutscher Ärzteverlag, Köln 1989.

7. *Winnberg G, Forberger E:* Psychologie in der Zahnarztpraxis. Hüthig, Heidelberg 1983.

Die Arzt-Patienten-Beziehung mit sogenannten schwierigen Patienten

Erfahrungen aus interdisziplinärer Zusammenarbeit zwischen Zahnmedizin und Psychiatrie

Kristian Olav Rosenau, Tübingen[*]

Zwischen der Universitäts-Zahnklinik Tübingen, insbesondere der Abteilung für zahnärztliche Chirurgie und Parodontologie (Direktor Prof. Dr. *W. Schulte*) und der Ambulanz der Abteilung für Psychiatrie (Prof. Dr. *H. Heimann*) an der Universität Tübingen hat sich seit mindestens fünf Jahren eine gute und intensive Kooperation entwickelt.

Patienten mit therapierefraktären Schmerzen und Mißempfindungen im Mund- und Gesichtsbereich werden interdisziplinär untersucht und behandelt. Daraus hat sich eine zahnmedizinisch-psychiatrisch/psychotherapeutische Kombinationsbehandlung entwickelt. Ausgangspunkt für die Kooperation der Zahnärzte und Hilfsangebote für die überwiesenen Patienten war die Frage nach pathologischen Befunden in der nervösen Versorgung von Gesichts- und Mundbereich. Morphologische Korrelate für die geklagten Mißempfindungen und Schmerzen zu finden war jedoch eher selten. Somit stand der Verdacht auf psychogene Ursachen bald im Vordergrund.

Sowohl Überweiser als auch Überwiesenem fiel es primär schwer, die Möglichkeit der Kooperation zu nutzen, was den Verdacht auf das Vorliegen von Unverständnis für die Tätigkeit des Psychiaters aufkommen läßt. Ebenso stellten sich anfänglich in der ambulanten Arbeit mit Zahnmedizinpatienten bei psychiatrischen Psychotherapeuten Unsicherheit, Unverständnis und im Verlauf der Behandlung rasch als Gegenübertragungsgefühl Ärger ein.

Das mag zum einen an der gegenseitigen Unkenntnis der Fächer liegen, da im Medizinstudium die Zahnheilkunde und im Rahmen zahnmedizinischer Studien die Psychiatrie als Pflichtveranstaltungen nicht auftauchen, zum anderen kann es aber auch Ausdruck patienteneigener Problematik im Umgang mit Aggressionen[2] und Beziehung[6] sein.

Im Rahmen einer **Studie** über die **psychische Befindlichkeit von in die Psychiatrie überwiesenen Zahnklinikpatienten** intensivierte sich die Zusammenarbeit und wurde durch gemeinsame Behandlungskonzepte für den Patienten effizienter[4].

Die Studie erbrachte, daß 28 % der überwiesenen Patienten aus psychodynamischer Sicht an frühen Störungen — Psychosen und Persönlichkeitsstörungen[3] — litten. Unter Hinzurechnung hysterischer Neurosen[9] erhöht sich der Prozentsatz auf 44 % früher Störungen bei Zahnklinikpatienten. „Frühe Störungen" gelten in der Psychotherapie wegen mangelnder Strukturierung als schwer zu behandeln. Typisch für frühe Störungen ist u. a. die Unfähigkeit der Patienten, stabile Beziehungen eingehen zu können. Unter diesen Bedingungen ist auch eine psychotherapeutische Beziehung nur unter schwierigsten Bedingungen von den Patienten zu akzeptieren. Folglich kann die Störung therapeutisch nur schwer angegangen werden. Die Tendenz der Patienten, zunächst eingegangene Beziehungen rasch abzubrechen, erklärt ihre Einstufung als therapieresistent.

Die anfängliche Skepsis psychiatrisch-psychotherapeutischer Ärzte im Umgang mit dieser Klientel wird erklärbar. Es kann weiter angenommen werden, daß wegen der primären schweren Beziehungsstörung auch im Rahmen zahnmedizinischer Therapie häufig Behandlungsabbrüche sowohl von seiten der Patienten als auch von seiten der Behandler erfolgen. Die von *Beck*[1] als Koryphäen-Killer bezeichneten chronischen Schmerzpatienten sind möglicherweise hier einzuordnen.

Wir vermuten, daß diese schwer gestörten Patienten aufgrund ihrer frühen Störung

[*] *Abteilung Allgemeine Psychiatrie (Direktor: Prof. Dr. H. Heimann) der Eberhard-Karls-Universität Tübingen*

zunächst mit **verbal ausgerichteter Psychotherapie** wenig anfangen können. Sie erleben ihre gestörte Befindlichkeit als nicht verbalisierbar und tendieren dazu, ihr depressives Zustandsbild über körperliche Symptome auszudrücken[5]. Entsprechend der unbewußten körperlichen Symptomenwahl erfolgt eine unbewußte Arztwahl durch den Patienten: Körperliche Beschwerden führen zur Wahl eines somatisch aktiven Therapeuten. So kann die Bevorzugung des Zahnarztes, des „aktivsten" aller Mediziner, als Schmerztherapeut erklärt werden.

60% der von uns untersuchten Patienten hatten vor Aufsuchen der Zahnklinik mehr als zwei andere Zahnärzte aufgesucht[4]. Es kann angenommen werden, daß jeweils von neu aufgesuchten Therapeuten intensivere Aktivität erwartet wird. In der Regel kam es bei den als schwierig eingestuften Patienten zunächst zu raschem Behandlungserfolg, der dann mit zunehmender Dauer der Behandlung zurückging. Eine Erklärungsmöglichkeit für diesen Rückgang ist die unterschiedliche Zielsetzung der Therapie zwischen zahnmedizinischem Behandler und psychosomatisch gestörtem Patienten: Ziel der zahnärztlichen Behandlung ist das rasche Wiederherstellen der gestörten Funktion, während das erwünschte Ziel eines beziehungsgestörten Menschen das Fortdauern einer z. B. auch therapeutischen Beziehung ist. Durch diese **widersprüchliche primäre Zielsetzung** kann sich ein Mißerfolg der Behandlung erklären lassen. Gelang es zahnärztlicherseits den somatischen Anteil ausreichend gut zu behandeln, verblieb der psychische Anteil an der Störung. Dieser Anteil macht weitere Behandlung aus Patientensicht erforderlich, die vom Zahnarzt aber nicht geleistet werden kann. Erfolgt eine Überweisung an die Psychiatrie, erfolgt damit aus Sicht des psychosomatisch gestörten Patienten ein Abbruch der Beziehung und somit eine massive Kränkung. Die Überweisung zum „inaktivsten" aller Mediziner (psychiatrischer Psychotherapeut) impliziert die unbewußte Angst des Patienten, durch Inaktivität auf Therapeutenseite verlassen zu werden[6].

Die unterschiedliche Vorstellung von ärztlichem Handeln zwischen Zahnärzten und Nervenärzten resultiert aus der unterschiedlichen Ausbildung der jeweiligen ärztlichen Disziplin. Im Zahnmedizinstudium wird von Anfang an praktisch geübt (Phantomkurs), während das Handeln im Medizinstudium erst in höheren klinischen Semestern und hier per Distanz (Auskultation und Perkussion) erfolgt. Somit versteht der Zahnarzt den vom Patienten an ihn gestellten Auftrag anders, nämlich als Auftrag, sofort aktiv zu werden. Der Nervenarzt versteht seinen Behandlungsauftrag als zunächst einmal abzuwarten und zu diagnostizieren. Sein später erfolgtes Handeln beschränkt sich meist auf verbales Agieren oder auf die Verabreichung „in seinem Auftrag" wirkender Medikamente.

Die unterschiedlichen Sichtweisen therapeutischer Bemühungen kollidieren schließlich am Patienten, der sich letztlich sowohl beim Zahnarzt als auch beim Nervenarzt unverstanden und durch psychotherapeutische Abstinenz zudem noch überfordert fühlt.

Eine Entspannung zwischen Nervenarzt und Zahnarzt könnte über persönliche Kommunikation der Behandler untereinander erfolgen. Sofern die übliche Art der Überweisung mittels unpersönlichem Schein zugunsten telefonischer Vorinformation über die vorangegangene Interaktion zwischen Zahnarzt und Patient ersetzt würde, könnte sich die Eingangsszene zwischen psychiatrischem Psychotherapeuten und Zahnpatienten verständnisvoller gestalten. Die Überweisung in die Psychiatrie müßte nicht mehr als unbewußte Bestrafungsaktion wegen Therapieresistenz erfolgen. Sie gestaltet sich mittlerweile vielmehr als flankierende Diagnose- und Therapiemaßnahme von das gleiche Ziel verfolgenden ärztlichen Kollegen. Sofern es dem überweisenden Zahnarzt klar ist, daß die Überweisung nötig, da therapeutisch wichtig und ergänzend also nicht strafend und entwürdigend ist, wird sie vom Patienten in der Regel akzeptiert.

Als besonders günstig hat sich ein Behandlungsmodus gezeigt, in dem nach erfolgter Absprache am gleichen Tag aufeinanderfolgende Termine beim Zahnarzt und Nervenarzt stattfinden können. Unterschiedliche Eindrücke in unterschiedlichen Situationen können unmittelbar ausgetauscht werden, wodurch sich der Patient zunehmend besser verstanden fühlt.

Der auf aktives Handeln vorfixierte zahnmedizinische Patient fühlt in der jetzigen Situation die Aktivität im Umgang der Ärzte untereinander.

Die ängstigende psychische Situation früh gestörter Patienten, abhängig und gleichzeitig verlassen zu werden, entschärft sich, ohne daß am Patienten selber ständig neue chirurgische oder prothetische Maßnahmen durchgeführt werden müssen. Die von *Schulte*[1] [2] empfohlene Anleitung zur Selbstbeobachtung und Selbstmassage unterstützt den therapeutischen Mechanismus einer Gewährung zunehmender Autonomie beim Patienten, ohne dabei alleine gelassen zu werden. Die zahnärztlicherseits regelmäßig durchgeführten Übungskontrollen unterstützen patienteneigene Autonomiebestrebungen.

Die Überweisung und das interdisziplinäre Gespräch lassen für den zahnmedizinischen Patienten im Nervenarzt ein „entängstigendes zahnmedizinisches Partialobjekt" entstehen. Trotz psychotherapeutischer Abstinenz fühlt sich der Patient in der psychotherapeutischen Situation nicht alleine gelassen, da durch den Psychotherapeuten auf die Kommunikation mit dem Zahnarzt und auf dort gemachte Erfahrungen zurückgegriffen werden kann. Die frühe Angst vor der Abhängigkeit wird durch die Ermutigung zum Verlassen auf der Handlungsebene angegangen, indem außer Haus in die Nervenklinik überwiesen wird. In dieser frühen Phase der Beziehung ist es wichtig, noch keine, z. B. verhaltenstherapeutische Programme aufzustellen, da sonst zahnärztliche Aktivität lediglich durch psychotherapeutische Aktivität abgelöst würde. Im ersten Schritt ist es eher wichtig, dem schwierigen Patienten im Handeln aufzuzeigen, daß Abstinenz ebenso wie aktives Handeln parallel nebeneinander stehen können, und daß aus einer Kombination von Aktivität und Inaktivität ein entängstigter, schmerzreduzierter Zustand entsteht.

Aus der Kombination zahnärztlicher und psychiatrisch-psychotherapeutischer Maßnahmen hat sich ein psychotherapeutischer Prozeß entwickelt, der im jeweils isolierten Fachgebiet alleine kaum möglich gewesen wäre. Die Bereitschaft, das Handeln des jeweils anderen — des psychiatrischen Psychotherapeuten, des Zahnarztes — zu verstehen, hat wichtige Voraussetzungen geschaffen, die Zahnarzt-Patienten- und Nervenarzt-Patienten-Beziehung zu entspannen. Die interdisziplinäre Kommunikation ist somit zu einem entscheidenden therapeutischen Mittel geworden. Parallel zum besseren Verständnis der Behandler untereinander ist auch das Verständnis zwischen Behandlern und Patienten besser geworden. Der Verdacht, daß verbesserte Kommunikation untereinander ein besseres Verstehen des Patienten und dadurch ein verbessertes Befinden des Patienten zur Folge haben könnte, bestätigte sich.

Die Einrichtung ständiger Kommunikationsmöglichkeiten, z. B. von Balintgruppen, aber auch die Einrichtung spezieller Sprechstunden, z. B. für Zahnmedizinpatienten an bestimmten feststehenden Tagen beim psychiatrisch tätigen Psychotherapeuten, trägt zur Sicherung des Therapieerfolges auf zahnärztlichem, aber auch psychiatrisch-psychotherapeutischem Gebiet entscheidend bei.

Zusammenfassung

Aus einer Kooperation zwischen Psychiatrischer Klinik und Klinik für Zahn-, Mund- und Kieferkrankheiten hat sich ein erfolgreiches therapeutisches Vorgehen bei sog. schwierigen Patienten entwickelt.

Zahnärztlicherseits als schwierig erklärte Patienten stellten sich bei eingehender psychiatrischer Untersuchung als Patienten mit frühen Störungen (Psychosen, Persönlichkeitsstörungen) heraus. Diese Klientel erlebt ihre gestörte Befindlichkeit als nicht verbalisierbar, tendiert daher zur Somatisierung psychischer Beschwerden.

Durch regelmäßige Kommunikation und Verbalisierung behandlerbezogener Schwierigkeiten lassen sich psychotherapeutische Prozesse entwickeln, die im jeweils isolierten Fachgebiet kaum möglich gewesen wären. Die Bereitschaft, das Handeln des jeweils anderen Behandlers zu verstehen, schafft Voraussetzungen, die Zahnarzt-Patienten- und Nervenarzt-Patienten-Beziehung zu entspannen.

Korrespondenzanschrift

Dr. Dr. K. O. Rosenau
Abt. Allgemeine Psychiatrie mit Poliklinik
Eberhard-Karls-Universität Tübingen
Osianderstr. 22
D-7400 Tübingen

Literatur

1. *Beck D:* Das ,,Koryphäen-Killer-Syndrom". Zur Psychosomatik chronischer Schmerzzustände. Dtsch. med. Wschr. 102, 303 (1977).

2. *Bonaparte M:* Der Mensch und sein Zahnarzt. Imago 19, 469—472 (1933).

3. *Bräutigam W:* Reaktionen — Neurosen — Abnorme Persönlichkeiten. Thieme, Stuttgart 1978.

4. *Fischer E-D:* Die psychische Befindlichkeit von Patienten mit unklaren Schmerzsyndromen im Kiefer- und Gesichtsbereich. Med. Diss., Tübingen 1990.

5. *Müller-Fahlbusch H:* Gesichtsschmerzen und larvierte Depressionen. Der Praktische Arzt 35, 2520—2529 (1984).

6. *Rosenau KO:* Die Angst und ihre Bewältigung im Rahmen der zahnärztlichen Behandlung. Der hessische Zahnarzt 9, 440—448 (1988).

7. *Schulte W:* Zur funktionellen Behandlung der Myoarthropathie des Kauorgans: ein diagnostisches und physiotherapeutisches Programm. Dtsch. Zahnärztl. Z. 25, 422 (1970).

8. *Schulte W:* Selbstbeobachtung zur Objektivierung der Parafunktionen. Dtsch. Zahnärztl. Z. 35, 608—610 (1980).

9. *Weintraub M:* Regional pain is usually hysterical. Arch. Neurol. 45, 915—914 (1988).

Der Zahnarzt behandelt seinen Patienten — und wie behandelt der Patient seinen Zahnarzt?

Möglichkeiten und Grenzen der Balint-Gruppe in der Zahnmedizin

Jörg Kaspar Roth, München

Er sei relativ spät zur Zahnmedizin gekommen und dann hier aufs Land gezogen, um eine zahnärztliche Praxis aufzubauen, die genug Zeit für andere Tätigkeiten und Hobbies freilasse. Dann sei alles ganz anders gekommen, als er dachte. Nach einer etwas umständlichen, zuerst unverständlichen Vorbemerkung darüber, daß auch „Patienten ihrem Arzt Schmerzen zufügen" könnten, schildert der sympathisch und behutsam wirkende Kollege eine seiner zeit-raubenden Patientinnen, die ihm sozusagen einen Strich durch seinen Berufsplan gemacht haben.

In wenigen, aber persönlich gefühlsbetonten Worten berichtet der Kollege von einer 62jährigen Patientin und deren viel zu häufigen Besuchen in seiner Praxis, die er als „qualvoll" erlebt. Die Patientin ist die Mutter eines Kollegen am Ort, eines „jüngeren, aufstrebenden Allgemeinpraktikers" — so seine Worte.

Wie in der Balint-Gruppe üblich, unterbrechen wir schon relativ rasch nach den ersten wenigen Informationen, damit die bewußte und unbewußte Resonanz auf das Gehörte, die gefühlshaften Reaktionen und Phantasien dazu nicht verloren gehen. Oft ist der Berichtende im nachhinein erstaunt, wie zutreffend und passend diese ersten Resonanz-Bilder der Gruppe sind.

Zunächst tauchen in unserer Balint-Gruppe Vermutungen über das Aussehen der Patientin auf, über ihr Auftreten, über die Grundlagen ihrer Beschwerden und darüber, daß es sich wahrscheinlich um ein Problem des Zahnersatzes handele. Dann entstehen in der Gruppe erstaunlich früh „Beziehungsbilder". Die Patientin beiße mit ihren Zähnen den Arzt. Oder versucht sie, „ihren" Zahnarzt in der kleinen Ortschaft schlecht zu machen, ihn zu „quälen", wenn er nicht in der Lage ist, ihr zu helfen? Die Frage nach der Beziehung zwischen Mutter und (Kollegen-)Sohn taucht auf und gleichzeitig eine erste „psychosomatische Idee": Daß

diese Beziehung gespannt sei, daß die schmerzhafte Spannung sich auf den Kiefer übertrage und so zu einem schlecht passenden Zahnersatz führe. Beinahe wie von selbst erscheint die Beziehung der Patientin zu ihrem Zahnarzt und die Beziehung zu ihrem eigenen Sohn wie in einem Parallelogramm — „Übertragungsbeziehung" nennt es der Psychoanalytiker.

Der berichtende Kollege, dem das Zuhören bei all diesen Vermutungen und Ideen schwer fällt — auch das ist typisch für die Gesprächssituation —, ist verwundert über die quasi „seherischen Fähigkeiten" der Balint-Gruppe. Schließlich war von einer Anamnese im herkömmlichen Sinn so gut wie nichts bekannt. Der Kollege ist höchst erstaunt, in all den verschiedenartigen Vermutungen seine Patientin wiederzuerkennen. Tatsächlich, so bestätigt er, handelte es sich um den dritten Versuch eines Zahnersatzes, den er mit Zustimmung der Kasse vorgenommen habe — ohne Erfolg, wie er hervorhebt und wie die Gruppe bestätigt, übrigens nach Abwägung der verbleibenden zahnmedizinischen Fragen im gemeinsamen Gespräch. Er stehe damit genauso da wie die Vorbehandler (verständnisvolles Lachen in der Gruppe).

Der Kollege fährt jetzt fort und berichtet, daß er sich in der Not direkt an den Sohn seiner Patientin, der gleichzeitig sein Internisten-Kollege am Ort ist, mit der zunächst neutralen „Frage" gewandt habe, wie lange er denn das so mitmache, wenn ihn Patienten mit Anliegen bedrängen, sogar „quälen", die medizinisch nicht zu lösen sind. Die kurze, knappe Kollegenantwort: Er lege da die Karten offen auf den Tisch und sage, daß er nicht weiterhelfen könne. Als der Kollege dann erfährt, daß es sich um seine eigene Mutter handelt, reagiert er überrascht und kurz angebunden. Weder mit zahnmedizinischen noch mit anderen Sorgen habe sich seine Mutter jemals an ihn gewandt.

Er schlage die Überweisung zum Psychiater und Neurologen vor. In der Balint-Gruppe wird schnell klar, daß dieser Vorschlag für die Patientin unannehmbar ist.

Wenige weitere Informationen machen deutlich, daß das Leben der Patientin auf ein beachtliches Maß an Einfluß und Machtausübung in der Familie gegründet war. Sie ist die Erbin eines großen Vermögens und habe, wie es heißt, „das Heft in der Hand". Der erfolgreiche Sohn hatte sich dem mütterlichen Einfluß entzogen und zeigt wenig Interesse an den Beschwerden seiner Mutter. Zusammen mit dem zahnärztlichen Kollegen, mit vereinter Macht sozusagen, versucht er, sie dem Psychiater zuzuweisen. Mit großer Wahrscheinlichkeit, so die Vermutung in der Balint-Gruppe, würde das die Eskalation von erfolglosen und „schmerzhaften" Machtspielen und -ritualen forcieren. Daß dem Einfluß, daß der angeblichen Macht der Patientin in den letzten Jahren eine erhebliche Einbuße und ein empfindlicher Verlust an Einfluß — nicht nur in der Beziehung zum Sohn — wahrscheinlich gegenüberstand, ein Verlust, der Spannungen und Schmerzen hinterließ und mit dem Verlust von Zähnen zusammenfiel, wird jetzt zum ausführlichen Thema der Balint-Gruppe. Ein vollständiger Themenwechsel, ein Stück biographischer Anamnese entsteht jetzt im Gespräch.

Ein weiterer Erkenntnis-Schritt kommt hinzu. Eine Patientin, die sich selbst schmerzhaft gequält und machtlos fühlt, „behandelt", das ist vorstellbar, einen anderen Menschen, den Arzt, ebenso, gleichsam um ihm die eigene Verfassung möglichst vollständig und authentisch mitzuteilen — etwa nach dem Motto: „Wenn du dich so fühlst wie ich, dann weißt du, und vor allem dann spürst du tatsächlich, wie es mir geht." Dieses Geschehen bezeichnen wir in der Psychoanalyse als die „Übertragung eines Selbst-Aspekts". Aus Gründen der Verständlichkeit ziehe ich es vor, allgemein von „seelischen Infektionen und Ansteckungen" zu sprechen, die in der Arzt-Patient-Beziehung entstehen können. Verdrängte Gefühle und Phantasien, unbewußte Konflikte und Handlungszwänge können ebenso ansteckend sein wie Viren, und dies ist auch dann der Fall, wenn es sich um Phänomene handelt, die nach naturwissenschaftlichem Verständnis unbewiesen bleiben müssen. Unter dem Kapitel „Über-

tragung und Gegenübertragung" hat die Psychoanalyse ein umfangreiches Erfahrungswissen über solche seelische Ansteckungen und Infektionen zusammengetragen, die vor allem dann umfassend und massiv werden können, wenn wir sie nicht rechtzeitig erkennen, wenn der „Infizierte" nicht weiß, wer ihn womit angesteckt hat, kurz gesagt, wenn der Betreffende nicht in der Lage ist, mit seelischen Prozessen dieser Art umzugehen.

Wie sieht nun nach dem Balint-Gespräch eine Lösung aus? Die Lösung ist einfach und kompliziert zugleich. Sie heißt Erkenntnis, im medizinischen Vokabular „Diagnose" genannt, und im besonderen Fall der Balint-Gruppe liegt die Erkenntnis in der „Beziehungsdiagnose". Wie schwer oder wie leicht und einfach diese Erkenntnis zu gewinnen ist, steht auf einem anderen Blatt. Daraus besteht der Alltag einer Balint-Gruppenarbeit. Wenn jedenfalls der Behandler seine therapeutisch notwendige Freiheit und seinen Bewegungsspielraum aufrecht erhalten will — für eine erfolgreiche Behandlung unablässige Voraussetzung —, muß er sich mit den seelischen Infektionsmöglichkeiten im Alltag vertraut machen, er muß sie erkennen und sich vor ihnen durch eigene seelische Aktivität schützen. Da unter uns — Ärzten wie Patienten — der seelische Analphabetismus heute eher zu- als abnimmt, benötigen wir eine spezielle Schulung, ein Training, um die unbewußten seelischen Texte, um die zwischenmenschliche Beziehungssprache, um die Zeichen und Symbole des Unbewußten wieder zu entziffern, um sie lesen und verstehen zu können. Dieser Lernprozeß ist von verschiedenartigen Hindernissen und Widerständen begleitet, die es im Laufe eines solchen Trainings zu überwinden gilt.

In dem Fall, der hier geschildert wurde, kam die Balint-Gruppe dazu, daß seelische Abgrenzung für den Behandler tatsächlich bedeutet, eigene Be-Grenzung zu erkennen und sie in therapeutisch verträglicher Dosis der Patientin zuzumuten, ihr den Ball wieder zuzuspielen, ihr eigenes Lebensthema der Begrenzung von Einfluß und Lebenskraft zugänglich zu machen. Wenn dies gelingt, kommen oftmals im Gespräch zwischen Arzt und Patient erstaunliche Vorstellungen und Erklärungen des Patienten über seine Erkrankung und über seine Beschwerden zutage. Das therapeutische Potential, das darin enthalten ist, bleibt im Alltag meist ungenutzt — nicht zuletzt deshalb, weil es sich um „unwissenschaftliche" Erklärungen und Ideen handelt. Der Vorzug, die Stärke der Balint-Gruppe liegt gerade darin, daß sie sich, der psychoanalytischen Methode folgend, mit den „unwissenschaftlichen", mit den irrationalen Seiten des Patienten befaßt, daß sie sich der völlig unvernünftigen Ängste annimmt und sich mit seinen noch unvernünftigeren Wünschen auseinandersetzt ebenso wie mit seiner anstößigen Sexualität oder mit seiner unbewußten Aggression und natürlich mit den Widersprüchen und den vielfältigen Spannungen, die sich daraus jeweils ergeben können.

In dem Balint-Gespräch über das geschilderte Fall-Beispiel tauchte die Frage auf, ob sich möglicherweise das Gebiß aufgrund seiner anatomischen Konstruktionsgegebenheiten von Spannung und Statik als körperliches Organ zum Ausdruck von seelischer Spannung, von seelischem Druck in besonderer Weise eignet. Eine Frage, die sich hier nicht abschließend klären läßt.

„Also doch — der Zahnarzt soll jetzt", so könnte der nächstliegende Einwand lauten, „zusätzlich auch noch Psychotherapeut werden!" Nein, er soll es nicht! Aber so, wie jeder Arzt und Zahnarzt rechnen, lesen und schreiben kann und natürlich die Anatomie des menschlichen Körpers kennt, so soll er auch das psychologisch-psychotherapeutische Einmaleins des ärztlichen Gesprächs kennen — jedenfalls das kleine Einmaleins. Und für die Spezialisten und Forscher unter uns hält das ungeschriebene Lehrbuch der zahnmedizinischen Psychosomatik noch zahlreiche leere Seiten und eine Fülle rätselhafter Fragen bereit.

Kommen wir zur Ausgangsfrage zurück: Wie behandelt der Patient seinen Arzt? Die Richtung der Frage charakterisiert bereits das zentrale Erkenntnisinteresse der Balint-Gruppe. Was macht der Patient mit mir, vor allem, was macht er unbewußt mit seinem Arzt? Wie gestaltet er oder wie gestaltet sie die Beziehung zum Behandler? Wie heißt der Text zwischen den Zeilen? Freilich gehört zu den produktiven Kränkungen der Balint-Gruppe die Entdeckung, daß der Patient oft genug sehr viel mehr mit seinem Behandler macht, als diesem lieb und recht ist, daß das Unbewußte des Patienten oft stärker ist als unser therapeuti-

sches Wissen. Natürlich kränkt die Entdeckung, in psychopathologische Behandlungsbegehren verstrickt worden zu sein, und noch kränkender, anstrengender ist es, unfreiwillig und ohne Absicht aufgrund falscher oder unvollständiger Diagnosen mit falschen therapeutischen Mitteln gearbeitet zu haben. Hier ist jedoch hinzuzufügen: Der Anteil von psychisch Kranken bzw. der Anteil von psychischen Problem-Patienten ist in der zahnärztlichen Praxis sicher nicht allzugroß. Die Schätzungen liegen bei etwa 20%. Allerdings nimmt diese Gruppe von Patienten den Behandler überproportional stark in Anspruch. Es sind Patienten, die den Arzt seelisch gleichsam „intensiv behandeln" — und erschöpfen.

Mit einem zweiten Beispiel möchte ich die unbewußten „Behandlungswünsche" des Patienten nochmals illustrieren.

Der junge, gut aussehende Kollege berichtet von seiner Patientin, einer 32jährigen Frau, die „immer ganz brav zur Behandlung kam". Im Grunde gäbe es gar keine Probleme. Sie komme regelmäßig zu den Terminen. Die Balint-Gruppe rätselt schon, warum der Kollege überhaupt die Patientin vorstellt, die allerdings eher wie ein 15- oder 16jähriges Mädchen und nicht wie eine erwachsene Frau gesehen wird. Vielleicht sei die Beziehung, so vermuten einige, doch nicht so unauffällig und gewöhnlich, wie es scheint. Ungewöhnlich ist an der Beziehung tatsächlich, so hören wir jetzt, daß die Patientin regelmäßig ihren Hund zur Behandlung mitbringt — und zwar in das Behandlungszimmer: Ein schäferhundartiges, großes Exemplar. Obwohl der Kollege die Patientin schon mehrfach darauf hingewiesen hatte, daß ihm dies nicht recht sei, halte sie an dieser Eigenart fest.

Die Frage, warum sich der berichtende Kollege nicht durchsetzen konnte, warum er sich diese „Be-Handlung" gefallen ließ, wird in der Balint-Gruppe absichtlich vernachlässigt. Es geht hier nicht um Selbsterfahrung; hier interessiert die Frage, warum die Patientin den Kollegen so „behandelt", wie sie es tut, und was sie — unbewußt — mit ihm macht oder machen will. Die Vermutungen und Phantasien darüber in der Balint-Gruppe und die berichteten Gespräche, die die Patientin mit ihrem Hund während der kurzen Behandlungspausen führt, machen die „Diagnose" einfach. „Du kannst ganz ruhig sein, Bello, der Doktor tut mir ja nichts!'' — so die Patientin im Behandlungsstuhl zu ihrem Hund. Wir fragen natürlich sofort: Wer beruhigt hier eigentlich wen? Welche Rolle der Hund heute in der Familie spielt, ist noch weitgehend unerforscht und sicher ein dankbares Thema. Hier jedenfalls macht die Patientin ihren ,,Bello'' gleichsam zum verängstigten ,,Alter Ego'', das beruhigt werden muß.

Unter schallendem Gelächter tauchte in der Balint-Gruppe eine völlig andere Frage auf: Was würde wohl passieren, wenn ,,der Doktor'' seiner Patientin etwas ,,tun'' würde, wenn die Patientin etwa mit einem spitzen Schrei auf eine unvorsichtige Bewegung des Behandlers reagierte? Würde der gar nicht so kleine Hund die rechte oder linke Wade des Kollegen bevorzugen? Oder würde er sich an die Helferin halten? Die hatte übrigens, wie wir erfahren, schon wesentlich unfreundlicher auf die Sonderkonditionen reagiert, die die Patientin für ihren Hund in der Praxis erhalten hatte.

Zweifellos ist das ein eher ungewöhnliches und amüsantes Beispiel aus dem Alltag, das eine ebenso einfache wie unbewußte Form der Angstbewältigung anschaulich macht. Auch hier ist es zu einer Ansteckung, genauer gesagt zu einer ,,Angst-Übertragung'' gekommen nach dem Motto: ,,Geteilte Angst — halbe Angst''.

Natürlich konnte an diesen zwei Beispielen nicht ausführlich und genau geschildert werden, was in einer Balint-Gruppe tatsächlich geschieht. Ein Zitat von *Balint* mag am besten das Erkenntnisziel und das Anliegen dieser psychoanalytischen Gruppenarbeit verdeutlichen.

,,Die am häufigsten in der medizinischen Praxis verschriebene Arznei ist der Arzt selbst.'' ,,Wir verfügen über keine Literatur bezüglich ihrer Indikationen, ihrer Dosierung zwecks Heilung und Nachbehandlung, ihrer Toxizität, ihrer vermeidbaren Nebenwirkungen, ihrer Kontraindikationen usw. . . .'', fügt er halb ironisch, halb im Ernst hinzu (1968, S. 133)[2]. Die Analogie vom Arzt, bzw. der Arzt-Patient-Beziehung als einer Arznei verblüfft. Sie wirkt überraschend und macht deutlich, wie fremd dieser Gedanke zunächst ist. Ein Arzt und die Beziehung zu seinem Patienten sollen genauso heilsam, ebenso wirksam oder unwirksam, sogar schädigend sein können, wie ein Medikament? Tatsächlich

liegt das Ziel der Balint-Seminare genau darin, ,,die Pharmakologie der Droge Arzt'' in der Beziehung zwischen Patient und Arzt möglichst gründlich zu untersuchen.

Lange Zeit blieben die Auffassungen und Entdeckungen Balints relativ unbeachtet und unbekannt. Die Gültigkeit einer ,,krankheitszentrierten'' Medizin wird nicht in Frage gestellt, solange es um die Diagnose und Therapie genau lokalisierbarer, körperlicher Störungen geht. Balint setzt sich für eine Integration von somatischer und psychischer Betrachtungsweise ein. Bei der großen Fülle von Krankheiten, bei denen keine körperlich lokalisierbaren Störungen entdeckt werden können, muß jedoch die ,,krankheitszentrierte'' Medizin durch eine ,,patientenzentrierte'' Medizin ersetzt werden. Möglich wird dies erst dann, wenn wir das diagnostische und therapeutische Instrument der zwischenmenschlichen Beziehung kennen, wenn wir bewußt darüber verfügen und die wichtigen Fragen der ,,Indikation, Toxizität, der Nebenwirkungen und Kontraindikationen'' dieser ,,Droge'' geklärt haben. Dabei muß die Beziehung zwischen Arzt und Patient als eines der wirksamsten Instrumente der Diagnose und Therapie eingesetzt werden. Natürlich ist damit nicht gemeint, daß die Beziehung zwischen Arzt und Patient, vergleichbar einem Medikament, tatsächlich verschrieben werden kann. Die Metapher will lediglich ausdrücken, daß die Wirkungen der Beziehung für Arzt und Patient weitgehend unbekannt, oft unbewußt sind, aber ebenso stark wie die Wirkungen eines Medikaments sein können. In der Balint-Gruppe werden am konkreten Fall-Beispiel diese Wirkungen der Beziehung zwischen Patient und Arzt genau untersucht, so daß ihre unbekannten, oft unbewußten Kräfte und Anteile zutage treten und bewußt eingesetzt werden können.

Wenn wir das von Balint formulierte Erkenntnisziel verfolgen, wird sich aller Erfahrung nach auch unsere Sichtweise verändern. ,,An den Zähnen hängt noch ein Mensch dran'', so formulierte ein Kollege dieses Ziel. Und wenn wir diesen Menschen, der natürlich **sehr** an seinen Zähnen ,,hängt'', klarer erkennen und wahrnehmen, werden wir seine Zähne anders sehen und dann auch anders behandeln. In der Balint-Gruppe wird Unbewußtes bewußt, erscheint Altes in neuem Licht. Mehr ist es nicht. In sehr vielen Fällen ergeben sich daraus unverhoffte, meist unspektakuläre therapeutische Möglichkeiten — aber auch annehmbare Begrenzungen unserer Kunst. Wenn wir schließlich von unserem therapeutischen Über-Ehrgeiz und von den dazugehörigen kindlichen Patienten-Erwartungen nach Therapeuten-Allmacht etwas weniger geplagt wären, fänden wir wahrscheinlich auch erträgliche Formen, um mit dem unumgänglichen Maß an menschlichem Leid und Schmerz fertig zu werden.

Zusammenfassung

Anhand von zwei Fallbeispielen wird die Bedeutung der Arzt-Patient-Beziehung in psychosomatischen Problemfällen der Zahnmedizin aufgezeigt. Zugleich wird dabei ein Einblick in die Arbeit von Balint-Gruppen vermittelt.

Korrespondenzanschrift

Dr. Jörg Kaspar Roth
Waisenhausstraße 20
D-8000 München 19

Literatur

1. *Balint M:* Der Arzt, sein Patient und die Krankheit. Klett, Stuttgart 1976 (1964).

2. *Balint M:* Die Struktur der ,,Training-cum-research''-Gruppen und deren Auswirkungen auf die Medizin. Jahrbuch der Psychoanalyse, 5, 125—146 (1968).

3. *Ferenczi S:* Zur psychoanalytischen Technik. In: ders., Schriften zur Psychoanalyse I. Fischer, Frankfurt 1970 (1919).

4. *Freud A:* Das Ich und die Abwehrmechnismen. Kindler, München 1964 (1936).

5. *Freud S:* Die Traumdeutung. Gesammelte Werke II/III (Imago). Fischer, Frankfurt a. M. 1900.

6. *Freud S:* Das Unbewußte. Gesammelte Werke X (Imago). Fischer, Frankfurt a. M. 1913.

7. *Freud S:* Erinnern, Wiederholen, Durcharbeiten. Gesammelte Werke X (Imago). Fischer, Frankfurt a. M. 1914.

8. *Freud S:* Vorlesungen zur Einführung in die Psychoanalyse. Gesammelte Werke XII (Imago). Fischer, Frankfurt a. M. 1916/17.

9. *Laplanche J, Pontalis J-B:* Das Vokabular der Psychoanalyse. Suhrkamp, Frankfurt 1977 (1967).

10. *Roth JK:* Hilfe für Helfer: Balint-Gruppen. Piper. München 1984.

11. *Stierlin H:* Delegation und Familie. Suhrkamp, Frankfurt 1978.

Zahnarzt oder Zahnärztin als Determinante in der Arzt-Patient-Beziehung

*G. Fischer de Menéndez, Erlangen**

Wenn es um die Notwendigkeit geht, ärztliche Hilfe in Anspruch zu nehmen, kennt die Sprache zunächst nur die männliche Version der Berufsbezeichnung: ,,Wir brauchen einen Arzt'' oder ,,wir müssen zum Zahnarzt''. Ist der Arztbesuch dann konkrete Wirklichkeit geworden, wird auch die Sprache konkreter, wenn z. B. erzählt wird: ,,Meine Ärztin hat mir empfohlen ...'' In der Sprache unterscheiden wir also durchaus den Bedarf an fachlicher, instrumenteller Dienstleistung von der Tatsache, daß diese Dienstleistung von einem Menschen aus Fleisch und Blut erbracht wird.

Die Wahlmöglichkeit zwischen Arzt und Ärztin

Sich von einer Ärztin oder Zahnärztin behandeln zu lassen, ist im wesentlichen eine Errungenschaft unseres Jahrhunderts, denn erst seit 1908 sind Frauen in Deutschland zum Universitätsstudium generell zugelassen. Inzwischen sind sie im ärztlichen Berufsstand recht zahlreich vertreten (Tab. 1), und bei der zur Zeit studierenden Generation ist der Frauenanteil noch höher (Tab. 2).

Einfluß auf das Arzt-Patient-Verhältnis

Was bedeutet es für einzelne Patienten, von einer Ärztin statt von einem Arzt behandelt zu werden? Was bedeutet es für den Medizinbetrieb im ganzen, wenn mehr Frauen ärztlich tätig werden? Diese Fragen sind bisher noch

Tab. 1 Anteil der Frauen in ärztlichen und zahnärztlichen Berufen (Quelle: Daten des Gesundheitswesens, Ausgabe 1987, Band 157. Schriftenreihe des Bundesministers für Jugend, Frauen, Familie und Gesundheit).

	31. 12. 1960	31. 12. 1984
Ärztlich Berufstätige insgesamt	15,8%	23,5%
Zahnärztlich Berufstätige insgesamt	12,1%	20,2%
Inhaber einer ZA-Praxis		17,6%
Fachzahnärzte für Kieferorthopädie		42,2%

Tab. 2 Anteil weiblicher Studierender an der medizinischen Fakultät der Universität Erlangen-Nürnberg im Wintersemester 1989/90 (Quelle: Mündliche Auskunft der Universität Erlangen-Nürnberg, im Januar 1990).

Humanmedizin insgesamt	41,3%
Humanmedizin 1. Fachsemester	41,2%
Zahnmedizin insgesamt	30,7%
Zahnmedizin 1. Fachsemester	37,9%

wenig untersucht. Für die Zahnmedizin haben *Augustiny*[1] und *Micheelis*[4] Befragungsergebnisse vorgelegt, welche einige unterschiedliche Auffassungen bei Zahnärzten und Zahnärztinnen zum Ausdruck bringen. Ein Teil davon hat auch mit der **Zahnarzt-Patient-Beziehung** zu tun. So ist z. B. der Umgang mit Problempatienten für Zahnärzte belastender als für Zahnärztinnen[1]. In der Bewertung der Patienten-Compliance zeigten sich männliche Kollegen erheblich kritischer (59% negative Urteile) als weibliche (38% negative Urteile)[4].

* Poliklinik für Kieferorthopädie (Direktor: Prof. Dr. A. Fleischer-Peters) der Klinik und Poliklinik für Zahn-, Mund- und Kieferkranke der Universität Erlangen-Nürnberg.

Ein solches Ergebnis fordert zu Fragen heraus. Folgen die Patienten einer Zahnärztin wirklich besser als einem Zahnarzt? Oder legen Zahnärztinnen in der Beurteilung der Compliance einen weniger strengen Maßstab an und nehmen dabei die Realität nicht kritisch genug wahr? Denkbar wäre auch, daß die Wahl eines Zahnarztes oder einer Zahnärztin von Persönlichkeitsmerkmalen des Patienten abhängt, die ihrerseits die Compliance beeinflussen, d. h., dann wäre die Klientel von vornherein unterschiedlich. Jedenfalls sind diese empirisch festgestellten Unterschiede deutliche Hinweise darauf, daß das Zahnarzt-Patient-Verhältnis nicht nur von der Realität des jeweiligen Patienten bestimmt wird, sondern auch von der Realität des jeweiligen Behandlers.

Wenn aber die Zielstellung darin besteht, daß es gut werden soll mit dem Zahnarzt-Patient-Verhältnis, kann die Beachtung solcher Differenzierungen ein Licht auf den jeweiligen Umgangsstil im Verhältnis zum Patienten werfen, Sensibilität wecken und Möglichkeiten für adäquateres Verhalten eröffnen.

Eigene Untersuchung

Untersuchungsgut und Methode

Im Rahmen einer eigenen Untersuchung zeigten sich Geschlechtsunterschiede in den Einstellungen zu den Themenbereichen „Angst" und „Problempatient".

Befragt wurden 65 Zahnärzte der Klinik und Poliklinik für Zahn-, Mund- und Kieferkranke der Universität Erlangen-Nürnberg. Der Anteil der weiblichen Kollegen betrug sowohl in der Ausgangsgruppe wie in der Responsegruppe 31%, bei einer Rücklaufquote von 55%. Ein Teil der Ergebnisse wurde bereits an anderer Stelle veröffentlicht[3]. Hier sollen nur jene Ergebnisse berücksichtigt werden, bei denen unterschiedliche Auffassungen männlicher und weiblicher Kollegen zum Ausdruck kommen. Die schriftlichen Fragen lauteten:

1. Was kann Ihrer Meinung nach Auslöser von Angst und Unbehagen auf seiten des Arztes sein?
2. Wovor können Patienten Angst haben?
3. Ein Problempatient — was ist das für Sie?

Die abgegebenen freien Formulierungen wurden in der Auswertung, für jede Frage getrennt, nach inhaltlicher Ähnlichkeit gruppiert, um Kategorien zu bilden.

Ergebnisse und Diskussionen

Zum Thema Angst

Für die Frage zur Angst des Patienten ergaben sich dabei die in Tabelle 3 aufgeführten Kategorien.

In die Gruppe Banales gehören Antworten wie „vor der ungewohnten Atmosphäre", „unbegründet", „sterile Umgebung", u. ä. Unter persönliche Merkmale des Behandlers wurden Antworten zusammengefaßt wie „junge Assistenten", „geringe innere Anteilnahme des Behandlers", „Unsicherheit des Arztes".

Die Aufteilung nach Geschlechtszugehörigkeit ergab, daß die erste und dritte Kategorie überproportional häufig von den männlichen Kollegen artikuliert wurde, alle anderen relativ häufiger von den weiblichen. Für die am häufigsten genannten Kategorien ergab sich die in Tabelle 4 dargestellte Differenzierung nach Geschlechtszugehörigkeit.

Als **Interpretation** dieser Ergebnisse kann man zum ersten Punkt sagen, daß die männlichen Kollegen häufiger die Tendenz zeigen, die Angst des Patienten bzw. ihre Begründetheit durch Banalisierung zu übergehen, vielleicht auch gar nicht wahrzunehmen. Der zweite Punkt, also die stärkere Betonung angstauslösender persönlicher Merkmale des Behandlers, ist schwieriger zu interpretieren. Dies

Tab. 3 Zahnärztliche Attributionen für die Angst des Patienten.

	Häufigkeit
Banales	16
Schmerzen	14
Persönliche Merkmale des Behandlers	12
Zweifel an der Behandlung	8
Ungewißheit	7
Anästhesie	7
Behandlungsgeräte	7
bestimmte Eingriffe	5
momentaner Verlust an Selbstwert	5
Unabwendbarkeit körperlicher Verluste	4

Tab. 4   Geschlechtsspezifische Häufigkeitsunterschiede bei den Attributionen.

	Zahnärzte	Zahnärztinnen
Attribution für Angst beim Patienten:		
Banales	81%	19%
Persönliche Merkmale des Behandlers	92%	8%
Schmerzen des Patienten	57%	43%
Attribution für Angst des Arztes:		
Schmerzen des Patienten	100%	0%
Stichprobenanteil	69%	31%

Tab. 5   Anzahl der Antworten auf die drei gestellten Fragen.

	1. Angst des Arztes		2. Angst des Patienten		3. Problem-Patient		Stichproben-Anteil
Zahnärzte	55	(70%)	56	(66%)	27	(53%)	69%
Zahnärztinnen	24	(30%)	29	(34%)	24	(47%)	31%
	79	(100%)	85	(100%)	51	(100%)	

Tab. 6   Definition des Problempatienten.

	Sachebene		Beziehungsebene		Stichproben-Anteil
Zahnärzte	14	(70%)	13	(43%)	69%
Zahnärztinnen	7	(30%)	17	(57%)	31%

könnte ebenfalls als ein Ausweichen vor schwerwiegenderen Angstgründen aufgefaßt werden, also der Banalisierung nahekommen. Es könnte aber auch sein, daß ein persönliches Bedrohlichkeitsgefälle in höherem Ausmaß von Zahnärzten ausgeht und wahrgenommen wird als von Zahnärztinnen. Das dritte und vierte Ergebnis schließlich deutet darauf hin, daß in der Psychodynamik von männlichen und weiblichen Kollegen der Schmerz eine unterschiedliche Rolle spielt. Die Zahnärzte bringen den Schmerz des Patienten verhältnismäßig seltener in Zusammenhang mit dessen Ängsten, aber häufig mit den eigenen Ängsten. Dagegen scheint den weiblichen Kollegen der Schmerz des Patienten überhaupt keine

eigene Angst zu machen, sie sehen ihn nur im Zusammenhang mit der Patientenangst.

Zum Thema Problempatient

Das zweite Thema, für welches sich geschlechtsspezifische Differenzierungen ergaben, war die Auseinandersetzung mit Problempatienten (Tab. 5).
Vergleicht man die Antworthäufigkeit bei den drei verschiedenen Fragen, so ergibt sich, daß bei den männlichen Kollegen die Anzahl der Antworten bei der Problempatientenfrage deutlich geringer ist (27 Antworten gegenüber 55 und 56 bei den anderen Fragen). Bei den Zahnärztinnen dagegen bleibt sie der absoluten

Häufigkeit nach etwa gleich hoch. Sie ist damit relativ höher, als es dem Stichprobenanteil der Zahnärztinnen entsprechen würde, woraus man schließen darf, daß sich Zahnärztinnen intensiver mit dieser Frage auseinandersetzen. Außerdem gibt es noch einen qualitativen Unterschied in der Frage, was den Problempatienten ausmacht (Tab. 6). Die Benennung objektiver Bedingungen der Krankheit und Behandlung, also die **Sachebene**, weist die erwartungsgemäße Verteilung zwischen männlich und weiblich auf. Die **Beziehungsebene** dagegen wird von den Zahnärztinnen häufiger thematisiert. Beispiele für Antworten, die den Beziehungsaspekt zum Ausdruck bringen, sind:

— ,,Ein Patient, der mich menschlich und fachlich überstrapaziert''.
— ,,Der, zu dem ich keine Beziehung finde''.
— ,,Den ich nicht so behandeln kann, daß es ihn und mich zufriedenstellt.''

Als **Interpretation** dieser Ergebnisse darf man wohl sagen, daß sich Zahnärztinnen, als Gruppe gesehen, intensiver mit Problempatienten befassen; vielleicht auch, daß es ihnen leichter fällt, einen Problempatienten anzunehmen, was auch heißt, Frustrationen auszuhalten. Ferner ist es offensichtlich so, daß sie eine größere Sensibilität für psycho-soziale Wechselwirkungen, für das Mitvernetztsein der eigenen Position in diesen Fällen haben. Das Ergebnis steht im übrigen im Einklang mit dem von *Augustiny*[1], daß männliche Zahnärzte, als Gruppe gesehen, den Umgang mit Problempatienten häufiger belastend empfinden als Zahnärztinnen.

Ausblick

Psychosomatische Zusammenhänge in der Zahnheilkunde haben im letzten Jahrzehnt immer mehr Aufmerksamkeit erfahren, und Übertragungsvorgänge von seiten des Patienten finden in der wissenschaftlichen Diskussion die ihnen gebührende Beachtung. Um auch Gegenübertragungsphänomene zu bearbeiten, besteht ein möglicher Ansatz darin, die unterschiedlichen Auswirkungen der jeweiligen Geschlechtszugehörigkeit des Behandlers zu untersuchen.

Zusammenfassung

Eine schriftliche Befragung an einer Universitäts-Zahnklinik machte im Gruppenvergleich zwischen Zahnärzten und Zahnärztinnen Einstellungsunterschiede deutlich, die das Zahnarzt-Patient-Verhältnis betreffen.

1. Als Ursache für die Angst des Patienten gab die männliche Gruppe häufiger banale Umstände oder persönliche Merkmale des Behandlers an als ihre weiblichen Kollegen.
2. Der Schmerz des Patienten wurde nur von männlichen Kollegen als Ursache für eigene Angst oder Unbehagen angegeben. Schmerz als Ursache für Patientenangst wird von beiden Gruppen angegeben, aber von den Zahnärztinnen relativ häufiger.
3. Die Gruppe der Zahnärztinnen befaßte sich intensiver mit der Frage des Problempatienten als die männlichen Kollegen. Bei gleicher Berücksichtigung der Sachebene hat die weibliche Gruppe zusätzlich die Beziehungsebene häufiger thematisiert als die männliche Gruppe.

Korrespondenzanschrift

Dipl.-Psych. G. Fischer de Menéndez
Poliklinik für Kieferorthopädie
Glückstraße 11
D-8520 Erlangen

Literatur

1. *Augustiny K-F:* Beruflicher Streß und seine Bewältigungsformen — eine Untersuchung an Schweizer Zahnärzten. Schweiz. Mschr. Zahnheilk. 93: 786—803 (1983).
2. Daten des Gesundheitswesens, Schriftenreihe des Bundesministers für Jugend, Frauen, Familie und Gesundheit. Band 157. Kohlhammer, Stuttgart — Berlin — Köln — Mainz 1987.
3. *Fleischer-Peters A, Zschiesche S, Fischer de Menéndez G:* Die Angst des Arztes in der Konfrontation mit Problempatienten. In: (Hrsg) *Sergl H G, Müller-Fahlbusch H*: Angst und Angstabbau in der Zahnmedizin. Quintessenz, Berlin 1989.
4. *Micheelis W:* Merkmale zahnärztlicher Arbeitsbeanspruchung. Ergebnisse einer Fragebogenstudie. Deutscher Ärzte-Verlag, Köln 1983.

Das Behandlungskonzept aus der Sicht des Zahnarztes und seines Patienten

*K. Hertrich, Erlangen**

Einleitung und Literaturübersicht

Betrachtet man das Arzt-Patient-Verhältnis unter dem Aspekt der angestrebten Ziele des Arztes und des Patienten, so stößt man darauf, daß die Zielsetzungen an sich ebenso wie auch die Wege zum Ziel sehr unterschiedlich sind. Dies ist nicht nur durch verschiedene mögliche Bezugsebenen bedingt, sondern auch durch allgemeinere Voraussetzungen, die bei den Beteiligten bestehen. Nach *Schulz v. Thun*[3] ist zwischen emotionsbezogenen, also beziehungsbezogenen, appellativen, selbstoffenbarenden Ebenen und einer Ebene der Sachbezogenheit zu differenzieren. Die allgemeinen Bedingungen setzten sich, wie *Bisman*[1] betont, aus individueller Erfahrung, sozialen Gegebenheiten sowie Bildung und Ausbildung von Arzt und Patient zusammen.

Den vielfältigen Zielsetzungen ist gemeinsam, daß jeweils der optimale Weg zum gesetzten Ziel gefunden und beschritten werden soll. Diesen Weg, der die vorliegenden Krankheits- oder Beschwerdezustände gezielt beseitigen oder zumindest lindern soll, könnte man auch als das **Behandlungskonzept** bezeichnen. Wegen der unterschiedlichen Voraussetzungen des Behandlers und des Behandlung-Suchenden können die Vorstellungen vom Behandlungsweg große Unterschiede aufweisen.

Für die folgenden Überlegungen möchte ich das Behandlungskonzept deshalb ins Zentrum der Betrachtung setzen, weil nach unserer Erfahrung das Arzt-Patient-Verhältnis durch die Übereinstimmung oder die Abweichung der Therapievorstellungen seitens des Arztes und des Patienten in wichtigen Aspekten beeinflußt wird. Decken sich die jeweiligen Vorstellungen, so kann der Zahnarzt bei der Behandlung von einer optimalen Compliance des Patienten ausgehen und umgekehrt wird der Patient den Eindruck haben, daß „sein" Arzt ihn richtig versteht und deshalb auch besonders gut behandeln wird. Beide, Arzt und Patient, erfahren somit durch den Behandlungserfolg eine Bestätigung ihrer selbst. Mit großer Wahrscheinlichkeit werden beide zufrieden auf ihr spezifisches Arzt-Patient-Verhältnis und das Behandlungsergebnis zurückblicken können.

Falldarstellung I

Ein ganz schlichtes Beispiel soll dies näher erläutern: Frau D., 27 Jahre alt, stellt beim Frühstück plötzlich fest, daß der zweite kleine Backenzahn auf der linken Seite des Unterkiefers beim Kauen des Honigbrotes schmerzt. Der Schmerz hält zwar nicht an, aber es liegt die Vermutung nahe, daß in dem Zahn eine neue Karies entstanden ist. Die Patientin meldet sich bei ihrem Hauszahnarzt an, bei dem sie bereits mehrfach wegen kariöser Defekte, die ähnliche Beschwerden verursachten, erfolgreich behandelt worden ist. Bei dem vereinbarten Behandlungstermin stellt der Zahnarzt fest — nachdem die Patientin ihre Beschwerden und ihre Vermutungen geäußert hat —, daß bei dem fraglichen Zahn wegen einer Approximalkaries tatsächlich eine neue Füllung erforderlich ist. Wie bereits bei früheren Behandlungsterminen wird nach einer Lokalanästhesie die Karies excaviert, Matrize, Unterfüllung und die zweiflächige Füllung gelegt. Die Patientin kommt nach einer Woche zur Politur der Füllung, der Zahn ist sozusagen wieder „wie neu".

* Poliklinik für Kieferorthopädie (Direktor: Prof. Dr. A. Fleischer-Peters) der Klinik und Poliklinik für Zahn-, Mund- und Kieferkranke der Universität Erlangen-Nürnberg

Standpunkt des Zahnarztes

Man kann davon ausgehen, daß dem Arzt zu Anfang noch unbekannt ist, was genau die Patientin in seine Sprechstunde geführt hat. Er ist sich nur darin sicher, daß sie von ihm ärztliche Hilfe erwartet. Mit den anerkannten Verfahren der Anamneseerhebung und klinischen Untersuchung wird er bemüht sein, zu Informationen über die Beschwerden der Patientin zu gelangen. Diese Befunde führen ihn dann zur Diagnosestellung und dem darauf aufbauenden Behandlungskonzept.

Der Zahnarzt ist in seinem Fach in hohem Maße spezialisiert und somit in seiner Arbeit weitgehend auf den Mundraum, vor allem auf die Erhaltung und Wiederherstellung der Mundgesundheit konzentriert — ebenso auf Funktion und Ästhetik der Zahnreihen. Da wesentliche Aufgaben des Gebisses mehr mechanischer Art sind, nämlich die der Zerkleinerung der Nahrung, wird auch diesen Aspekten in der Zahnheilkunde zurecht besonderes Gewicht beigemessen. Der Zahnarzt wird deshalb zunächst in diesem Bereich den Behandlungswunsch des Patienten vermuten und leicht fehlgehen, wenn dem nicht so ist. Doch kommen die Patienten meist nicht völlig ungezielt in die Sprechstunde, weil sich die Art der Spezialisierung ja schon in der Berufsbezeichnung ,,Zahnarzt'' ausdrückt. Probleme, die nicht unmittelbar mit den Zähnen zusammenhängen, sind deshalb in der Zahnarztpraxis im Grunde selten.

Standpunkt des Patienten

Der Patientin stellt sich vor der ersten Begegnung mit dem Arzt die Frage, ob und wie der Arzt ihre Beschwerden beseitigen werde. Ihre Vorstellungen von den Therapiemöglichkeiten stützen sich auf frühere Erfahrungen in ähnlich erscheinenden Fällen. Die Patientin weiß sonst kaum etwas über medizinisch-wissenschaftliche Behandlungskonzepte. Ihre Beschwerden kennt sie natürlich genau, einschließlich der Faktoren, die das Beschwerdebild verstärken oder lindern. Aus dem Wunsch, daß der Ablauf ,,Honigbrot verursacht Zahnschmerzen'' unterbrochen werde, wird der Behandlungswunsch formuliert. Es bestehen gewisse Vorstellungen davon, was der Zahnarzt tun kann, und dieses Wissen wird in die Formulierung des Therapiewunsches einbezogen. Zurecht erwartet die Patientin aufgrund ihrer Erfahrung, daß der Arzt ihre Zahnprobleme lösen wird.

Bezug der Standpunkte

In diesem alltäglichen Beispiel stimmen der Behandlungswunsch der Patientin und die therapeutischen Maßnahmen des Arztes überein, so daß ein partnerschaftliches therapeutisches Bündnis entsteht. Aber das muß nicht immer so sein.

In Anlehnung an *Huppmann*[2] sind weitere Grundmuster im Bezug von Patient und Arzt zu differenzieren.

Wenn beim Arzt eine Einschränkung in Hinblick auf die Beschwerden des Patienten oder beim Patienten eine Einschränkung hinsichtlich der Therapiemöglichkeiten des Arztes besteht, wird einer von beiden eine dominierende Rolle übernehmen müssen.

Wird keinerlei Konsens erreicht, besteht die einzige Aktionsmöglichkeit darin, daß der Arzt oder der Patient die volle Aktivität übernimmt und damit den anderen in Passivität verweist (Abb. 1).

So könnte der Arzt beispielsweise erleben, daß der Patient aufsteht und weggeht. Es ist dabei gleichgültig, ob diese Passivität lediglich momentan besteht, wie bei einer Bewußtlosigkeit, oder ob die Verständnis-Leistung immer nur unvollkommen erbracht werden kann, wie bei zu geringem Intelligenzquotienten des Patienten. Will man nicht echten Zwang ausüben, muß unter Umständen auf die ganze Behandlung verzichtet werden.

Falldarstellung II

Der zweite Fall ist schwieriger gelagert, weil die Vorstellung des Patienten zunächst vom Zahnarzt nicht richtig erfaßt wurde. Die Therapie konnte — nach anfänglichem Scheitern — erst Erfolg zeigen, nachdem die Symptome deutlicher geworden waren, wodurch die Konkretisierungsarbeit für beide Seiten erleichtert wurde.

Ein ca. 40jähriger Mann kommt mit der Klage in die Sprechstunde, daß seit kurzer Zeit der erste

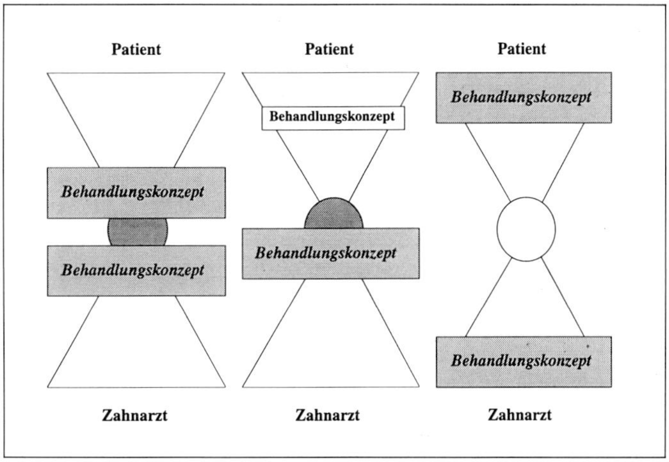

Abb. 1. Links: tragfähiges therapeutisches Bündnis bei ähnlichen Behandlungskonzepten. Mitte: Dominanz eines Partners bei abweichenden Behandlungskonzepten. Rechts: Es ist keine Therapie möglich, da die Behandlungskonzepte stark differieren und weder der Zahnarzt noch der Patient dominiert.

große Backenzahn im Unterkiefer links beim Aufbiß extrem empfindlich sei, so daß er diese Seite beim Kauen völlig vermeiden müsse. Die klinische Untersuchung ergibt keine Karies und keine Anzeichen dafür, daß die Vitalität des Zahnes gefährdet sei, es kann lediglich eine sehr tiefe Tasche festgestellt werden. Erst als die Vitalität des betreffenden Zahnes im Laufe der folgenden Wochen deutlich abnimmt, wird die Notwendigkeit einer Wurzelkanalbehandlung erkannt. Die Beschwerden lassen sich auf Grund eines großen Seitenkanals erklären, der auch eine Hemisektion erforderlich machte. Soweit die Vorgeschichte.

Nachdem in dem sonst füllungsfreien Gebiß eine Brücke eingegliedert worden ist, sind die Beschwerden beseitigt. Doch kurze Zeit darauf erscheint der Patient erneut in der Sprechstunde, da jetzt seinem Empfinden nach wieder „etwas Schlimmes" geschehen ist. Der Nachbarzahn ist plötzlich beim Aufbeißen extrem schmerzhaft geworden, so daß er nicht mehr belastet werden kann. Für den Patienten muß es also so aussehen, als beginne dieselbe Prozedur von vorne, und es fände eine Art von Kettenreaktion statt. Die Untersuchung ergibt keine sichtbaren Mängel an der Brückenkonstruktion, die Vitalitätsproben sind positiv. Da an etlichen Zähnen unterschiedlich große flächige Schmelzfrakturen bestehen, wird vom Zahnarzt eine Aufbißschiene gegen die ungünstige Belastung durch Zähneknirschen angewendet. Der Zahnarzt wählt also konservie-

rende Behandlungsmittel, um weiterem Zahnsubstanzverlust vorzubeugen.

Diese Schiene hat keinen Erfolg, da sie nicht getragen wird, der Patient erscheint nicht wieder, um die Schiene justieren zu lassen.

Erst als etwa zwei Jahre später der mesio-linguale Höcker des bewußten Zahnes frakturiert, wird klar, daß damals ein unsichtbarer Mikroriß vorhanden gewesen sein muß, der für die Beschwerden verantwortlich war.

Die erste Maßnahme konnte nicht erfolgreich sein, weil in den Behandlungskonzepten keine Übereinstimmung bestand. Der Patient war zum damaligen Zeitpunkt der Ansicht, daß mit der Brücke etwas nicht in Ordnung sei und dort die Korrektur ansetzen müsse. Der Zahnarzt hingegen mußte sein Behandlungskonzept aus der Überzeugung wählen, daß eine Überbelastung der Zähne durch Bruxismus bestehe und eine Entlastung mittels einer Aufbißschiene erforderlich sei. Zum Zeitpunkt des Auftretens der Beschwerden konnte keine Compliance für die Aufbißschiene erreicht werden, obwohl sie, rückwirkend gesehen, Besserung gebracht hätte. Durch die Fraktur klärt sich die Diagnose für Arzt und Patient: Der Mikroriß im Dentin ist sowohl auf den Bruxismus als auch auf die Inlayverankerung der Brücke zurückführbar. Somit ist für Arzt und Patient eine Übereinstimmung in bezug auf das Behandlungsziel möglich und die Behandlung hat jetzt bessere Aussicht auf Erfolg. Generell wird dem Arzt die konkretisierende Arbeit zum Verständnis der

Beschwerden und der Therapiewünsche seiner Patienten durch Erfahrungen in der Gesprächsführung erleichtert, während der Patient im Vertrauen auf die Fähigkeiten des Arztes seine Beschwerden verbal verständlich zu machen sucht. Wie jeder weiß, ist das keine leichte Aufgabe. Auch die vom Patienten zu leistende Arbeit, im Verständnis seiner Beschwerden die angebotenen Therapiemöglichkeiten zu akzeptieren, ist in ihrer Schwierigkeit nicht zu unterschätzen.

Wenn auch meist unbewußt, möchte der Patient vom Arzt doch richtig verstanden werden und er wird in der Regel dem Arzt sein Leiden oder seinen Behandlungsgrund in allen für nötig erachteten Details schildern, wenn hierfür Raum gegeben wird.

Bei Patienten mit wahnhaften Behandlungsvorstellungen ist der Aufbau einer dauerhaften Arzt-Patient-Beziehung schon deshalb nicht möglich, weil der Arzt diesen irrealen Wünschen, wie *Müller-Fahlbusch* wiederholt betont hat, nicht nachkommen darf. Auch wenn imaginäre Therapiewünsche oder -konzepte nicht in die Tat umgesetzt werden können, so erwartet der Patient hierfür doch die volle Aufmerksamkeit des Arztes.

Zusammenfassung

Der Einklang der jeweiligen Behandlungskonzepte von Arzt und Patient stellt eine Grundvoraussetzung dar, unter der sich die Arzt-Patient-Beziehung entwickeln kann. Anhand von Fallbeispielen wird gezeigt, daß die Qualität und Tragfähigkeit des therapeutischen Bündnisses im wesentlichen von dem Maß der Übereinstimmung gesteuert werden. Erfahrungsgemäß erlaubt der Grad der Kongruenz eine Aussage über die Qualität der Arzt-Patient-Beziehung. Findet man den Grad der Kongruenz heraus, kann man gewissermaßen die Qualität der Arzt-Patient-Beziehung vorhersagen. Der Arzt sollte sich eingestehen, daß der Konsens nicht immer herbeizuführen ist, so daß die Arzt-Patient-Beziehung bis zu einem gewissen Grade hinter den Idealvorstellungen zurückbleiben muß. Gerade bei Erkrankungen im Bereich der Psychosomatik ist der Erfolg nicht zuletzt hiervon abhängig.

Korrespondenzanschrift

OA Dr. K. Hertrich
Poliklinik für Kieferorthopädie der Klinik und Poliklinik für Zahn-, Mund- und Kieferkranke der Universität Erlangen-Nürnberg
Glückstraße 11
D-8520 Erlangen

Literatur

1. *Brisman SD:* Esthetics, a comparison of dentists' and patients' concepts. J. Am. Dent. Assoc. 100: 345—352 (1980).

2. *Huppmann G, Wilker F H:* Medizinische Psychologie und medizinische Soziologie. Urban & Schwarzenberg, München 1988, S. 237.

3. *Schulz von Thun F:* Reden miteinander: Störungen und Klärungen. Rowohlt Taschenbuch Verlag, Reinbek bei Hamburg 1981.

Störung der zahnärztlichen Behandlung durch antipsychagogisches Reden

B. Wöstmann, Münster

Psychagogik ist der psychologisch richtige Umgang mit dem Patienten, bzw. dessen seelisch-geistige Führung bei der Behandlung. Antipsychagogisches Verhalten oder auch psychagogisches Ungeschick seitens des Behandlers erschwert die Behandlung, verschlimmert eine psychosomatische Störung oder provoziert sie vielleicht sogar. Durch antipsychagogisches Reden wird der Patient also nicht „geführt", sondern eher „irregeführt", wie folgendes Beispiel zeigt:

■ Eine Patientin trägt im Oberkiefer seit etwa 20 Jahren zwei Seitenzahnbrücken, deren Gerüste aus einer Edelmetall-Legierung gearbeitet waren. Im Laufe der Zeit waren die kunststoffverblendeten Brücken „verbraucht". Die Seitenzähne im Unterkiefer waren mit Amalgamfüllungen versehen, die bereits zehn Jahre alt waren.
Mit diesem Befund suchte die Patientin ihren Zahnarzt auf, der ihr die Brücken erneuern sollte. Kurze Zeit nachdem die erste Brücke eingesetzt war, traten unklare Gesichtsschmerzen auf. Der Zahnarzt konnte sich diese Schmerzen nicht erklären, er meinte: „Das kommt von den Amalgamfüllungen im Unterkiefer, die sich mit dem Edelmetall der Brücken nicht vertragen. Das ist eine Batterie, da fließen Ströme. Die Amalgamfüllungen müssen durch Goldinlays ersetzt werden." So geschah es. Die Beschwerden ließen aber nicht nach, sie wurden vielmehr stärker. Die zweite Brücke wurde angefertigt und die Schmerzen nahmen weiter zu. So wurden auch die Amalgamfüllungen der Gegenseite noch durch Inlays ersetzt; nun waren die Schmerzen unerträglich.

Die Behandlung gestaltete sich im folgenden außerordentlich schwierig. Bei der Patientin hatte sich eine Metallphobie herausgebildet. Sie war nicht mehr bereit, überhaupt irgendwelche Metalle in ihrer Mundhöhle zu dulden. Es bedurfte großer Geduld, die Patientin davon zu überzeugen, daß nicht das Metall, sondern eine psychosomatische Störung Ursache ihrer Beschwerden war.
Dieses Beispiel zeigt bereits den Stellenwert antipsychagogischen Redens deutlich auf. Der Behandler wurde vom Ausbleiben des Erfolges überrascht. Was hätte er tun sollen? Schweigen, schweigen und der Patientin sagen, daß er für die Beschwerden keine Erklärung habe. Er hätte sagen sollen, er werde sich aber diesbezüglich in der Literatur kundig machen, oder er werde sich umhören nach jemandem, der sich auf so etwas spezialisiert habe. Stattdessen hat der Zahnarzt unreflektiert argumentiert. Hätte er nur einen Augenblick nachgedacht, dann wäre ihm sicher aufgefallen, daß die gleiche Metallkombination über zwei Jahrzehnte komplikationslos von der Patientin vertragen worden war. Die Patientin hat entweder auch nicht nachgedacht oder sie hat die Thesen dankbar angenommen, um intuitiv vermutete andere Gründe zu verbergen. Das Eingeständnis, daß man nicht alles weiß und daß man ein bestimmtes Phänomen nicht deuten kann, wird vom Patienten keineswegs negativ beurteilt. Im Gegenteil, man schätzt die Ehrlichkeit des Arztes als positive Charaktereigenschaft ein.
Soll ein Patient zur Abklärung eines unklaren Beschwerdebildes überwiesen werden, sollte ihm keine Verdachtsdiagnose mit auf den Weg gegeben werden. Wenn die Diagnose so klar wäre, wie sie manchmal dem Patienten dargestellt wird, warum dann die Überweisung? Wenn man aber keine Erklärung für die Beschwerden eines Patienten hat, soll man lieber schweigen, als unsinnige Diagnosen zu stellen, die nur die Therapie des Nachbehandlers belasten.
Ähnliches gilt für eine Vielzahl von Patienten, die wegen atypischer Gesichtsschmerzen überwiesen werden. Einem Patienten sagt der

Zahnarzt z. B., der Kiefer müsse „vermessen" werden. Er selbst habe die Apparate nicht und deshalb müsse dies die Klinik machen. Ein so „vorprogrammierter" Patient hat wenig Verständnis, wenn — problembezogen — andere diagnostische Maßnahmen vorgenommen werden. Hat man keine Diagnose, darf man auch keine Therapie vorschlagen.

Nicht nur Äußerungen, die im Zusammenhang mit einer Überweisung stehen, haben antipsychagogischen Stellenwert. Oft sind es unbedachte Bemerkungen des Zahnarztes oder auch der Helferin. Bereits Kommentare wie „oh" oder „ah" bei der Befunderhebung können gravierende Folgen haben. Dazu folgendes Beispiel:

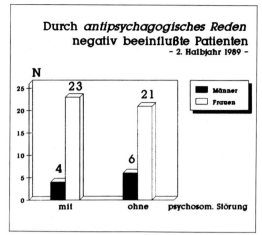

Abb. 1 Anzahl der durch antipsychagogisches Reden negativ beeinflußten Patienten, die sich in der zweiten Jahreshälfte 1989 in unserer Klinik vorstellten.

■ Eine 65jährige Patientin klagt über Schmerzen, die eine merkwürdige Lokalisation und einen noch merkwürdigeren Verlauf haben. Angefangen hatte alles vor zwei Jahren, als sie im Oberkiefer eine neue Brücke bekam. Kurz darauf mußten auf der Gegenseite im Unterkiefer zwei Zähne extrahiert werden. Die Schmerzen nahmen aber nicht ab, sondern stellten sich dort ein, wo keine Zähne mehr waren. Manchmal hatte die Patientin tagelang Ruhe und dann begannen die Beschwerden an anderer Stelle wieder von vorne. Es wurden verschiedene überkronte Zähne trepaniert, Wurzelbehandlungen und Wurzelspitzenresektionen durchgeführt. Die Vertiefung der Anamnese zeigt, daß die Patientin „so ähnliche Beschwerden" auch an den Beinen gehabt hatte. Wegen der persistierenden Schmerzen im stomatognathen System suchte die Patientin einen anderen Zahnarzt auf, der ihr erklärte, „sie habe eine Zeitbombe im Mund". Worin die Zeitbombe bestehen sollte, verriet er ihr aber nicht. Daraufhin begehrte die Patientin von ihm die Extraktion aller noch vorhandenen Zähne, um diese „Zeitbombe" los zu werden. Dies lehnte der Zahnarzt indessen ab. Nun völlig verunsichert, konsultierte die Patientin unsere Klinik, um sich hier alle Zähne ziehen zu lassen. Bei der Untersuchung konnten wir diese ominöse Zeitbombe aber nicht finden und sahen keinen Grund, alle Zähne zu ziehen. Im folgenden bereitete es einige Mühe, die Patientin in interdisziplinärer Zusammenarbeit mit der

Forschungsstelle für Psychopathologie und Psychosomatik wieder von ihrer „Zeitbombe" abzubringen.

Hätte der Zahnarzt die Anamnese sorgfältig erhoben, wäre ihm wahrscheinlich die psychosomatische Komponente der Beschwerden aufgefallen und er hätte sich mit seiner unbedachten Äußerung zurückgehalten.

Man mag nun argumentieren, daß es sich bei den dargestellten Beispielen um Einzelfälle handelt. Dem ist aber keineswegs so. In unserer prothetischen Abteilung sind es etwa zwei Patienten pro Woche, deren Behandelbarkeit durch antipsychagogisches Reden so weit gestört ist, daß sie von ihrem Hauszahnarzt zu uns überwiesen werden müssen (Abb. 1). Bei etwa der Hälfte dieser Patienten ist eine psychosomatische Störung zu diagnostizieren. Interessanterweise sind bei den betroffenen Patienten Frauen deutlich überrepräsentiert.

Bei nicht wenigen der bei uns in der Klinik vorstellig gewordenen, antipsychagogisch beeinflußten Patienten war es nicht der Zahnarzt, sondern der Hausarzt, der ihnen wegen fehlender medizinischer Befunde erklärt hatte, „das müsse wohl von den Zähnen kommen". Wenn nun ein solcher Patient — froh, nun endlich die Ursache seiner Beschwerden zu kennen —

zum Zahnarzt geht, kann schnell die Mundhöhle als vermeintliches Ursachenfeld der Beschwerden festgelegt werden. Man sollte sich davor hüten, in solchen Fällen den zu erhebenden Befunden eine übermäßige Bedeutung beizumessen, und sich vor der Einleitung einer Therapie stets fragen, ob der Befund das Befinden des Patienten erklärt. Sollte das nicht der Fall sein, ist äußerste Vorsicht geboten, wie folgende Episode zeigt:

■ Eine knapp 50jährige Patientin klagt seit drei Jahren über, wie sie sagt, „rheumatische Beschwerden". Sie sei bei „zig" Ärzten gewesen und alle hätten nichts gefunden. Die Ärzte hätten ihr dann gesagt, „das müsse wohl von den Zähnen kommen". Der Zahnarzt habe ihre Zähne gezogen und dann eine Prothese gemacht, aber mit der sei sie von Anfang an nicht zurecht gekommen. Es würde überall brennen, und zusätzlich sei da noch ein Metallgeschmack und jetzt seien die Schmerzen im übrigen noch schlimmer als zuvor.

Wir brauchen diese Geschichte gar nicht weiter zu verfolgen, um erkennen zu können, daß hier eine deutliche psychosomatische Mitbeteiligung vorliegt. Wir zweifeln auch nicht daran, daß der Zahnarzt Grund hatte, die Extraktionen vorzunehmen. Nur, die diese Behandlung auslösenden zahnärztlichen Befunde erklärten nicht das Befinden der Patientin. Man hätte diese zu einem günstigeren Zeitpunkt behandeln sollen. Wenn eine Überweisung zum Zahnarzt angezeigt erscheint, sollte man die Diagnose offenlassen und den Patienten lediglich bitten, einmal zum Zahnarzt zu gehen, um abklären zu lassen, ob vielleicht zahnärztliche Befunde als mögliche Verursacher der Beschwerden in Frage kommen. So wird der Zahnarzt nicht schon von vorneherein mit einer bereits gestellten Diagnose belastet.

Das bisher Geschilderte zeigt bereits überdeutlich, wie sehr antipsychagogisches Reden die Behandlung erschweren kann. Wenn aber mit fragwürdigen Tests Material- und Medikamentenunverträglichkeiten überprüft werden, ist die Gefahr der Manifestation einer psychosomatischen Störung außerordentlich groß. Es ist dem Nachbehandler gegenüber schlichtweg unfair, dem Patienten unhaltbare Erklärungen für seine Beschwerden anzubieten, die die weitere

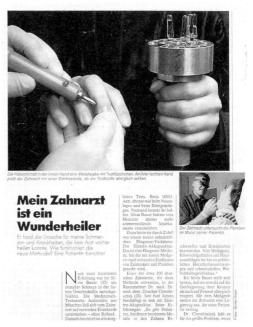

Die Patientin hält in der linken Hand eine Metallwabe mit Testfläschchen. An ihrer rechten Hand prüft der Zahnarzt mit einer Elektrosonde, ob die Teststoffe allergisch wirken

Mein Zahnarzt ist ein Wunderheiler

Er fand die Ursache für meine Schmerzen und Krankheiten, die kein Arzt vorher heilen konnte. Wie funktioniert die neue Methode? Eine Patientin berichtet

Der Zahnarzt untersucht die Plomben im Mund seiner Patientin

Abb. 2   Derartige Artikel führen zu einer erheblichen Verunsicherung der Patienten.

Behandlung mit einer schweren Hypothek belasten.

Insbesondere in der „Außenseitermedizin" finden sich immer wieder fragwürdige Diagnosen. Wenn jemand glaubt, eine solche Diagnose stellen zu können, warum überweist er den Patienten dann und behandelt ihn nicht gleich selbst?

Den Medien ist ebenfalls der Vorwurf antipsychagogischen Redens zu machen. Die Patienten erscheinen dann in der Praxis und beginnen ihren Bericht in der Regel mit „man hört, man liest". Es ist bedauerlich zu sehen, wieviele Patienten so verunsichert und in ihrer Behandelbarkeit oft in erheblichem Maße beeinträchtigt werden.

Reportagen, wie die in Abbildung 2 dargestellte, dienen niemandem, weder dem Arzt, noch dem Patienten. Leider vermuten viele Patienten hinter derartigen Berichten mehr Sachverstand, als er dem Arzt zugetraut wird. Glaubt aber ein Patient seinem Arzt nicht mehr, so ist er für Äußerungen Dritter um so empfänglicher. Sei es nun der Nachbar, der ihm erzählt, daß bei ihm die Prothese letztendlich die alleinige Ursache aller seiner Beschwerden war, oder auch ein Artikel in einer Zeitschrift, in dem er eine ihn überzeugende Erklärung für genau seine Leiden fand. Hierzu ein letztes Beispiel:

■ Eine 47jährige Patientin berichtet über ein Kribbeln im Bereich des rechten Oberkiefers, das schon seit Jahren bestehe. Sie sei deshalb schon in einer anderen Klinik in Behandlung gewesen. Dort habe man eine psychosomatische Störung festgestellt. Sie habe damals auch Tabletten bekommen, die sehr gut geholfen hätten. Dann habe sie in einer Zeitschrift einen Artikel gelesen „Drogen auf Rezept". Seitdem nehme sie die Medikamente nicht mehr, denn sie habe nach der Lektüre den Eindruck gewonnen, diese Medikamente seien nicht gut, obwohl sie ihr geholfen hätten.

Wenn auch nicht jeder nach der Lektüre eines solchen Artikels die ihm von seinem Arzt verordneten Medikamente nicht mehr einnimmt, so wird dennoch eine gewisse Unsicherheit erzeugt. Aber nicht nur die Presse ruft solche Unsicherheit hervor, oft sind es auch die Beipackzettel der pharmazeutischen Industrie. So richtig es ist, mögliche Nebenwirkungen eines Medikamentes anzuführen, so therapeutisch verhängnisvoll kann eine Überinformation sein. Vor allem bei Medikamenten, die ohnehin nur auf ärztliche Verordnung abgegeben werden, ist eine Überinformation des Patienten unseres Erachtens wenig sinnvoll. Viele Patienten fürchten sich vor den Nebenwirkungen, und wenn sie dann noch durch die Medien darin bestätigt werden, steht der Arzt fast chancenlos da.

Konsequenzen

Was aber ist nun die große Gefahr antipsychagogischen Verhaltens? Die dargestellten Krankengeschichten lassen es überaus deutlich werden: Antipsychagogisches Reden, gleich welcher Provenienz, führt fast immer in die Sackgasse. Der Patient nimmt die ihm angebotene Erklärung an, dankbar, nun endlich den Grund seines Leidens zu kennen. Anschließend wird er womöglich nicht mehr befundadäquat behandelt, weil die sich anbahnende psychosomatische Störung nicht erkannt wird. Unter Umständen werden so erst recht Beschwerden hervorgerufen. Fatal ist, daß der Patient dann nicht mehr nur von jenem Behandler, der sich zu Anfang antipsychagogisch verhalten hat, nicht mehr behandelt werden kann, sondern daß sich auch eine erschwerte Behandelbarkeit für die Nachbehandler ergibt. Um dem Patienten helfen zu können, muß man ihn erst davon überzeugen, daß die ihm von dritter Seite angebotenen Erklärungen sein Leiden nicht erklären können. Es muß also dem Patienten Einsicht vermittelt werden. Einsicht kann er aber nur dann gewinnen, wenn er dem Arzt vertraut. Hier tritt die ganze Tragweite antipsychagogischen Redens zutage: Der Nachbehandler findet keinen Zugang mehr zum Patienten und muß zusehen, wie dieser immer mehr falsche Vorstellungen fixiert. Letztendlich wird so das Leiden verschlimmert und chronifiziert.

Zusammenfassung

Anhand von Fallbeispielen wird gezeigt, wie verhängnisvoll falsche Informationen bei Überweisungen, unbedachte Äußerungen im Gespräch mit Patienten und Sensationsmeldungen in der Presse für die Arzt-Patient-Beziehung, besonders bei Patienten mit psychosomatischen Störungen, werden können.

Korrespondenzanschrift

Dr. B. Wöstmann
Prothetische Abteilung I der Poliklinik und Klinik für Zahn-, Mund- und Kieferkrankheiten der Westfälischen Wilhelms-Universität
Waldeyerstraße 30
D-4400 Münster

Ein unerwarteter psychotherapeutischer Erfolg in der zahnärztlichen Praxis

Kommentar zur Falldarstellung von Th. Wöhning in der „Interdisziplinären Diskussion"

*H. Müller-Fahlbusch, Münster**

Die von *Th. Wöhning* vorgestellte Krankengeschichte und der unerwartete psychotherapeutische Erfolg haben exemplarische Bedeutung, und ein Kommentar ist gerechtfertigt, in welchem das Exemplarische dargestellt wird. Es könnte ohne einen solchen Kommentar sich die Meinung festsetzen, es sei in der Falldarstellung eine Art Zufälligkeit zum Vorschein gekommen, welche keine weitere Aufmerksamkeit verdiene. Dem soll hiermit entgegengetreten werden.

Die **Krankengeschichte** der Frau B. muß hier leicht gekürzt wiederholt werden: Frau B., 43 Jahre alt, erschien im November 1987 erstmals in der Praxis. Sie klagte über heftige Schmerzen im Bereich des rechten Oberkiefers, ausstrahlend zur Schläfe und zum Ohrbereich. Die Schmerzen bestanden seit einem Jahr, hatten in den letzten Tagen an Intensität zugenommen. Während des vergangenen Jahres hatte Frau B. schon mehrere Zahnärzte sowie einen Kieferchirurgen, einen HNO-Arzt und eine Augenärztin konsultiert. Besserungen waren nicht erzielt worden.

Der intraorale Befund wies eine um die Zähne 16 und 18 reduzierte, konservierend versorgte Zahnreihe im ersten Quadranten auf. Eine Klopf- und Druckempfindlichkeit der vital reagierenden Zähne bestand nicht, auffällige Füllungsdefekte oder kariöse Läsionen konnten nicht festgestellt werden. Die Röntgenaufnahmen ließen überstehende Füllungsränder an den mit Amalgam versorgten Zähnen erkennen. Zudem imponierte ein allgemeiner horizontaler Knochenabbau mit leichten vertikalen Einbrüchen. Es fiel Kiefergelenksreiben rechts bei einem unbehandelten beidseitigen Kreuzbiß auf. Bei der Öffnungsbewegung zeigte der Unterkiefer eine Seitenabweichung.

* Forschungsstelle für Psychopathologie und Psychosomatik in der Zahnheilkunde (Leiter: Prof. Dr. H. Müller-Fahlbusch) der Westfälischen Wilhelms-Universität Münster

Es wurde eine Myoarthropathie erörtert und diese Verdachtsdiagnose der Patientin erläutert. Die Patientin wies jedoch darauf hin, daß sie diese Diagnose schon vorher bekommen habe und erfolglos mit Schienen und physikalischen Maßnahmen behandelt worden sei. Ihre Beschwerden seien vielmehr eher heftiger geworden.

Im Sinne des fünften Kriteriums zur Stellung der Verdachtsdiagnose eines psychosomatischen Leidens im stomatognathen System[3] wurde nun gefragt: „Was hat sich geändert in Ihrem Leben, als die Beschwerden begannen?" In diesem Moment brach es aus der Patientin heraus. Sie weinte und war minutenlang nicht ansprechbar. Dann schilderte sie folgende Situation. Im Oktober 1986 erlitt der Schwiegervater einen schweren Schlaganfall, der nach einem stationären Krankenhausaufenthalt eine permanente Pflege notwendig machte. Der Ehemann und die beiden erwachsenen Söhne, weniger die Patientin selbst, waren davon überzeugt, daß die Pflege des alten Mannes im Hause nicht möglich sei. Der Vater wurde in einem Seniorenheim in unmittelbarer Nähe untergebracht. Der Ehemann, ein humoriger und sympathischer Bankdirektor, habe bislang, wenn die Patientin über die Problematik gesprochen habe, nur gelächelt, sei einem Gespräch ausgewichen und habe gemeint, daß die Patientin alles zu wichtig nehme. Die beiden Söhne ähnelten im Wesen ihrem Vater. Jetzt berichtete die Patientin in der zahnärztlichen Praxis erstmals über diese Situation. Unter Tränen gab sie an, daß sie es nicht verkrafte, den Schwiegervater so abgeschoben zu haben, wenngleich sie ihn fast täglich besuche. Ihr Mann und ihre Familie hätten ihr zwar keine Vorwürfe gemacht, unbewußt habe die Patientin aber Schuldgefühle, weil sie ihre „soziale Verantwortung" so vernachlässige. Sie habe auch das Gefühl, daß die Leute ihr Handeln insgeheim verurteilen. Sie schleppe sich seither mit diesen Problemen herum, und seit dieser Sache seien auch ihre Schmerzen aufgetreten.

Es wurden daraufhin der Patientin die psychosomatischen Zusammenhänge myoarthropathischer Beschwerden erklärt. Der Zahnarzt riet, bei Exazerbation der Beschwerden eher ein Mittel zur seelischen und muskulären Entspannung als eine Schmerztablette zu nehmen. Außerdem riet er zu einem Gespräch mit der Familie. Ein gemeinsames Gespräch mit Zahnarzt und den Eheleuten in der zahnärztlichen Praxis zeigte bei dem Ehemann, nachdem er endlich den Mut fand, seine ewig humorige Fassade zu durchbrechen, ein sehr ernsthaftes Verständnis für die Lage seiner Ehefrau. Frau B. schilderte dem Zahnarzt wenige Wochen später dankbar, daß ihre Beschwerden seit dem Gespräch wie verflogen seien. Die Situation der Patientin hat sich allerdings auch insofern geändert, als mehrere Tage nach dem Gespräch der Schwiegervater verstorben ist.

Wöhning, der diesen Fall darstellte, hat in der interdisziplinären Diskussion auf entsprechende Einwände darauf hingewiesen, daß er bewußt zunächst auf die zahnärztliche Therapie der nicht optimal gefüllten Zähne verzichtet habe. Die Patientin ist aber bis zum Januar 1990 in Kontakt mit der Praxis geblieben, und eine spätere konservierende Behandlung ist geplant. Bemerkenswert aber ist, daß die atypischen Gesichtsschmerzen oder myoarthropatischen Beschwerden nicht wieder aufgetreten sind.

Dieser von *Wöhning* vorgetragene therapeutische Erfolg weist alle Kennzeichen einer optimalen Therapie auf, welche die Ärzte von altersher so formuliert haben: cito, certe et iucunde (schnell, sicher und angenehm)! Schnell ging es zweifellos, nur ein oder allenfalls zwei Gespräche waren die entscheidende Therapie; sicher scheint der Therapieerfolg auch zu sein, denn immerhin hielt er mehr als zwei Jahre an, und ohne große Belastungen ging es für die Patientin ab: also die ideale Therapie! Aber es ist fast zu schön, um wahr zu sein; deswegen ist keinem Kollegen die skeptische Frage zu verdenken, ob die Sache nicht doch irgendwo und irgendwie einen Haken oder einen Pferdefuß hat. Und falls wirklich alles mit rechten Dingen zugegangen sein sollte, so wird man sich ja fragen müssen, ob man so etwas

nicht auch in der eigenen Praxis realisieren könnte.

Der Skeptiker wird einem solchen Bericht eines Einzelfalles am ehesten entgegenhalten, man könne nicht wissen, ob es sich nicht um ein zufälliges Zusammentreffen von ärztlichem Gespräch und Heilung der Patientin handele. Obwohl der Patientin selbst und auch uns ein zufälliges Zusammentreffen nicht recht einleuchten will, müssen wir uns gegen diesen Einwand verteidigen. Da wir aus methodischen Gründen auf eine Statistik nicht verweisen können, haben wir nur die Möglichkeit zu untersuchen, ob es ähnliche Beobachtungen in der wissenschaftlichen Literatur gibt. Das ist zu bejahen! Das Verhalten der Patientin im ersten Gespräch kann man eine **kathartische Reaktion** nennen. Eine kathartische Reaktion und sogar eine kathartische Methode standen jedoch am Anfang der Psychoanalyse (s. unter Stichwort ,,kathartische Methode" in[4]). Und es ist sehr bemerkenswert, daß *J Breuer* und *S. Freud* 1895 einen Einzelfall publizierten, um diese psychotherapeutische Methode darzustellen. Der Theorie allerdings, die aufgrund dieser Beobachtung entwickelt wurde, daß nämlich von Therapeuten ,,traumatisierende Erlebnisse" geweckt würden und durch eine ,,Abreaktion" begleitender Affekte eine Katharsis herbeigeführt werde, müssen wir nicht mit dem gleichen Respekt begegnen wie der mitgeteilten Beobachtung. Es ist zu bedenken, daß Freud in seiner Theorienbildung stark durch den Materialismus beeinflußt war, der aus der zweiten Hälfte des vergangenen Jahrhunderts stammt. Freuds Schüler *E. Fromm*, der aber zu einem seiner schärfsten Kritiker geworden ist, schrieb dazu: ,,Man glaubte, das Substrat aller geistig-seelischen Erscheinungen sein in physiologischen Phänomenen zu suchen. Daher hat Freud Liebe, Haß, Ehrgeiz und Eifersucht sämtlich als Produkte der verschiedenen Formen des Sexualtriebs erklärt. Er erkannte nicht, daß die grundlegende Wirklichkeit die Totalität der menschlichen Existenz ist, . . ."[1]

Es wäre gut, wenn uns aus dieser ,,Totalität der menschlichen Existenz" klare und für die Arzt-Patient-Beziehung brauchbare Beobachtungen beschrieben wären, die zu einem Urteil beitragen könnten, ob solche plötzlichen, um nicht zu sagen spektakulären Umbrüche im

Seelenleben, wie die Patientin von Wöhning sie gezeigt hat, auch außerhalb des ärztlichen und zahnärztlichen Bereichs existieren. Ob nicht vielleicht sogar ein Grundgesetz des Seelenlebens darin bestehen könnte, daß schwerwiegende Probleme lange Zeit unklar und unbewußt in der Seele liegen und das Seelenleben beunruhigen, bis es durch einen helfenden und klärenden Einfluß geschieht, daß sie klar werden, ins Bewußtsein treten und damit auch eine seelische Entspannung bewirken?

In der modernen Literatur außerhalb des Bereichs von Psychopathologie, Psychosomatik und medizinischer Psychologie erfährt man darüber kaum etwas. Im klassischen Altertum gibt es immerhin die Methode des Sokrates, der von sich sagte, er beherrsche lediglich eine Art Hebammenkunst (Maieutik) und könne aus den Menschen durch sein Fragen nur das hervorbringen, was in ihnen gewachsen sei. *Josef Pieper*, der in Münster viele Jahre philosophische Anthropologie lehrte und noch lehrt, berichtet aus seiner Biographie einen Prozeß seelischer Umstrukturierung, der ebenso plötzlich eintrat wie bei der Patientin von Wöhning und in einem ganz und gar andersartigen Bereich doch eine ebensolche radikale Änderung bewirkte[5]. Pieper schrieb zum 70. Geburtstag des Theologen und Philosophen *Romano Guardini*, daß er oft zwischen seinem 16. und 23. Lebensjahr ausschließlich als stummer Teilnehmer bei dessen Vorträgen und Universitätsseminaren zugegen gewesen sei. Aber ein einziger Satz, den Guardini in einer Ansprache am 28. August 1924 gesprochen habe, habe für Pieper ,,mit einem Schlag die Welt verwandelt''. Er habe damals nämlich die Absicht gehabt, eine Dissertationsarbeit zu einem bestimmten philosophischen Problem zu schreiben, aber man habe von seiten seiner akademischen Lehrer abgeraten; dennoch habe er den Plan nicht aufgeben wollen. Ein sehr spannungsgeladener Zustand also hatte sich ergeben, der dann mit diesem einen Satz beendet wurde. Pieper beschreibt das folgendermaßen: ,,Und was nun geschah, als ich Sie sprechen hörte, nein, als ich diesen einen Satz vernahm, das war nichts anderes als eben dies: der Kristall schoß im Nu zu klarer Gestalt zusammen!''[5]

Wir müssen nicht wissen, um welches philosophische Problem es sich handelte, für uns ist es allein wichtig zu sehen, daß es so etwas gibt: eine grundlegende, radikale Umstrukturierung im Seelenleben, die eine lange zuvor quälende Unklarheit mit einem Schlage beendet. ,,Bedeutende Fördernis durch ein einziges Wort'' hat Pieper diesen Vorgang in Anlehnung an eine Formulierung Goethes genannt[5].

Wenn es mit rechten Dingen zugeht, dann ist jedes ärztliche Gespräch als ,,bedeutende Fördernis'' angelegt, und auch der Zahnarzt tut gut daran, sich am Fallbeispiel von Wöhning orientiert die Frage zu stellen, ob es auch in seiner aktuellen Arzt-Patient-Beziehung möglich wäre, eine solche psychotherapeutische Hilfe einzusetzen. Selbstverständlich muß zuvor durch ein **diagnostisches** ärztliches Gespräch im Sinne der von uns angegebenen fünf diagnostischen Kriterien[3] geklärt sein, wie der Fall beschaffen ist. Sind weniger als drei dieser Kriterien positiv, besteht kein Bedarf für ein psychotherapeutisches Gespräch; nicht immer ist die seelische Störung so geartet, daß es zu einer grundlegenden Umstrukturierung im Seelenleben kommt, bei manchen Patienten tritt das nicht jetzt und bei manchen niemals ein. Aber die Möglichkeit der Förderung oder gar der Heilung durch ein einziges ärztliches Gespräch sollte doch stets erwogen werden.

Diagnostisches ärztliches Gespräch und **therapeutisch intendiertes** Gespräch müssen stets nahtlos ineinander übergehen, ganz so, wie unser Fallbeispiel zeigt. Aber um zu demonstrieren, wie diagnostisches und therapeutisches Gespräch gehandhabt werden müssen, wann es in einem gleichen Fall genauso gut gehen soll wie in der Krankengeschichte von Wöhning, wird noch eine weitere Falldarstellung referiert.

Es ist sehr bemerkenswert, daß *Fr. Mauz* auf dem Psychiater- und Neurologenkongreß in Marburg 1948 zu dem Thema ,,Psychiatrie und Psychotherapie'' auch nichts besseres zu tun wußte, als die Beobachtung eines Einzelfalls in den Mittelpunkt seines Referates zu stellen. Leider ist dieses Referat an einer schwer zugänglichen Stelle publiziert worden[2], und es gibt andere Gründe, daß es in Vergessenheit geraten zu sein scheint. Uns soll die gekürzte Darstellung dieses psychotherapeutischen Vorgehens bei Beschwerden weit außerhalb des stomatognathen Systems die vergleichbaren Strukturen erkennen lassen, damit das Wesentliche deutlich wird. *Mauz* berichtete: „Vor 21 Jahren wurde mir in die Poliklinische Sprechstunde in Marburg eine zweiundzwanzigjährige Schwaelmer Bauernfrau geschickt, weil sie seit vier Jahren an heftigen asthmaartigen Zuständen litt, die durch den internistischen Befund nicht genügend geklärt waren. Sie trug noch die Schwaelmer Tracht... Der Ehemann, ebenfalls in Schwaelmer Tracht, mitte dreißig, hatte eine bartloses, steiles Gesicht, einen nach innen gekehrten, stillen, aber freundlichen und klaren Blick und war sparsam in Gebärden und Ausdruck. Ich spreche mit der Patientin allein und erfahre auf ein paar direkte Fragen nach den äußeren Daten, daß sie mit 18 Jahren den 12 Jahre älteren Mann geheiratet hat. „Die Eltern haben's halt gewollt, und ich war noch zu jung, um viel zu sagen", und daß sie vorher in Stellung war bei einem Müller des Ortes, „einem jungen hübschen Menschen". Hätte ich — wie es ja meist geschieht — durch die Sprechstundenhilfe die äußeren Daten aufnehmen lassen, so würde ich von diesen spontanen Streiflichtern zu den Personalien nichts erfahren haben. So weiß ich nur durch das Hören so ein paar hingesagte Worte, daß die junge Frau sich nicht in den Wirbel der Leidenschaft stürzte, als sie ihren Mann heiratete, und daß sich in dem Müller des Ortes, „diesem jungen hübschen Menschen", sehr wahrscheinlich die ersten sinnlichen Bilder des jungen Mädchens personifizierten. Ich verzichte auf weitere direkte Fragen und sage in einer ganz überpersönlichen Form ein paar Worte über die Zusammenhänge von Leib und Seele, indem ich darauf hinweise, daß einem vor Schreck der Atem stillstehen oder die Angst die Kehle zuschnüren kann. Nun sagt die Patientin, jetzt falle ihr ein, daß sie zum ersten Mal auch bei einem Schreck so einen Lufthunger gehabt habe und nicht mehr habe durchatmen können. Als sie bei dem Müller in Stellung gewesen und eines Abends über den Hof gegangen sei, seien plötzlich die Pferde vor dem Wagen wild geworden und losgegangen. Da habe sie zum allerersten Mal so einen Zustand gehabt. Wie sie von diesem Schreckerlebnis erzählt, das ihr doch eben zum ersten Mal wieder eingefallen ist, wird sie nicht rot und blaß oder ringt um Luft. Das tut sie erst, als ich kurz darauf fast wie im Selbstgespräch davon rede, daß für das junge Mädchen das sinnliche Angezogensein durch den Mann oft mehr erschreckend sei und daß häufig bis weit in die Ehe hinein die junge Frau nicht verstehen könne, was eigentlich daran schön sein solle. — Ich spreche von dem, was die Frau an einem Mann anziehen kann und daß die Frauen leicht irgendeine sinnliche Teilanziehung für das Ganze setzen und sich deshalb zunächst den Weg zum Ganzen versperren. Sie hört still zu, die Augen leicht gesenkt, aber man sieht, wie sie hört. Auf einmal schaut sie auf und sagt nun schon fast unbefangen: „Der Müller ist ja lustig, aber frech und kann es mit jeder, und mein Mann ist halt ein wenig ernst." Ich sage darauf nur lächelnd, es sei wohl ein Entschluß, den man treffen müsse, ob man sein ganzes Leben immer nur Zuckerzeug oder lieber sein gutes tägliches Brot essen wolle. Wir verabschiedeten uns. Von den Beschwerden, mit denen sie vier Jahre lang von einer Behandlung zur anderen gezogen war, ist überhaupt nicht mehr die Rede. Nach einigen Tagen erhalte ich von ihr einen kurzen Brief: „Lieber Herr Doktor! Ich habe mich für Schwarzbrot entschieden." Ich habe mit dem Ehepaar und den vier Kindern, die sich inzwischen eingestellt haben, bis heute Fühlung behalten.

Mauz betont, daß so einfach und klar der Hintergrund einer Funktionsstörung nur selten zutage trete und daß es so aussehen könne, als ob dieses Beispiel nicht mehr in die Zeit passe. Hinzuzufügen wäre, daß nicht bei jeder seelischen Störung und nicht zu jedem Zeitpunkt einer seelischen Störung eine solche Psychotherapie möglich ist. Immerhin aber kann Mauz auf eine 21jährige Katamnese verweisen, die zeigt, daß die Patientin nicht wieder seelisch und psychosomatisch erkrankt ist. Die Katamnese von Mauz ist also noch weit länger als die von Wöhning. Psychotherapeutisch erfolgreich aber waren beide deswegen, weil sie „überpersönlich" von den leib-seelischen Zusammenhängen gesprochen haben. Weil sie beide vermieden haben, schulmeisterlich gute Ratschläge zu geben. Der entscheidende psychotherapeutische Ansatz kam im Fall von Mauz ebenso wie im Fall von Wöhning aus der Frage nach der zeitlichen Koinzidenz. In beiden Fällen ist es cito, certe et iucunde zugegangen. Es handelt sich bei dem Fall von Wöhning also nicht um ein zufälliges Zusammentreffen von ärztlichem Gespräch und Heilung der Patienten. Es gibt gute Gründe dafür, daß es sich um eine psychotherapeutische Methode handelt, deren kritische Anwendung dem Zahnarzt in eigener Praxis durchaus empfohlen werden kann.

Korrespondenzanschrift

Prof. Dr. H. Müller-Fahlbusch
Poliklinik und Klinik für
Zahn-, Mund- und Kieferkrankheiten
der Westfälischen Wilhelms-Universität
Forschungsstelle für Psychopathologie
und Psychosomatik in der Zahnheilkunde
Waldeyerstraße 30
D-4400 Münster

Literatur

1. *Fromm E:* Die Kunst des Liebens. Neue übersetzte Ausgabe. Ullstein Materialien, Frankfurt/M. — Berlin — Wien 1980.

2. *Mauz Fr:* Psychiatrie und Psychotherapie. Hamburger Ärzteblatt 1949.

3. *Müller-Fahlbusch H, Marxkors R:* Zahnärztliche Psychagogik — Vom Umgang mit dem Patienten. Hanser, München — Wien 1981.

4. *Peters UH:* Wörterbuch der Psychiatrie und medizinischen Psychologie. 3. Aufl., Urban & Schwarzenberg, München — Wien — Baltimore 1984.

5. *Pieper J:* Tradition als Herausforderung — Aufsätze und Reden. Kösel, München 1963.

Aufklärungspflicht und Psychagogik — kein Widerspruch

Ludger Figgener, Münster

Das Arzt-Patient-Verhältnis kann sehr negativ und folgenschwer durch unbedachte Äußerungen und antipsychagogisches Verhalten des Zahnarztes belastet werden. Auch gewisse Teile der Presse sind daran nicht unerheblich beteiligt. Sie widmen sich mit unverhohlener Genüßlichkeit einer sogenannten ,,Aufklärung'' der Öffentlichkeit über medizinische Sensationen, Spezialmethoden, Wunderarzneien, verblüffende Heilungen, wobei subtil der Eindruck erweckt wird, als handele es sich dabei im Grunde um selbstverständliche, wissenschaftlich einleuchtende, abgesicherte und unbedenkliche Möglichkeiten, die nur von einer bornierten Schulmedizin dem Patienten vorenthalten würden. Aber gleichgültig, wie man zu diesem Problemkreis selbst steht, der unbedachte, unreflektierte Umgang mit wissenschaftlich nicht abgesichertem Gedankengut ist sicherlich ebenso fatal wie eine verkrustete, starre Feindlichkeit gegenüber allem Neuen.

Soll sich der Arzt also einerseits psychagogisch unkluger Äußerungen enthalten, so muß er ja doch andererseits mit dem Patienten, der in seine ,,Sprech''-Stunde kommt, eine ganze Menge reden und besprechen. Und, was z. B. die medizinische Aufklärung des Patienten anlangt, ist er dazu sogar rechtlich verpflichtet.

Die Arzt-Patient-Beziehung ist — zwar gottlob noch nicht in erster Linie, aber doch in immer bedeutsamerer Weise — eine Rechtsbeziehung mit sich daraus ergebenden Rechtspflichten. Die Kardinalpflicht von Arzt und Zahnarzt bei der Betreuung ihrer Patienten ist die umfassende Sorgfaltspflicht[7].

Daneben steht, kaum weniger bedeutungsvoll, grundrechtlich abgesichert und haftungsrechtlich hochrelevant, die ärztliche Aufklärungspflicht[8]. Als Bestandteil eines intakten Arzt-Patient-Verhältnisses noch nie ernsthaft in Frage gestellt, hat die ärztliche Aufklärungspflicht aber doch im Laufe der Zeit in ihren Anforderungen und rechtlichen Gewichtungen erhebliche Wandlungen erfahren.

Bekanntermaßen wird seit jeher der ärztliche Eingriff von der Rechtsprechung rechtsdogmatisch als **Körperverletzung** im Sinne des Strafgesetzes angesehen[1,15]. Das die ärztliche Behandlung als tatbestandsmäßige Körperletzung rechtfertigende Element ist die **Einwilligung** des Patienten. Diese wiederum ist an strenge Wirksamkeitsvoraussetzungen geknüpft. Im Rahmen seines im Grundgesetz verankerten Persönlichkeitsrechts und der daraus entspringenden Entschließungsfreiheit und Selbstbestimmung kann der Einzelne über seine höchstpersönlichen Rechtsgüter selbst verfügen.

Die Rechtswirksamkeit einer im Rahmen dieser Dispositionsbefugnis erteilten Einwilligung beurteilt sich danach, ob der Einwilligende das Wesen, die Bedeutung und Tragweite der Behandlung ermessen kann, um sich — auf solche Einsicht gestützt — für oder gegen die Behandlung zu entscheiden[2]. Sein Selbstbestimmungsrecht kann der Patient also nur sinnvoll ausüben und eine wirkliche Entscheidung treffen, wenn er vom Arzt über seine Erkrankung, über Grund, Art und Folgen der Behandlung so unterrichtet wird, daß er ihre Tragweite erfassen und in den wesentlichen Zügen verstehen kann. So ist denn auch die weitaus bedeutungsvollste Voraussetzung für eine wirksame Einwilligung durch den Patienten seine Aufklärung durch den Arzt.

Gegen die Stigmatisierung ärztlichen Tuns als Körperverletzung ist von medizinischer wie juristischer Seite unzählige Male Sturm gelaufen worden, aber ohne Erfolg[3, 9, 10, 17]. Und es zeichnet sich auch keine Änderung der Rechtslage ab, so daß auch weiterhin Aufklärung und Einwilligung in erster Linie das juristische Vehikel zur Rechtmäßigkeit unseres Tuns darstellen werden.

Diese fast ausschließlich **juristische Besetzung**

des Begriffes der Aufklärungspflicht verstellt den Blick für deren eigentlichen, tief im menschlichen Bereich des Arzt-Patienten-Verhältnisses verwurzelten Ursprung. Nur so ist auch die leider oft anzutreffende, sehr vekürzte und daher falsche Auffassung zu erklären, die Aufklärungspflicht beschränke sich auf die präoperative Erläuterung der Risiken eines geplanten Eingriffs. So gehandhabt gerät Aufklärung leicht zum Horrorkatalog, der den Patienten völlig verunsichert und in einen für ihn ausweglosen Entscheidungskonflikt bringt zwischen den üblen Folgen seiner Krankheit und den Risiken ihrer Behandlung. Aus ärztlich-psychagogischer Sicht ist das ein fataler Irrweg, der allerdings — das soll nicht verschwiegen werden — von der Rechtsprechung seinerzeit mitverschuldet wurde, denn im Verlauf der Entwicklung der Rechtsprechung zur ärztlichen Aufklärungspflicht haben das Reichsgericht und im Anschluß daran der Bundesgerichtshof ungemein strenge Anforderungen gestellt, wobei das Selbstbestimmungsrecht zur bedingungslosen Maxime verabsolutiert wurde, hinter der medizinische und menschliche Aspekte zurückzustehen hatten. Eine solche Judikatur ignorierte die Tatsache, daß manchmal das Selbstbestimmungsrecht beeinträchtigt werden muß, dann nämlich, wenn eine umfassende Aufklärung dem Patienten einen Schaden zufügen würde, der gravierender wäre als die Beeinträchtigung seines Selbstbestimmungsrechts[6].

Da, wo die schonungslose Mitteilung einer bösartigen Erkrankung, einer infausten Prognose den Patienten in Verzweiflung und Hoffnungslosigkeit stürzt, läuft die Aufklärungspflicht — in der von der Rechtsprechung zeitweise postulierten Vorbehaltlosigkeit — dem Sinn ärztlichen Handelns zuwider[9, 18].

So kann man nur mit Beklemmung eine Entscheidung des Reichsgerichts aus dem Jahre 1940[16] lesen, in der es heißt, daß ,,der Arzt sich vor jedem Eingriff der klaren, auf zutreffenden Vorstellungen über Art und Folgen des Eingriffs beruhenden Einwilligung des Kranken versichern'' müsse. ,,Soweit die mit ihrer Einholung verbundene Aufklärung die Herabdrückung seiner Stimmung oder sogar seines Allgemeinbefindens zur Folge hat, handelt es sich um unvermeidbare Nachteile, die in Kauf genommen werden müssen.'' Nach dieser Entscheidung sollte es überhaupt keine Ausnahme von der vollen Aufklärung geben dürfen.

Dieses Urteil und andere im Anschluß an die unnachgiebige Reichsgerichtsrechtsprechung ergangene Urteile des Bundesgerichtshofes stießen auf Unverständnis und erbitterte Ablehnung der Ärzte, für die nicht mehr ,,*salus aegroti suprema lex*'' sein sollte, sondern ,,*voluntas aegroti suprema lex*''. Die ablehnende Auffassung der Ärzteschaft gegenüber einer Überspannung der Aufklärungspflicht fand immer auch Unterstützung in der juristischen Literatur. Die vielseitige Kritik an der Praxis der Rechtsprechung blieb nicht ungehört. Der Bundesgerichtshof rückte etwas von der überaus strengen und starren Judikatur ab, die Gegensätze entkrampften sich[13]. Der Begriff des therapeutischen Privilegs wurde geprägt[6]. Damit ist gemeint, daß der Arzt in ganz bestimmten Fällen vom Grundsatz der umfassenden Aufklärung abweichen darf, wenn nach seiner gewissenhaften Überzeugung z. B. zu befürchten steht, daß nach Mitteilung einer bösartigen Erkrankung der Lebensmut des Patienten so stark herabgedrückt wird, daß infolge Depression und Verzweiflung jeder Heilerfolg von vorneherein in Frage gestellt, oder sogar ein aus Hoffnungslosigkeit begangener Suizid zu befürchten wären.

Wohlverstandene Aufklärung ist aber natürlich viel mehr als die präoperative Besprechung der möglichen Risiken und Komplikationen eines geplanten Eingriffes. Auch wenn gar kein eigentlicher Eingriff vorgenommen wird, muß der Arzt seinen Patienten über dessen Gesundheitszustand, seine körperliche Befindlichkeit, eventuelle medizinisch gebotene Vorsicht in der Lebensführung, spezielle Gefahren, Achtsamkeit auf bestimmte Symptome usw. aufklären. Überspitzt könnte man sagen, daß zumindest vom Zeitpunkt der Diagnosestellung ab alles, was der Arzt mit seinem Patienten spricht, auch Aufklärung im weitesten Sinne ist. Gerade hier zeigt sich, ob ein Arzt-Patient-Verhältnis intakt ist.

Menschliche Zuwendung braucht das **Wort**, auch und gerade in unserer modernen, technisierten Medizin. Die Fähigkeit des Patienten, Informationen über seinen Gesundheitszustand intellektuell aufzunehmen, gefaßt zu tragen und praktisch zu nutzen, setzt neben einer auf seine individuellen Möglichkeiten abgestimmten ärztlichen Aufklärung auch Vertrauen voraus[5, 11]. Aber blind soll das Vertrauen nicht sein. Vertrauen kann sich eigentlich nur einstellen, wenn der Patient im Gespräch mit seinem Arzt merkt, daß er mit seinen spezifischen Sorgen, Nöten und Problemen verstanden wurde. Das ernstliche, für den Patienten erkennbare Bemühen um Verstehen macht den Arzt vertrauenswürdig. Dazu reicht allerdings nicht das bloß äußerliche und meist lustlos betriebene Reden über alles und jedes, nur um dem eigenen Sicherheitsbedürfnis nach „vollständiger Aufklärung" im technischen Sinne nachzukommen, auch nicht ein väterlich-gönnerhaftes gutes Zureden, das zwar oberflächlich die Merkmale einer freundlichen Kommunikation trägt, aber den Patienten nicht wirklich ernst nimmt.

Das gilt insbesondere auch im **Umgang mit psychosomatisch kranken Patienten**. Erkennt der Arzt, daß bei seinem Patienten eine psychosomatische Störung vorliegt, so muß er ihn einfühlsam und behutsam über den möglichen Zusammenhang seiner Beschwerden aufklären und ihm das Angeratensein eines psychosomatischen Konsils unterbreiten. Der Patient muß einsehen lernen, daß sein Leiden nicht oder nicht im wesentlichen an Lokalbefunden liegt. Er muß sehen lernen, daß er psychosomatisch leidet, d. h. als Gesamtpersönlichkeit erkrankt ist. Wir wissen alle, daß das schwer ist, um so schwerer, als solches Leiden leider auch heute noch vielfach als diskriminierend empfunden wird.

Dem Patienten muß seine Selbstachtung und sein Selbstwertgefühl gelassen werden, indem er überzeugt wird, daß es vom Standpunkt der „Gesellschaftsfähigkeit" keinen Unterschied macht, ob er beispielsweise am Soma oder an der Psyche verletzt ist. Bei der somatischen Verletzung fließt Blut, das sieht jedermann ein, erwartet es sogar und es ist eigentlich unnormal, wenn keines fließt. Bei einer psychischen Verletzung fehlt das sichtbare, eindrucksvolle Symptom des Blutfließens; daß aber auch eine solche Verletzung ihre Äußerungen und Symptome hat und auch logischerweise haben muß, ist vielen Patienten anhand dieses einfachen Beispieles in erster Näherung akzeptabel zu machen.

Zwei Dinge jedenfalls sollte der verantwortungsbewußte Arzt auf gar keinen Fall tun, die man aber bedauerlicherweise doch nicht selten antrifft:

Erstens sollte er es unterlassen, den Patienten, der sich als psychosmatisch krank und damit als unbequem und lästig entpuppt hat, mit der mokanten Bemerkung, bei ihm stimme psychisch etwas nicht, sich selbst zu überlassen, allenfalls noch ausgestattet mit einer Überweisung oder der Empfehlung, einmal zum Psychiater zu gehen. Findet dieser Kranke überhaupt den Weg zum Nervenarzt, so sitzt diesem ein verkrampfter, unzugänglicher Patient gegenüber, der im Augenblick nichts mehr fürchtet, als nunmehr, in letzter medizinischer Instanz, psychische Anomalität bescheinigt zu bekommen.

Zweitens sollte man sich antipsychagogischer Aussagen enthalten, wie etwa: „Ihre Beschwerden müssen von den Zähnen kommen", „Da steht am Ende sicherlich eine Allergie dahinter", „Ihre Amalgam-Füllungen sind eine toxische Zeitbombe", „Mit all den verschiedenen Metallen haben Sie ja fast ein Kraftwerk im Munde".

Schon ein psychisch stabiler Patient reagiert auf solche „Diagnosen" verunsichert, kommen sie doch aus anscheinend kompetentem Mund. Für den psychosomatisch kranken Patienten müssen sie sich geradezu verheerend auswirken. Der subjektiv kranke Patient, für dessen Befindlichkeitsstörungen aber kein Befund, kein pathomorphologisches Substrat zu finden ist, klammert sich infolge seines natürlichen Kausalitätsbedürfnisses an solche Aussagen, die dann seine eventuell noch vorhandene, für eine erfolgreiche Therapie unbedingt erforderliche Einsichtsfähigkeit und entsprechende Kooperationsbereitschaft ersticken[12].

Jedenfalls ist in medizinisch unklaren Situationen ein ehrliches „Ich weiß es nicht" allemal besser als obskure Deutungen und paramedizinische Verlegenheitsdiagnosen, die ganz gewiß keine medizinischen Pionierleistungen sind. Sie werden zu Hypotheken, von denen sich der Patient selbst nach einer Odysee bei verschiedenen Ärzten, Heilpraktikern oder Naturheilkundlern, die er zu wiederholten Malen und in wechselnder Reihenfolge vergeblich konsultiert, nie mehr ganz befreien kann. Semper aliquid haeret!

Faßt man ärztliche Aufklärung so weit — und das darf und muß man wohl —, so wird einerseits deutlich, eine wie schwierige und verantwortungsvolle Aufgabe sie darstellt, neben den juristischen Problemen und Fallstricken, über die zu reden hier die Zeit nicht reicht. Andererseits wird aber auch deutlich, wie wohl sich verantwortungsbewußte Aufklärung in ein psychagogisches Konzept einbauen läßt.

Dem nur ängstlich auf juristische Absicherung Bedachten schwindet der sachliche, unvoreingenommene Blick für die spezifische Situation des Patienten. Aufklären kann man indes nur, wenn man den Standpunkt des Patienten kennt. Das Ver-Stehen, das vorübergehende Sichversetzen in die Lage des anderen, ist Voraussetzung, um ärztlichen Sachverstand medizinisch und menschlich gewinnbringend einzusetzen[14]. Aufklärung und Psychagogik sind nicht nur kein Widerspruch, sondern Aufklärung im oben genannten Sinne ist Psychagogik. Sie ist Therapie zur Vertrauensbildung.

Zusammenfassung

Die Aufklärungspflicht in ihrer juristischen Dimension will sehr ernstgenommen sein. Eine ausschließlich juristische Besetzung dieses Begriffes jedoch verstellt den Blick für die psychagogische, ärztlich-menschliche Bedeutung der Aufklärungspflicht und läßt die Chance zur Vertrauensbildung ungenutzt. Auch und gerade im Umgang mit psychosomatisch kranken Patienten darf die rein juristische Absicherung nicht einzige Intention des ärztlichen Aufklärungsgespräches sein. Wird vielmehr dieses in ein psychagogisches Konzept eingebaut, welches das Bemühen des Arztes erkennen läßt, den Patienten in seiner speziellen Situation mit seinen Sorgen, Nöten und Problemen zu verstehen, dann ist Aufklärung auch Therapie zur Vertrauensbildung.

Korrespondenzanschrift

Dr. Dr. Ludger Figgener
Zentrum für Zahn-, Mund- und Kieferheilkunde der Westfälischen Wilhelms-Universität Münster, Poliklinik für zahnärztliche Prothetik A
Waldeyerstraße 30
D-4400 Münster

Literatur

1. BGHSt 11, 111 (Amtliche Sammlung der Entscheidungen des Bundesgerichtshofes in Strafsachen).

2. BGHSt 12, 379.

3. *Bockelmann P:* Das Strafrecht des Arztes. In: *Ponsold A* (Hrsg): Lehrbuch der gerichtlichen Medizin. 3. Aufl., Thieme, Stuttgart 1967.

4. *Brügmann W:* Widerrechtlichkeit des ärztlichen Eingriffs und Aufklärungspflicht des Arztes. NJW 30: 1473 (1977).

5. *Buchborn E:* Wissenschaftssprache und Umgangssprache in der Medizin. Dtsch. Ärztebl. 86: 1341 (1989).

6. *Deutsch E:* Das therapeutische Privileg des Arztes: Nichtaufklärung zugunsten des Patienten. NJW 33: 1309 (1980).

7. *Figgener L:* Zahnarzt und Recht I: Die Sorgfaltspflicht. Zahnärztl. Mitt. 79: 1662 (1989).

8. *Figgener L:* Zahnarzt und Recht II: Die Aufklärungspflicht. Zahnärztl. Mitt. 79: 1781 (1989).

9. *Kuhlendahl H:* Die ärztliche Aufklärungspflicht oder der kalte Krieg zwischen Ärzten und Juristen. Dtsch. Ärztebl 75: 1984 (1978).

10. *Laufs A:* Arztrecht. 4. Aufl., C. H. Beck, München 1988.

11. *Marxkors R:* Die Therapiefindung als Ergebnis eines aufklärenden Gespräches mit dem Patienten. Referate 3, Schriftenreihe der Zahnärztekammer Westfalen-Lippe 1989.

12. *Müller-Fahlbusch H:* Zahnärztliche Psychagogik. ZWR 88: 675 (1979).

13. OLG Köln NJW 41: 2306 (1988), mit Anmerkung von E. Deutsch.

14. *Pauleikhoff B:* Unterschiede zwischen Erklären und Verstehen . . . Arch. Psychiat. NervKr. 204: 556 (1963).

15. RGSt 25, 375 (Amtliche Sammlung der Entscheidungen des Reichsgerichts in Strafsachen).

16. RGZ 163, 129 (Amtliche Sammlung der Entscheidungen des Reichsgerichts in Zivilsachen).

17. *Schmidt E:* Der Arzt im Strafrecht. In: *Ponsold A* (Hrsg): Lehrbuch der gerichtlichen Medizin. 2. Aufl., Thieme, Stuttgart 1957.

18. *Wetzels E:* Ärztliches Handeln unter juristischen Zwängen. Der Arzt und sein Recht 1 Heft 2 (April) S. 6 (1989).

Der Zahnarzt aus der Sicht des Kindes

Wolfram Kinze, Lübben

Vorbemerkungen

„Alle Kinder haben Angst vor dem Zahnarzt; schon der Gedanke an einen Zahnarztbesuch löst bei ihnen schlimmste Befürchtungen aus; zum Zahnarzt geht ein Kind nur mit großem Widerstreben" — solche und ähnliche Vorurteile sind keine Seltenheit. Sie verunsichern Eltern, Kinder und auch den Zahnarzt.
Andererseits lehrt die Erfahrung der kinderpsychiatrischen Sprechstunde, daß Kinder nur extrem selten wegen unüberwindlicher Furcht vor dem Zahnarzt zur Behandlung kommen. In diesen Fällen liegen dann nahezu immer Beziehungsstörungen in anderen zwischenmenschlichen Bereichen vor, die wesentlich gravierender sind als die Angst vor dem Zahnarzt. Es erscheint daher nicht gerechtfertigt, eine „Zahnarzt-Phobie" als eigenständiges kinderpsychiatrisches Syndrom zu formulieren. Allenfalls handelt es sich dabei um ein Epiphänomen tieferliegender Probleme.

Untersuchungsgut und Methode

Um einen aktuellen Einblick in die Vorstellungen eines Kindes vom Zahnarzt zu erhalten, wurden ca. 200 Kinder im Alter zwischen 5 und 11 Jahren in einem halbstandardisierten Interview befragt. Sie waren wegen unterschiedlicher Leistungs- und Verhaltensauffälligkeiten (bei normaler Intelligenz) zur kinderpsychiatrischen Sprechstunde gekommen und berichteten „nebenbei" über ihre Einstellungen zum Zahnarzt. Sie hatten alle wenigstens einen plombierten Zahn, also zumindest einen „Härtetest" schon hinter sich.
Auf Grund der Reihenuntersuchungen in Kindergarten und Schule waren sie alle regelmäßig ein- bis zweimal jährlich beim Zahnarzt gewesen. Aber auf die Frage nach dem Zeitpunkt des letzten Zahnarztbesuches konnten ihn nur die wenigsten genauer angeben. Offensichtlich hatte sich dieses Datum nicht als „Psychotrauma" ins Gedächtnis eingeprägt.

Ergebnisse

Auf die direkte Frage „Hast du Angst vorm Zahnarzt?" antworteten die meisten spontan mit „nein", nur etwa jeder Fünfte gab an, „ein bißchen Angst" zu haben, das Bohren täte weh. Nun ist es eine Tatsache der Alltagspsychologie, daß der Grad der behaupteten Tapferkeit mit dem Quadrat der Entfernung von der tatsächlichen Bewährungssituation zunimmt. Insofern wären die Antworten wohl etwas anders ausgefallen, wenn die Kinder auf dem zahnärztlichen Behandlungsstuhl und nicht im kinderpsychiatrischen Sprechzimmer befragt worden wären. Diese Antworten in der neutralen Situation sind jedoch ein Beleg dafür, daß die unmittelbare Behandlungssituation überdauernde Ängste der Kinder vor dem Zahnarzt kaum vorkommen.
Zu zahnärztlichen Behandlungen außerhalb der Reihenuntersuchungen werden die Kinder im allgemeinen von ihren Eltern begleitet, zumeist von den Müttern, jedes 6. Kind auch vom Vater. Dieser „Geleitschutz" verbleibt aber in den meisten Fällen im Wartezimmer, die eigentliche Bewährungsprobe für das Kind findet unter Ausschluß der Öffentlichkeit statt. Kind und Zahnarzt finden also in den meisten Fällen zu einer ausreichend tragfähigen „therapeutischen Gemeinschaft" zusammen. Sind in den Schulen Zahnarztstationen vorhanden, werden die Kinder im Rahmen der Vorbeugeuntersuchungen auch gleich behandelt, treten also dem Zahnarzt ohne elterlichen Beistand gegenüber, allenfalls in Begleitung eines vom gleichen Schicksal getroffenen Schulkameraden.

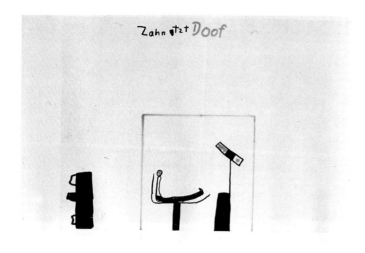

Abb. 1 Zeichnung eines 8jährigen Jungen; ,,Dominanz der Technik''.

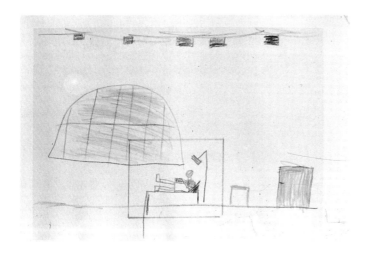

Abb. 2 Zeichnung eines 8jährigen Jungen; ,,Zahnarzt im Hintergrund''.

Aus der Sicht vieler Schulzahnärzte ist das eine durchaus für die Behandlung günstige Konstellation.

Die Frage, warum man zum Zahnarzt gehen muß bzw. ob man dies nicht auch lassen könnte, wird ebenfalls recht eindeutig beantwortet: ,,Weil man sonst schlechte Zähne bekommt; weil sie sonst noch mehr weh tun; damit die Zähne gesund bleiben; weil sie sonst verfaulen; weil man sonst nur noch Suppe essen kann.'' Die schon seit der Kindergartenzeit praktizierte zahnhygienische Aufklärung ist offensichtlich nicht ohne Wirkung geblieben — die grundlegenden Zusammenhänge von Kariesprophylaxe, zahnärztlicher Versorgung und funktionsfähigem Gebiß sind allen Kindern vertraut. Dabei spielen in dieser Altersgruppe kosmetische Aspekte noch keine Rolle — die Befürchtung, durch Zahnlücken an Schönheit zu verlieren, wurde von den Kindern nicht geäußert.

Die etwas provozierende Frage ,,Ist der Zahnarzt ein ‚böser‘ Mensch?'', eben weil er mitunter Schmerzen verursacht, wird spontan mit dem Brustton der Überzeugung von allen befragten Kindern uneingeschränkt mit ,,nein'' beantwortet. Den Kindern ist klar, daß zahnärztliches Handeln auf die Gesunderhaltung bzw. Sanie-

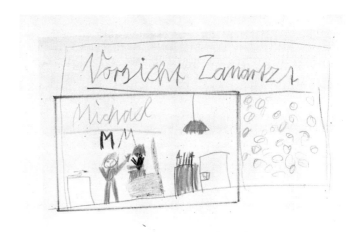

Abb. 3 Zeichnung eines 9jährigen Jungen; ,,Warnung".

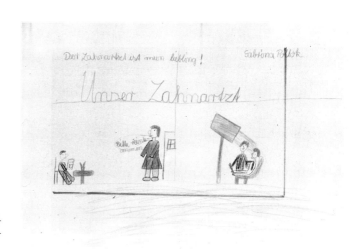

Abb. 4 Zeichnung eines 9jährigen Mädchens; ,,Liebeserklärung".

rung der Zähne und damit auf Schmerzverhütung bzw. Schmerzbeseitigung gerichtet ist, nicht aber auf das Verursachen von Pein. Jüngere Kinder differenzieren mitunter in ,,der Zahnarzt ist gut, nur der Bohrer ist böse". Werden die Kinder befragt, wie denn ein Zahnarzt sein solle, zu dem sie gern gingen, so kommen Antworten wie: ,,Höflich, nett; er soll erst alles zeigen und nicht gleich bohren; er soll nicht so streng sein; er soll gleich alles in Ordnung bringen, damit man nicht so schnell wieder hin muß; er soll ruhig arbeiten und nicht mit den Händen wackeln; er soll nicht zwei Sachen auf einmal machen." Die Kinder erwarten ein ruhiges und handwerklich exaktes Arbeiten, nicht unbedingt mitleidvolle Hingabe. Nur wenige wünschen, daß als Belohnung für tapferes Ausharren ein Bonbon ausgegeben werde. Wurden die Kinder gebeten, abschließend ,,ein Bild vom Zahnarzt" zu malen, wählten sie stets die Einzelsituation der Behandlung, nicht die Reihenuntersuchung. Wie die Abbildungen 1—8 zeigen, dominieren in den Darstellungen das technische Arrangement und das behandelte Kind, keineswegs ist der Zahnarzt selbst stets essentieller Bestandteil der Szene. Mit unterschiedlicher Liebe zum Detail wird das Thema phantasievoll ausgestaltet, aber es kom-

63

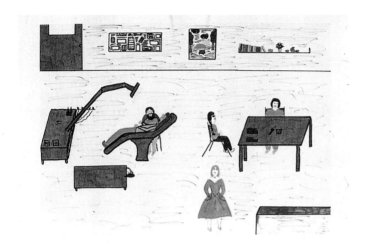

Abb. 5   Zeichnung eines 13jährigen Mädchens; „Das gesamte Etablissement".

Abb. 6   Zeichnung eines 10jährigen Jungen; „Mit allen Details".

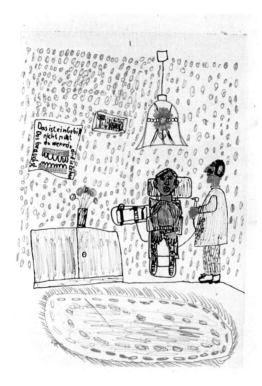

men keine „Horrorszenen" zur Darstellung, lediglich einmal ein „warnender Hinweis". Auch aus den Zeichnungen der Kinder ergeben sich keine Anhaltspunkte für eine deutliche „psychotraumatisierende" Rolle des Zahnarztes.

Diskussion

Dieses weitgehend sachliche und angstfreie Bild der Kinder vom Zahnarzt, das aus den Äußerungen der Kinder hervorgeht und durchaus den kinderpsychiatrischen Sprechstundenerfahrungen entspricht, dürfte wesentlich dadurch bedingt sein, daß die Kinder in unserem Versorgungssystem schon im Vorschulalter Kontakt zum Zahnarzt bekommen. Spätestens im Kindergarten (ab 3. Lebensjahr, wird von 95% der Kinder in der DDR besucht), zum Teil aber auch schon in der Krippe (1. bis 3. Lebensjahr, wird von ca. 75% aller Kinder besucht) erfolgen die ersten Reihenuntersuchungen, d. h., sie gehen in der ihnen vertrauten Kindergruppe zum Zahnarzt bzw. er kommt zu ihnen. Vorbereitet sind diese Zahnarztbesuche im Rahmen der Erziehung zur körperhygienischen Selbständigkeit, wobei die täglichen praktischen Übungen mit der Zahnbürste eine durchaus wichtige Rolle spielen, die Kinder aber auch mittels altersentsprechender Bildgeschichten über die zahnschädigenden Wirkungen von Süßigkeiten, vor allem im Zusammenhang mit mangelnder Zahnpflege, aufgeklärt werden. Als personifizierte Karies leistet der „Zahnwehteufel" pädagogische Hilfsdienste.

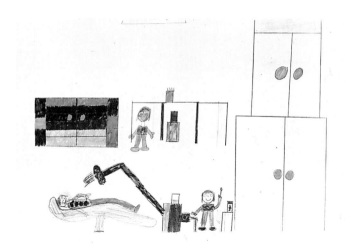

Abb. 7 Zeichnung eines 9jährigen Mädchens; ,,In voller Aktion''.

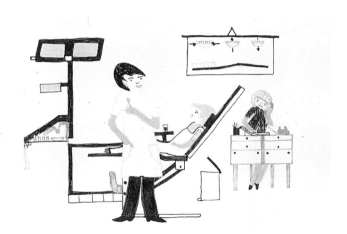

Abb. 8 Zeichnung eines 13jährigen Jungen; ,,In vollendeter Harmonie''.

Wenn die Kinder dann zum Zahnarzt kommen, prüft dieser die Ergebnisse ihrer Bemühungen und tilgt erforderlichenfalls die Spuren des Zahnteufels, ermöglicht ihnen damit wieder einen ,,neuen Anfang'' eigener zahnhygienischer Bemühungen. Die Kinder haben damit dem Zahnarzt gegenüber eine eher positive Erwartungshaltung. Sie treten ihm in Begleitung der vertrauten und damit angstreduzierenden Gruppe gegenüber. Die Wahrscheinlichkeit, daß die Inspektion die einzige zahnärztliche Maßnahme bleibt, ist relativ groß. Selbst bei Behandlungsbedürftigkeit sind die Schäden zumeist so gering, daß sie rasch und nahezu schmerzlos behandelt werden können. So stehen die prägenden psychologischen Größen Erfahrung und Gewohnheit Pate bei der vom Kind aufgebauten Bewältigungsstrategie gegenüber seinen Beziehungen zum Zahnarzt, so daß sie dann auch eventuell erforderlichen härteren Belastungen standhalten können.

Es darf als erwiesen angesehen werden, daß das Bild vom Zahnarzt aus der Sicht des Kindes in den meisten Fällen besser ist als sein Ruf. Voraussetzung für ein solch positives Resumé ist es jedoch, Kinder schon im frühen Alter aktiv in die eigene Zahnpflege einzubeziehen und sie durch regelmäßige zahnärztliche Untersuchungen an diese Situation zu gewöhnen. Erfolgt dies nicht in Gemeinschaftseinrichtungen, so sollten sich Eltern und Zahnärzte gemeinsam darum bemühen. Dann hat das Kind ein intaktes oder doch saniertes Gebiß, die Eltern haben keine Probleme mit einem zahnwehkranken Kind und der Zahnarzt keine Schwierigkeiten mit einem unwilligen Patienten.

Zusammenfassung

Eine innerhalb einer kinderpsychiatrischen Sprechstunde durchgeführte Befragung und eine zeichnerische Darstellung der ,,Zahnarzt-Situation'' haben ergeben, daß die Kinder relativ angstfrei sind. Dieses positive Ergebnis wird auf die frühe systematische Betreuung der Kinder zurückgeführt.

Korrespondenzanschrift

Dr. sc. med. W. Kinze
Chefarzt der Kinderneuropsychiatrischen Klinik
am BFKH Lübben
Luckauer Straße 17
O-7550 Lübben

Kommunikationsstile bei der kieferorthopädischen Routinebehandlung: Eine dimensionsanalytische Untersuchung

U. Klages, H. G. Sergl und I. Burucker, Mainz

Problemstellung

Ein Problem kieferorthopädischer Maßnahmen bleibt bei allen Fortschritten technischer Verfahren eine unzureichende Mitarbeit des Patienten. Von Zahnärzten wurde eine mäßige bis schlechte Mitarbeit bei der Einhaltung der Tragezeit für 25 bis 30 % der Patienten berichtet[4, 11, 27]. Patienten gaben noch höhere Non-Compliance-Raten an: nach *Dausch-Neumann*[7] und nach *Ebert*[9] hielten 44 % bis 77 % die vorgeschriebene Tragedauer nicht ein. Ein Teil der Patienten erklärte, die Anweisungen seien nicht durchführbar[9].

Die Befragungsergebnisse weisen auf Probleme im gegenseitigen Verständnis von Kieferorthopäden und Patienten hin[17, 24] und führen zu der Frage, auf welche Weise Zahnarzt und Patient sich gegenseitig im Gespräch fördern oder hemmen.

In einer Voruntersuchung hatten wir die wechselseitige Bedingtheit von formalen Gesprächsmerkmalen bei Kieferorthopäden und Patienten untersucht. Dazu zählten Merkmale wie Hörer- und Sprechersignale, Fragen, Redemenge, Symmetrie des Antwortverhaltens und Paraphrasierungen[14]. Noch nicht erfaßt wurden inhaltliche Beschreibungsdimensionen, die Konzepten zur Gesprächsführung entnommen wurden. Ein solches sogenanntes Konzeptrating versucht, Kommunikationsstile wie Akzeptieren, Verständnis und Lenkung über Schätzskalen zu bestimmen[15, 23].

Ziel unserer Untersuchung war die Bestimmung unterschiedlicher Gesprächsdimensionen von Zahnarzt und Patient bei der kieferorthopädischen Routinebehandlung. Um die Bedeutung der Kommunikationsstile besser zu verstehen, sollten Zusammenhänge zu formalen Merkmalen bestimmt werden. Schließlich sollte die gegenseitige Abhängigkeit der Kommunikationsformen von Zahnarzt und Patient untersucht werden.

Untersuchungsgut und Methode

Versuchspersonen waren 69 Patienten der Universitäts-Poliklinik für Kieferorthopädie in Mainz. Davon waren 35 Jungen und 34 Mädchen; mittleres Alter war 13,6 Jahre (Streuung: s = 2,2). Der jüngste Patient war 8, der älteste 17 Jahre alt. Die durchschnittliche Therapiedauer zum Testzeitpunkt betrug 34,9 Monate (s = 19,4).

Die Gespräche wurden während der Routinekontakte über ein drahtloses Mikrophon aufgenommen und auf Tonbandkassetten gespeichert. Die Grundlage der Einschätzung des Verhaltens waren Gesprächstransskripte. Als Beurteilunsverfahren lagen zum Zeitpunkt der Untersuchung das Verhaltensrating von *Nordmeyer*[19] und ein konzeptorientiertes Rating von *Stöver* et al.[32] vor. Aus beiden Listen wurden geeignete Formulierungen zur Beschreibung von Zahnarzt- und Patienten-Verhaltensweisen ausgewählt.

Erfahrungen mit dem bisher verwandten bipolaren Rating hatten ergeben, daß überwiegend der Indifferenzpunkt (weder — noch) angekreuzt wird[23]. Deshalb gaben wir ein unipolares Rating mit 5 Stufen vor:

niemals — manchmal — öfter — häufig — immer
   0   1   2   3   4

Als formal-quantitative Merkmale wurden für den Zahnarzt gesprächsfördernde Verhaltensweisen erfaßt: Hörer- und Sprechersignale[8, 33], Anzahl der patientengerechten Antworten[31], die Summe von offenen, dichotomen und geschlossenen Fragen[10, 22] sowie die Anzahl von Paraphrasierungen[10].

Beim Patienten wurden Merkmale der Gesprächsaktivität erhoben: Fragen, Ganzsatzantworten, thematische Initiativen, Redemenge zur Compliance und zu Informationen über die Therapie[22].

Als Codierer fungierten insgesamt 6 Studenten

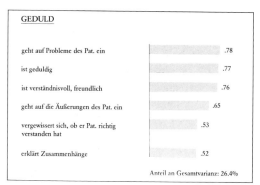

GEDULD	
geht auf Probleme des Pat. ein	.78
ist geduldig	.77
ist verständnisvoll, freundlich	.76
geht auf die Äußerungen des Pat. ein	.65
vergewissert sich, ob er Pat. richtig verstanden hat	.53
erklärt Zusammenhänge	.52
Anteil an Gesamtvarianz: 26.4%	

Abb. 1 Faktor 1 der Beurteilungen zur Zahnarzt-Kommunikation.

AKTIVITÄT	
fragt nach persönlichen Zielen, Erwartungen	.79
geäußerte Gefühle werden vom Rater als echt empfunden	.58
lobt, bestätigt den Pat.	.57
äußert spontan Gefühle (Freude, Bedauern, Ärger, Enttäuschung)	.56
zeigt sich menschlich, gesteht Fehler, Grenzen, Unsicherheiten ein	.55
fragt nach Durchführbarkeit der Therapievorschläge	.53
Anteil an Gesamtvarianz: 19.4%	

Abb. 2 Faktor 2 der Beurteilungen zur Zahnarzt-Kommunikation.

der Psychologie. Die Auswertung erfolgte nach einer Einführung und einer Probecodierung. Zwischen der Auswertung formaler und inhaltlicher Merkmale lag ein Zeitraum von acht Wochen. Zu zwei Dritteln (65,3%) waren verschiedene Codierer beteiligt. Dadurch konnte eine ausreichende Unabhängigkeit in den beiden Auswertungsgängen erreicht werden.

43 Transskripte wurden zur Ermittlung der Intercodierer-Zuverlässigkeit doppelt ausgewertet. Bei den formalen Merkmalen ergaben sich folgende Zusammenhangswerte (Pearson's r). Für den Zahnarzt — Hörersignale: 0,79; Sprechersignale: 0,74; Fragen: 0,79; Paraphrasierungen: 0,80; symmetrisches Antworten: 0,94. Für den Patienten — Fragen: 0,75; Ganzsatz-Antworten: 0,80; thematische Initiativen: 0,67; Redemenge zur Compliance: 0,71 und Redemenge zur Behandlungsinformation: 0,74.

Ergebnisse

Dimensionen der Zahnarzt-Kommunikation

Über das mathematische Verfahren der Faktorenanalyse sollte festgestellt werden, welche Kommunikationseigenschaften jeweils einer gemeinsamen Untergruppe zugeordnet werden können (auf der selben Dimension laden) und welche unabhängig voneinander sind (auf einer anderen Dimension hohe Ladungsgewichte aufweisen). Die Faktorenanalyse (sogenannte Hauptkomponentenanalyse mit Vari-

max-Rotation) ergab drei interpretierbare Dimensionen der Zahnarzt-Kommunikation.

Abbildung 1 gibt die Ladungen des ersten Faktors wieder, sie sind in der Rangfolge ihrer Gewichtung geordnet. An erster Stelle steht die Beurteilung „geht auf die Probleme des Patienten ein" mit einer Ladung von 0,78. In fast gleicher Höhe (0,77) wird der Faktor durch die Beurteilung „ist geduldig" bestimmt. Weitere vier Aussagen beschäftigen sich mit dem Eingehen auf den Patienten und dem Bemühen um ein gemeinsames Verständnis.

Es handelt sich um ein Verhaltensmuster des Reagierens auf den Patienten, dem damit die Führung in den beschriebenen Aspekten scheinbar erlaubt wird — der Zahnarzt lenkt durch Geduld und Verständnis. Es ist immer schwierig, einen zusammenfassenden Begriff für den Verhaltenskomplex einer Dimension zu finden. Wir schlagen vor, ihn (verkürzt) mit dem Faktornamen **„Geduld"** zu charakterisieren. Diese Beschreibungsdimension erklärt 26,4% der unterschiedlichen Kommunikation zwischen den Zahnärzten (Anteil der Gesamtvarianz).

Der zweite Faktor (Abb. 2) deckt mit einem Fünftel ebenfalls einen großen Anteil der Unterschiede in der Gesprächsführung auf. Das stärkste Gewicht (0,79) zeigt die Beurteilung „fragt nach persönlichen Zielen, Erwartungen". Mit der Frage übernimmt der Zahnarzt eine Gesprächsinitiative, die versucht, Therapieerfordernisse und Patientenbedürfnisse aufeinander abzustimmen. Die gleiche Intention ver-

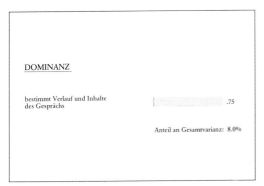

DOMINANZ

bestimmt Verlauf und Inhalte
des Gesprächs .... .75

Anteil an Gesamtvarianz: 8.0%

Abb. 3   Faktor 4 der Beurteilungen zur Zahnarzt-Kommunikation.

wirklicht er in der Einschätzung „fragt nach Durchführbarkeit der Therapievorschläge" (Ladungshöhe: 0,53). Eine weitere lenkende Aktivität zeigt er, indem er den Patienten „lobt", „bestätigt" (0,57). Drei weitere Beurteilungen beziehen sich auf den aktiven Ausdruck von gefühlsmäßiger Offenheit und Anteilnahme („äußert spontan Gefühle", „zeigt sich menschlich …"). Diese Kommunikationsmerkmale können Ausdruck eines persönlichen (aktiven) Temperaments des Behandlers sein und auch Folge einer guten Arbeitsbeziehung. Der Kommunikationsstil der zweiten Dimension, die positiv-lenkende und offene Verhaltensweise umfaßt, soll (auch in Abgrenzung zum ersten Faktor) mit dem Begriff **„Aktivität"** gekennzeichnet werden.

Ein dritter Faktor umfaßt die zwei negativen Verhaltensweisen Unterbrechen und Abwürgen von Gesprächsansätzen. Die Beurteilungen wurden jedoch sehr selten gegeben (Mittelwert von 0,8). Aufgrund dessen erscheint er von geringer Relevanz und soll nicht weiter erörtert werden.

Auf dem vierten Faktor (Abb. 3) liegt nur eine Verhaltenseinschätzung mit einer Ladungshöhe von 0,75: „bestimmt Inhalt und Verlauf des Gesprächs". In Abgrenzung zur zweiten positiven Lenkungsdimension „Aktivität" soll er als **„Dominanz"** bezeichnet werden.

Von Interesse für den praktizierenden Zahnarzt ist, in welchem Maße die unterschiedlichen Kommunikationsstile verwirklicht werden. Am deutlichsten wird der Behandler als dominant

beurteilt — mit einem Durchschnittswert von 3,2 (Streuung: s = 0,7). Dies entspricht der Ausprägung „häufig" (die nächste Stufe ist „immer"). Hier machen sich Arbeits- und Handlungsdruck der Behandlungssitzung am ehesten bemerkbar. Auf der Gesprächsdimension „Geduld" rangieren die Behandler etwas über dem Mittelwert (Skalenmittelwert M = 16,0; Streuung: s = 4,4 — bei 6 Items durchschnittliche Ausprägung: 2,5) zwischen „öfter" und „häufig". Die Beurteilungen auf der Aktivitätsskala (M = 11,6; s = 4,7) liegen mit einer durchschnittlichen Einschätzung von 1,9 nahe beim arithmetischen Mittelpunkt von 2,0 — entsprechend „öfter". Die Skalenausprägungen zeigen, daß relevante Dimensionen des Zahnarztverhaltens erfaßt werden.

Abschließend für diesen Abschnitt sollen zwei methodische Gesichtspunkte nicht unerwähnt bleiben. Psychologische Meßverfahren erfordern, daß die Beurteilungen auf einer Skala homogen sind, d. h. dieselbe Dimension betreffen. Ein Maß hierfür ist Cronbachs Alpha. Die entsprechenden Werte sind für die Skala Geduld 0,82, für Aktivität 0,78. Die Homogenitätsbedingung ist damit sehr zufriedenstellend erfüllt. Eine weitere Forderung bei Schätzurteilen ist eine ausreichende Übereinstimmung unterschiedlicher Codierer. Für eine Stichprobe von 43 Doppelcodierungen wurden folgende Werte errechnet — Geduld: r_{cc} = 0,72; Aktivität: r_{cc} = 0,73; Dominanz: r_{cc} = 0,61. Für die Gruppenauswertung sind die Werte ausreichend, durch längere Schulung der Codierer können sie verbessert werden[23].

Zahnarzt-Kommunikationsstile und formale Merkmale

Nachdem wir konzeptorientierte Kommunikationsdimensionen des Zahnarztes aus Schätzurteilen bestimmt hatten, stellte sich die Frage, ob Übereinstimmungen mit gesprächsfördernden Verhaltensweisen bestehen, die einer formal-quantitativen Auswertung zugänglich sind. Abb. 4 zeigt die Ergebnisse. Die ersten beiden Faktoren Geduld und Aktivität korrelieren mit förderlichen Verhaltensweisen des Behandlers. Geduldige Zahnärzte geben häufig Hörersignale, stellen konstruktive Fragen und paraphrasieren öfter, d. h. sie geben Patienten-Äußerungen in eigenen Worten wieder.

69

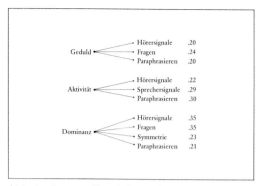

<table>
<tr><td>Geduld</td><td>Hörersignale</td><td>.20</td></tr>
<tr><td></td><td>Fragen</td><td>.24</td></tr>
<tr><td></td><td>Paraphrasieren</td><td>.20</td></tr>
<tr><td>Aktivität</td><td>Hörersignale</td><td>.22</td></tr>
<tr><td></td><td>Sprechersignale</td><td>.29</td></tr>
<tr><td></td><td>Paraphrasieren</td><td>.30</td></tr>
<tr><td>Dominanz</td><td>Hörersignale</td><td>.35</td></tr>
<tr><td></td><td>Fragen</td><td>.35</td></tr>
<tr><td></td><td>Symmetrie</td><td>.23</td></tr>
<tr><td></td><td>Paraphrasieren</td><td>.21</td></tr>
</table>

Abb. 4 *Pearson*-Korrelation zwischen Kommunikationsstilen und formalen Gesprächsmerkmalen für Zahnärzte (p < 0.05).

BETEILIGUNG

äußert Informationsbedürfnis	.86
hinterfragt oder kritisiert	.76
bestimmt mit über Inhalt des Gesprächs	.74
fragt nach bei Verständnisschwierigkeiten	.62

Anteil an Gesamtvarianz: 63.4%

Abb. 5 Faktor 1 der Beurteilungen zur Patienten-Kommunikation.

Der Kommunikationsstil der Aktivität ist gekennzeichnet durch häufigere Hörersignale und Paraphrasen. Der Gesprächsstil Dominanz weist dagegen negative Beziehungen zu förderlichem Verhalten auf. Dominante Behandler geben wenig Hörersignale, fragen selten, antworten asymmetrisch (d. h. weichen Patientenfragen eher aus) und paraphrasieren wenig.

Insgesamt erwiesen sich die Zusammenhänge als signifikant, waren jedoch nicht sehr stark ausgeprägt. Das heißt, es bestehen sinnvolle Überschneidungen, aber keine völligen Übereinstimmungen zwischen Schätzurteilen und ausgezählten Merkmalen des Gesprächs. Die beschriebenen Kommunikationsstile erfassen somit zusätzliche Aspekte über die formalen Merkmale hinaus.

Dimensionen der Patientenkommunikation

Die Beurteilungen der Patientenäußerungen gliederten sich nach der Faktorenanalyse in zwei Dimensionen. Abbildung 5 gibt die Ergebnisse für den ersten Faktor wieder. Er erklärt einen außerordentlich hohen Anteil von fast zwei Dritteln der Unterschiede im Kommunikationsverhalten von Patienten. Am stärksten wird er bestimmt durch die Einschätzung „äußert Informationsbedürfnis" mit einer Ladungshöhe von 0,86. Dieses zeigt sich, indem der Patient „hinterfragt oder kritisiert", speziell „fragt (er) nach bei Verständnisschwierigkeiten". Aus der sicht des Beurteilers „bestimmt (der Patient) mit über den Inhalt des Gesprächs". Dieses Verhal-

tensmuster kann als — eher sachlich orientierte — „Beteiligung" charakterisiert werden.

Der zweite Faktor (Abb. 6) wird überwiegend durch die Einschätzung bestimmt „äußert spontan Gefühle wie Freude, Bedauern, Ärger, Enttäuschung" (Ladungsgewicht von 0,96). Dieses Kommunikationsverhalten kann Ausdruck einer offen-freien Persönlichkeitshaltung des Patienten sein. Voraussetzung ist aber auch, daß ihm erlaubt ist, sich in der Behandlungssituation (soweit möglich) frei zu äußern. Das zweithöchste Gewicht erhält die Beurteilung „gibt persönliche Schwächen zu". Dies ist ein Verhalten, das gerade Patienten der untersuchten Altersgruppen schwer fällt. Für eine offene Erörterung von Complianceproblemen ist aber diese Haltung unbedingt erforderlich. Die Einschätzungen von Echtheit und Spontanität gehen ebenfalls — jedoch in geringerem Ausmaß — in den Faktor ein. Im Vergleich zum ersten Patientenfaktor werden eher emotionale Aspekte des Gesprächs erfaßt. Der Begriff „Offenheit" dürfte ihn am besten charakterisieren.

Der Kommunikationsstil Beteiligung wird bei einer durchschnittlichen Einschätzung von 1,4 zwischen „manchmal" und „öfter" eingeschätzt (Skalenmittelwert: M = 5,4; Streuung: s = 3,5). Demgegenüber erreicht Offenheit des Patienten eine durchschnittliche Beurteilung von 1,8 — entsprechend „öfter" (M = 7,0; s = 3,7). Die Gesprächsstile des Patienten werden also im Vergleich zu denen der Zahnärzte insgesamt seltener als zutreffend angegeben.

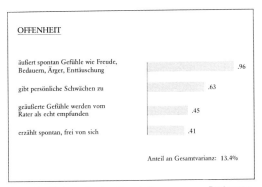

Abb. 6   Faktor 2 der Beurteilungen zur Patienten-Kommunikation.

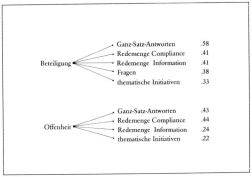

Abb. 7   *Pearson*-Korrelationen zwischen Kommunikationsstilen und formalen Gesprächsmerkmalen bei Patienten ($p < 0.05$).

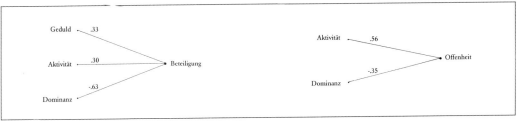

Abb. 8   *Pearson*-Korrelationen zwischen den Kommunikationsstilen von Zahnarzt und Patient ($p < 0.001$).

Die Ausprägungen liegen aber noch ausreichend nahe beim theoretischen Mittelpunkt, so daß relevante Patienten-Kommunikationsformen erfaßt werden dürften.

Abschließend sei auch für die Patienten-Kommunikationsskalen auf die methodische Zuverlässigkeit der Messung eingegangen. Die Homogenitätsbedingung wird mit Cronbachs Alpha-Werten von 0,85 für die Gesprächsbeteiligung von 0,75 für Offenheit erfüllt. Die Intercodierer-Übereinstimmung bei 43 Paaren erreicht für Beteiligung $r_{cc} = 0,69$ und für Offenheit $r_{cc} = 0,74$. Sie kann damit als ausreichend angesehen werden.

Patientenkommunikation und formale Gesprächsmerkmale

Die Gesprächsdimension Beteiligung weist signifikante Zusammenhänge zu allen untersuchten formalen Merkmalen auf (Abb. 7). Dabei fällt auf, daß die Höhe der Korrelationen deutlicher ausfällt als bei der Zahnarzt-Kommunikation (Abb. 4). Patienten mit hoher Gesprächsbeteiligung antworten häufiger ausführlich in zumindest einem Satz. Sie äußern mehr Worte (Redemenge) zu den Themen Compliance und Behandlungsinformation. Sie stellen mehr Fragen und sprechen von sich aus öfter ein neues Thema an (thematische Initiativen). Die Zusammenhänge machen deutlich, daß die Gesprächsbeteiligung nicht irrelevant oder von der Behandlung ablenkend ist, sondern sich durchaus mit dem Behandlungsgeschehen beschäftigt.

Die Aussagen lassen sich übertragen auf Patienten mit hohen Offenheitswerten — mit Ausnahme eines fehlenden Zusammenhangs zu der Anzahl der Fragen. Die Korrelationswerte liegen allgemein etwas unter denen der

Dimension Gesprächsbeteiligung, interessanterweise ist die Beziehung zur Redemenge des Compliance-Themas etwas stärker (r = 0,44 vs. r = 0,41), was die spezifische Bedeutung der Offenheit für die Erörterung der Mitarbeit veranschaulicht.

Wechselwirkungen zwischen Zahnarzt- und Patientenkommunikation

Kommunikation ist ein Prozeß gegenseitiger Beeinflussung von Interaktionspartnern. Die Höhe der Zusammenhänge gibt Tabelle 8 wieder.

Bei einem Zahnarzt, der die Kommunikationsstile Geduld und Aktivität verwirklicht, zeigt der Patient eine hohe Gesprächsbeteiligung (Fragen, Interesse, Mitbestimmung des Inhaltes). Dagegen steht die Dominanz des Behandlers mit einer Korrelation von r = − 0,63 in einem ausgeprägten negativen Zusammenhang zur Beteiligung des Patienten. Wie im Abschnitt zu den Zusammenhangsanalysen mit formalen Merkmalen erörtert, bestätigen sich Geduld und Aktivität als fördernde und Dominanz des Zahnarztes als hemmende Kommunikationsstile.

Die emotionale Offenheit des Patienten steht in einer deutlichen Wechselbeziehung (r = 0,56) zur Aktivität des Zahnarztes, d. h. seinem Bemühen, Wünsche des Patienten und Therapieerfordernisse in Einklang zu bringen, sowie seiner eigenen persönlichen Offenheit und Direktheit. Ein dominanter Kommunikationsstil des Behandlers hemmt dagegen die Patientenoffenheit — die Bereitschaft, Gefühle und Schwächen zu äußern.

Diskussion

Unsere Untersuchung beschäftigt sich mit der Frage, durch welche unabhängigen Dimensionen sich Zahnarzt- und Patient-Kommunikation in der kieferorthopädischen Routinebehandlung beschreiben lassen.

Patienten-Kommunikationsstile

Die Faktorenanalyse der Patienten-Gesprächsbeiträge ergab zwei Dimensionen. Mit Beteiligung wurde ein Kommunikationsstil bezeichnet, bei dem der Patient Interesse an der Behandlung bekundet, Fragen stellt, das Gespräch mitbestimmt. Durch den Begriff Offenheit wurde die zweite Dimension charakterisiert. Der Patient äußert Gefühle und ist bereit, Schwächen zuzugeben. Die beiden Kommunikationsfaktoren lassen sich auch als sachliches versus emotionales Engagement kennzeichnen. Eine vergleichbare Dimensionalität wurde in der Bedürfnisstruktur von Zahnärzten und Patienten gefunden. O'Shea et al.[21] befragten Zahnärzte nach Eigenschaften von idealen Patienten. In ihrem Wunschbild ergaben sich eine kognitive und eine emotionale Beschreibungsdimension. Der ,,gute" Patient zeigt Interesse an der Zahngesundheit (dental sophistiphication) und er reagiert positiv auf Kontakt (interpersonal responsiveness).

Eine zweite Untersuchung, die zur Interpretation unserer Ergebnisse heranzuziehen ist, wurde von Corah et al.[5] durchgeführt. Sie fragten Patienten nach verschiedenen Aspekten der Zufriedenheit mit der zahnärztlichen Behandlung. Es ergaben sich zwei vergleichbare Faktoren: die Erfüllung informativ-kognitiver Bedürfnisse und das emotionale Bedürfnis nach Akzeptiert- und Verstanden-Werden.

Es ist anzunehmen, daß der Patient in den Gesprächsdimensionen Beteiligung und Offenheit sachliche und gefühlsbezogene Bedürfnisse ausdrückt. Zugleich entspricht er damit Erwartungen und Wünschen des Zahnarztes an einen interessierten und persönlich engagierten Patienten.

Zahnarzt-Kommunikationsstile

Die Einschätzungen der Zahnarzt-Kommunikation ergaben drei interpretierbare Faktoren. Zwei Dimensionen korrelierten mit förderlichen Gesprächsmerkmalen nach einem formal-quantitativen Auswertungsschema. Mit Geduld wurde ein Kommunikationsstil benannt, der sich durch reaktive Verhaltensweisen des Eingehens auf den Patienten und des Bemühens um Verständnis auszeichnet; die Gesprächslenkung erfolgt indirekt. Die zweite Dimension wurde durch den Oberbegriff Aktivität charakterisiert. Sie umfaßt initiative Verhaltensweisen zur Klärung der Verträglichkeit von Patientenwünschen und Therapieerfordernissen, des

Lobens und Bestätigens sowie eines offenen Verhaltens. Lenkung erfolgt durch direkte Initiative und persönliches Engagement.

Die Konzipierung des Beraterverhaltens durch die zwei Dimensionen des Reagierens und Initiierens hat verschiedene Bezüge in der Literatur. *Bandler* und *Grinder*[1] bezeichnen als Basisprozesse der Psychotherapie Folgen und Führen (pacing und leading). Der Berater folgt dem Patienten, indem er auf seine Initiativen reagiert. Dadurch bekommt der Patient das Gefühl, verstanden zu werden, das Grundlage für eine Arbeitsbeziehung ist. Der Behandler führt einen Patienten, indem er eine positive Richtung vorgibt, Ziele klärt und Vorschläge macht.

Im Rahmen der Gesprächspsychotherapie wurden die beiden Dimensionen Wertschätzung und aktives Bemühen genannt und konnten in Studien zu Psychotherapiegesprächen identifiziert werden[18]. Im Rahmen einer Untersuchung zu Visitengesprächen einer Rheumatologischen Klinik konnten *Nordmeyer* et al.[20] zwei inhaltlich entsprechende Faktoren herausfinden. Sie wurden mit den Begriffspaaren Wertschätzung — Geringschätzung sowie Distanz — Engagement benannt. Von besonderem Interesse ist, daß unsere Untersuchungsergebnisse auch in der klinischen Erfahrung eine Entsprechung finden. *Marxkors*[16] (in diesem Band) empfiehlt für das prothetische Behandlungsgespräch zwei Kommunikationsstile: (1) auf die Äußerungen des Patienten geduldig einzugehen und (2) ihm über konkrete Behandlungsvorschläge eine klare Richtung zu weisen. Andere Kliniker beschränken ihre Ausführungen auf die Bedeutung der Gesprächsdimension Zuhören/Verständnis/Geduld[2, 3]. Hier ist jedoch vor einer möglichen Einseitigkeit eher zu warnen.

Die dritte Kommunikationsdimension des Zahnarztes wurde Dominanz benannt. Sie ist dadurch gekennzeichnet, daß der Behandler Inhalt und Verlauf des Gesprächs bestimmt. Im Gegensatz zu den ersten beiden Dimensionen zeigt Dominanz negative Beziehungen zu förderlichen Gesprächsmerkmalen. Dominante Zahnärzte bestätigen den Patienten wenig durch Hörersignale, fragen wenig, antworten ausweichend (Symmetrie) und reflektieren Patientenäußerungen wenig. Dieser Kommunikationsstil kann bestimmt sein durch Zeitdruck,

schwierige technische Arbeiten oder auch durch Gesprächsgewohnheiten. Die Lenkung erfolgt, indem der Zahnarzt (möglicherweise unbewußt) Initiativen des Patienten hemmt. Einen korrespondierenden Faktor fanden *Nordmeyer* et al[20] in dem vergleichbaren Arbeitskontext von Visitengesprächen; sie bezeichneten ihn mit den Polen Dominanz — Partnerschaft.

Wechselwirkungen zwischen den Gesprächspartnern

In unserer Untersuchung fanden wir deutliche Zusammenhänge zwischen Zahnarzt- und Patienten-Kommunikation. Gegenüber einem Behandler, der die Kommunikationsstile Geduld und Aktivität verwirklicht, beteiligt sich der Patient interessiert am Gespräch und ist bereit zur Offenheit. Bei einem Zahnarzt mit hoher Dominanz zeigt der Patient die gegenteiligen Verhaltensweisen mit geringer Beteiligung und Offenheit.

Eingangs wurde erörtert, daß eine Diskrepanz zwischen Kooperationsanforderungen des Kieferorthopäden und der tatsächlichen Mitarbeit des Patienten besteht. In der Interaktion führt dieses Problem nach *Miller* und *Larson*[17] zu einem „dialogue of conflict". Der Zahnarzt stellt z. B. mangelnde Fortschritte der Behandlung fest und führt sie auf unzureichende Mitarbeit zurück. Der Patient hat aufgrund mangelnder Kooperation ein schlechtes Gewissen und streitet dies ab. Dieser Konflikt kann vermieden werden, wenn der Patient sich frei fühlt, Schwächen zuzugeben (Offenheit) und aktiv das Gespräch mitzugestalten (Beteiligung). Unsere Untersuchung zeigt, daß die jugendlichen Patienten dieses Gesprächsverhalten eher realisieren, wenn der Zahnarzt geduldiges Verständnis, aktives Bemühen und ein weniger gesprächsbestimmendes Verhalten zeigt.

Vergleichbare Wechselwirkungen wurden auch in früheren Untersuchungen im zahnärztlichen Bereich gefunden. *Sarnat* et al.[25] berichtet, daß Kinder besser mit Behandler kooperieren, die eine akzeptierende Einstellung im Erziehungsverhalten angaben. Nach *Wurster* et al.[34] reagierten Kinder auf lenkende Führung (directive guidance) des Zahnarztes eher kooperierend. Dagegen folgten auf ein Behandlerverhalten, das durch Druck Widerstände von Kindern zu überwinden versuchte (coerciveness), jeweils überzufällig nicht-kooperative Patientenverhaltensweisen.

Die wechselseitige Bedingtheit des Interaktions-/Kommunikationsverhaltens dürfte auch durch die gegenseitige Wahrnehmung vermittelt sein. *Corah* et al.[6] fanden Zusammenhänge zwischen der Wahrnehmung der Patientenkooperation durch den Zahnarzt und der Wahrnehmung eines förderlichen Behandlerverhaltens durch den Patienten. *Sergl* und *Klages*[30] berichten über Wechselwirkungen zwischen der Wahrnehmung des Patienten durch den Zahnarzt und seinem aktuellen Kommunikationsverhalten.

Schlußfolgerungen

Vorliegende Untersuchung ergab drei sinnvoll interpretierbare Kommunikationsstile des Zahnarztes, die deutliche Beziehungen zur Gesprächsbeteiligung und Offenheit des Patienten aufwiesen.

Der Zahnarzt, der Bedingungen schaffen will, unter denen es dem Patienten gelingt, Interesse an der Behandlung und emotionale Beteiligung zu äußern, kann sein Verhalten auf drei Dimensionen überprüfen:

1. *Kommunikationsstil Geduld:*
   Reagiert der Zahnarzt einfühlsam auf den Patienten, indem er auf dessen Probleme eingeht und sich um ein gemeinsames Verständnis bemüht?
2. *Kommunikationsstil Aktivität:*
   Zeigt der Zahnarzt Lenkung, indem er sich vergewissert, ob Vorschläge umzusetzen sind, indem er den Patienten lobt und ihm durch eigene Offenheit ein Modell bietet?
3. *Kommunikationsstil Dominanz:*
   Gibt der Zahnarzt als Berater dem Patienten genügend Raum, selbst über Inhalte und Verlauf des Gesprächs mitzubestimmen?

Den Erfolg seiner Bemühungen kann der Behandler über das Kommunikationsverhalten des Patienten kontrollieren:

4. *Kommunikationsstil Beteiligung:*
   Ist der Patient sachlich engagiert, äußert er Interesse und Informationsbedürfnis, stellt

er Fragen und zeigt er von sich aus Gesprächsinitiative?

5. *Kommunikationsstil Offenheit:*
   Ist der Patient emotional engagiert, fühlt er sich frei, Gefühle zu äußern und Schwächen zuzugeben?

Die Verwendung unserer Beurteilungsskalen kann für die persönliche Selbstreflexion oder im Rahmen eines Trainings von Beratungsfertigkeiten sinnvoll sein[35].

Einschränkend ist darauf hinzuweisen, daß die Ergebnisse bei der kieferorthopädischen Routinebehandlung jugendlicher Patienten gewonnen wurde. Die besprochene Literatur legt zwar nahe, daß sie verallgemeinerungsfähig sind, es bleibt jedoch weiteren Untersuchungen überlassen, zu prüfen, inwieweit sich unsere Resultate auf andere Altersgruppen und weitere zahnärztliche Behandlungsgebiete übertragen lassen.

Für die kieferorthopädische Therapie speziell zu berücksichtigen sind besondere Gesichtspunkte bei der Erstberatung[12], zum Zeiterleben Jugendlicher[26], zur Persönlichkeit[28, 29] und zur Motivierung[13] der Patienten.

Zusammenfassung

Eine Untersuchung zur verbalen Kommunikation bei der kieferorthopädischen Behandlung wird berichtet. 69 Behandlungssitzungen wurden auf Tonband gespeichert und transkribiert. Die Gespräche von Zahnarzt und Patient wurden auf insgesamt 23 Beurteilungskategorien eingeschätzt. Faktorenanalysen legten für die Patienten zwei Kommunikationsstile im Codiererurteil nahe: Beteiligung und Offenheit. Bei Zahnärzten wurden drei inhaltlich relevante Dimensionen identifiziert: Geduld, Aktivität und Dominanz. Die fünf Faktorskalen erwiesen sich als homogen und reliabel. Sie zeigten Zusammenhänge mit unabhängig erhobenen weiteren Gesprächsmerkmalen. Geduld und Aktivität des Zahnarztes korrelierte positiv mit förderlichen Gesprächsanteilen und mit Beteiligung und Offenheit des Patienten. Dagegen wies Zahnarzt-Dominanz negative Zusammenhänge mit Gesprächsförderung und mit Patienten-Beteiligung und -Offenheit auf. Die Ergebnisse wurden im Hinblick auf die kieferorthopädische Praxis diskutiert.

Korrespondenzanschrift

Dr. U. Klages
Prof. Dr. H. G. Sergl
Poliklinik für Kieferorthopädie
der Johannes-Gutenberg-Universität
Augustusplatz 2
D-6500 Mainz

Literatur

1. *Bandler H, Grinder G:* Metasprache und Psychologie. Jungfermann, Paderborn 1982.

2. *Baker EE:* Are you listening, doctor? NJ Dent. 54: 201—202 (1984).

3. *Bourne T:* How to establish and maintain rapport with your patients. Dent. Managem. 23: 18—20 (1983).

4. *Broekman RW:* Die Wirkung der Patienten bei kieferorthopädischen Behandlungen. Fortschr. Kieferorthop. 28: 413—418 (1967).

5. *Corah NL, O'Shea RM, Pace LF, Seyrek SK:* Development of a patient measure of satisfaction with the dentist: the dental visit satisfaction scale. J. Behav. Med. 7: 367—373 (1984).

6. *Corah NL, O'Shea RM, Bissell GD:* The dentist-patient relationship: mutual perceptions and behaviors. JADA 113: 253—255 (1985).

7. *Dausch-Neumann D:* Die Einstellung des Kindes zu seiner kieferorthopädischen Plattenapparatur. Fortschr. Kieferorthop. 28: 91—101 (1967).

8. *Duncan S:* Some Signals and rules for taking speaking turns in conversation. J. Pers. Soc. Psychol. 23: 293—301 (1972).

9. *Ebert KP:* Probleme und Ziele kieferorthopädischer Behandlung aus Patientensicht. Fortschr. Kieferorthop. 38: 452—468 (1977).

10. *Froelich RE, Bishop FM:* Die Gesprächsführung des Arztes. Springer, Berlin, Heidelberg, New York 1973.

11. *Graf H, Ehmer U:* Die Mitarbeit der Patienten bei kieferorthopädischen Behandlungen. Fortschr. Kieferorthop. 48: 112—116 (1970).

12. *Gutowski-Hesedenz M, Sergl HG:* Die Struktur der kieferorthopädischen Erstberatung. Fortschr. Kieferorthop. 48: 262—266 (1987)

13. *Klages U, Sergl HG:* Theoretische Ansätze für eine bessere Motivierung der Patienten in der Kieferorthopädie. Fortschr. Kieferorthop. 48: 112—116 (1987).

14. *Klages U, Sergl HG:* Kommunikationsanalysen in der kieferorthopädischen Beratung und Therapie. In: *Müller-Fahlbusch H, Sergl HG* (Hrsg): Der Psychopathologische Fall in der zahnärztlichen Beratung und Behandlung. Quintessenz, Berlin 1990, S. 27—34.

15. *Langer I, Schulz von Thun F:* Messung komplexer Merkmale in Psychologie und Pädagogik. E. Reinhardt, München, Basel 1974.

16. *Marxkors R:* Das Arzt-Patient-Verhältnis in der zahnärztlichen Prothetik. In diesem Band.

17. *Miller ES, Larson LL:* A theory of psycho-orthodontics with practical application to office techniques. Angle Orthod. 49: 85—91 (1979).

18. *Minsel WH, Langer I, Peters U, Tausch R:* Bedeutsame weitere Variablen des Psychotherapeutenverhaltens. Z. Klin. Psychol. 2: 197—210 (1973).

19. *Nordmeyer J:* Arzt-Patient-Beziehung während der Visite unter besonderer Berücksichtigung von Problempatienten. Phil. Diss., Hamburg 1978.

20. *Nordmeyer J, Steinmann G, Deneke FW, Kerekjarto Mv:* Dimensionen des ärztlichen Visitenverhaltens und ihr Zusammenhang mit ausgewählten Merkmalen von Arzt und Patient. Med. Psychol. 5: 208—228 (1979).

21. *O'Shea R, Corah NL, Ayer WA:* Dentists' perceptions of the '‚good' adult patient: an exploratory study. JADA 106: 813—816 (1983).

22. *Racherbäumer J, Westphale C, Kagelmann J, Simons C, Köhle K, Böck D, Urban H:* Manual zur „Informationsanalyse". Psychos. Abt. Univers. Ulm (1979).

23. *Safian P, Fauler J, Koch U, Jährig C, Köhle K:* Inhaltliche und methodische Analyse von Visitengesprächen zweier Populationen, mittels unterschiedlicher Rating-Verfahren. In: *Köhle K, Raspe HH* (Hrsg): Das Gespräch während der ärztlichen Visite. Urban & Schwarzenberg, München, Wien, Baltimore 1982, S. 140—177.

25. *Sarll DW:* Patient-cooperation in orthodontic treatment. Brit. Dent. J. 136: 117—118 (1974).

26. *Sarnat H, Peri JN, Nitzan E, Perlberg A:* Factors which influence cooperation between dentists and child. Brit. Dent. J. 136: 9—15 (1972).

26. *Sergl HG:* Psychologische Aspekte des Zeitfaktors in der Kieferorthopädie. Fortschr Kieferorthop. 27: 61—65 (1966).

27. *Sergl HG, Furk E:* Untersuchungen über die persönlichen und familiären Schwierigkeiten der Patienten bei kieferorthopädischen Behandlungen. Fortschr. Kieferorthop. 43: 207—215 (1982).

28. *Sergl HG, Klages U, Rauh C, Rupp J:* Psychische Determinanten der Mitarbeit kieferorthopädischer Patienten — ein Beitrag zur Frage der Kooperationsprognose. Fortschr. Kieferorthop. 48: 117—122 (1987).

29. *Sergl HG, Klages U, Pempera J:* Construction and evaluation of a test predicting patient cooperation in orthodontics. 65th Congr. Europ. Orthod. Soc. Abstracts, Würzburg 1989.

30. *Sergl HG, Klages U:* Die verbale Interaktion bei der kieferorthopädischen Behandlung in Abhängigkeit vom Bild des Behandlers von Patienten und von Einstellungen der Patienten zur Behandlung. In: *Müller-Fahlbusch H, Sergl HG:* (Hrsg): Der psychopathologische Fall in der zahnärztlichen Beratung und Behandlung. Quintessenz, Berlin, Chicago, London, Sao Paulo, Tokio 1990, S. 35—42.

31. *Siegrist J:* Asymmetrie der Arzt-Patienten-Beziehung im Krankenhaus. In: *Beckmann D, Davis-Osterkamp S, Scheer JW:* Medizinische Psychologie. Springer, Berlin, Heidelberg, New York 1982, S. 275—401.

32. *Stöver H, Böttcher K, Koch U, Schumacher H:* Rating- und Beobachtungsverfahren zur Messung der Arzt-Patienten-Interaktion. Abt. Mediz. Psychol. Univers. Hamburg 1980.

33. *Wamhoff S, Wenzel A:* Ein hm ist noch lange kein hm — oder — Was heißt klientenbezogene Gesprächsführung. In: *Dittmann J* (Hrsg): Arbeiten zur Konversationsanalyse. Niemeyer, Tübingen 1979, S. 258—297.

34. *Wurster CA, Weinstein P, Cohen AJ:* Communication patterns in pedodontics: Perc. Motor Skills, 48: 159—166 (1969).

35. *Weisbach CR:* Das Beratungsgespräch-Trainingshandbuch. Lexika, Weil der Stadt 1982.

Verhalten von Kieferorthopäden aus Patientensicht

Jutta Margraf-Stiksrud und Reiner Borschukewitz, Frankfurt/M.

Der Erfolg einer kieferorthopädischen Behandlung hängt nur zum Teil von der sachgerechten und professionellen Anwendung zahnmedizinischer Diagnose- und Therapiemethoden ab. Wesentliche Einflußfaktoren sind darüber hinaus:

— die Mitarbeit des Patienten (vgl. z. B. *Wilker, Huppmann* und *Becker*, 1987[33]; *Barbour* und *Callender*, 1981[1]; *Clemmer* und *Hayes*, 1979[5]; *Fields*, 1980[15]; *Graf* und *Ehmer*, 1970[20]),
— die Motivation des Patienten zur Behandlung (*Scholz* und *Fleischer-Peters*, 1986[29]; *Ehmer*, 1981[13]; *Dausch-Neumann*, 1982[11]; *Scholz*, 1985[28]),
— verschiedene andere Einstellungen, Eigenschaften und Merkmale des Patienten, wie z. B. Alter, Geschlecht, Extraversion, Ängstlichkeit, Bewertung ästhetischer Aspekte, subjektive Behinderung durch die Apparatur, Art der Zahnfehlstellung, Selbstbild, Impulsivität, Zuverlässigkeit, Verhaltensauffälligkeiten (*Dausch-Neumann* 1967[10]; *Huppmann, Koch* und *Witt*, 1986[21]; *Oliver* und *Knapman*, 1985[26]; *Gosney*, 1986[19]; *Koller* und *Droschl*, 1976/77[23]; *Maj, Squarzoni Grilli* und *Belletti*, 1967[24]; *Demisch, Baumann* und *Herren*, 1967[12]; *Sergl, Klages, Rauh* und *Rupp*, 1987[30]) sowie
— das häusliche und schulische Milieu des Patienten (*Sergl* und *Furk*, 1982[31]; *Stahl*, 1981[32]).

Neben diesen schon häufiger untersuchten Patientenmerkmalen wird als weitere wichtige Voraussetzung für einen günstigen Behandlungsverlauf eine „gute Arzt-Patient-Beziehung" genannt, wobei meist damit gemeint sein dürfte, wie Arzt und Patient miteinander auskommen, z. B. ob der Arzt den Patienten versteht und akzeptiert (*Collett*, 1969[6]) oder ihm herzlich, mit Verständnis, Einfühlungsvermögen und Mitgefühl begegnet (*Eismann*, 1982[14]). Wenn „Sensibilität und Einfühlung" des Behandlers (*Fleischer-Peters*, 1982[16]) als Grundlagen einer guten Arzt-Patient-Beziehung angesehen werden, so findet selten eine Beschreibung oder gar Untersuchung konkreter Verhaltensweisen statt, die eine solche Haltung zum Ausdruck bringen. Ob der Arzt auf den Patienten sensibel und anteilnehmend wirkt, bleibt offenbar den natürlichen Begabungen des Arztes oder — wahrscheinlicher noch — glücklichen Umständen überlassen.

Dies erscheint unbefriedigend und unnötig vor allem deshalb, weil (wie die oben angeführten Untersuchungen zeigen) über den Patienten als den einen Beteiligten in der Arzt-Patient-Beziehung und als Adressaten einfühlenden Verstehens einiges bekannt ist. Ausreichend sind diese Informationen allerdings nicht, um den Verlauf einer Arzt-Patient-Beziehung vorhersagen zu können, solange nicht zusätzliche Informationen darüber zur Verfügung stehen, welche Wirkung die Persönlichkeit des Arztes und seine Verhaltensweisen auf den Patienten ausüben. Damit ist nicht der subjektive Eindruck gemeint, den der Arzt von seinem Umgang mit dem Patienten hat, sondern die systematische Untersuchung von Verhaltensweisen, die vom Patienten als positiv oder negativ bewertet werden.

Solche Einschätzungen durch den Patienten wurden bereits von *Corah* et al. (1984)[7] und von *Gale* et al. (1984)[18] als „Patientenzufriedenheit" zusammengefaßt. Die Autoren berichten über die zahnärztlichen Verhaltensweisen, die zur Patientenzufriedenheit führen. Zufriedene Patienten zeigten eine bessere Mitarbeit und hatten z. T. weniger Angst (*Corah* et al., 1985[8], 1988[9]).

Eigene Untersuchung

Entwicklung eines Fragebogens

Um festzustellen, wie der Kieferorthopäde von den Patienten wahrgenommen wird, wurde zunächst eine Sammlung von Aussagen vorgenommen, die das konkrete Verhalten des Arztes während der Behandlung betreffen. Diese Aussagen ließen sich inhaltlich den vier Kategorien „Persönlichkeit des Arztes", „Fachkompetenz", „Gesprächsführung" und „Organisation" zuordnen.

Aussagen zum Bereich „Gesprächsführung" wurden dann mit folgender Auflistung günstiger Verhaltensweisen abgestimmt, wobei ein modifiziertes Schema nach *Schaub*, 1987[27] und *Becker, Lermer, Wilker und Witt*, 1987[3] Verwendung fand:

1. *Zuhören.* Zuhören ist mehr als hören. Wichtig ist nicht nur, was der Patient sagt, sondern auch, wie er es sagt. Dabei sollte besonders auf Körperhaltung und Mimik geachtet werden.
2. *Zeigen, daß man zuhört.* Augenkontakt mit dem Patienten herstellen, ruhig und entspannt sitzen, z. B. durch Kopfnicken den Patienten zum Weiterreden ermutigen.
3. *Fragen stellen.* Fragen stellen zum Thema, das der Patient anspricht. Fragen zu Sachverhalten, die mit dem momentan Besprochenen nichts zu tun haben, unterbrechen den Gedankengang des Patienten und stören möglicherweise den Ablauf des Gesprächs. Dem Fortgang des Gesprächs dienen offene Fragen mehr als Fragen, die nur ja/nein-Antworten zulassen.
4. *Kurze, klar gegliederte und verständliche Informationen geben.* Nur das Wesentliche erklären, das aber vollständig. Nicht monologisieren. Keine Fremdwörter benutzen, eher eine bildhafte Sprache verwenden und Sachverhalte am Anschauungsmodell erklären.
5. *Gegenseitiges Verstehen überprüfen.* Patienten ermutigen, Fragen zu stellen, um Unklarheiten beseitigen zu können. Das Wesentliche wiederholen lassen. Selbst die Äußerungen des Patienten mit eigenen Worten kurz wiedergeben (Du/Sie meinst/meinen also . . .), um zu kontrollieren, ob man richtig verstanden hat.
6. *Loben.* Den Patienten direkt darauf ansprechen, wenn er sich günstig für den aktuellen Behandlungsschritt oder den Therapieverlauf verhält.
7. *Gefühle aufgreifen.* Vermeiden von nichtssagenden Floskeln. Wenn beim Patienten störende oder förderliche Gefühle spürbar werden, diese direkt ansprechen, „reflektieren".
8. *Patienten an der Therapieplanung beteiligen.* Versuchen, eine Übereinstimmung zwischen Patientenwünschen und ärztlichen Empfehlungen herzustellen.
9. *Zusammenfassen des Gesprächs.* Einteilen der ausgetauschten Informationen in Wichtiges und Nebensächliches; das kann sowohl Gefühle als auch Inhalte betreffen.

Diese Liste stellte u. a. Grundlage für ein Training in Gesprächsführung dar, an dem die Mitarbeiter der Abteilung für Kieferorthopädie früher teilgenommen hatten.

Die **Aussagen zum Bereich „Organisation"** betrafen vor allem wichtige Randbedingungen der Behandlung, die möglicherweise Einfluß auf die Arzt-Patient-Beziehung ausüben, aber nicht unbedingt vom Arzt zu beeinflussen sind, wie z. B. die Einrichtung des Wartezimmers oder die Wartezeiten. Eine Kontrolle darüber sollte durch die Fragen im Bereich „Organisation" ermöglicht werden.

Nach der Sammlung von Items wurde die Formulierung der Fragen auf Verständlichkeit und Repräsentativität für den jeweiligen Bereich hin durchgesehen und korrigiert. Der endgültige Fragebogen erhielt zwei Formen, je eine für jugendliche und erwachsene Patienten (ab ca. 14 Jahren) und eine vereinfachte Form für Kinder (8—13 Jahre). Die Reihenfolge der Fragen war nicht nach Bereichen geordnet. Die Items wurden gemischt dargeboten, ebenso wechselten die Antwortformen (Mehrfachwahlantworten, offene Antworten, Alternativantworten, Zuordnungsaufgaben), um das Material interessanter zu gestalten und um „automatischem" Ankreuzen entgegenzuwirken. Neben den Fragen zu Verhaltensweisen des Kieferorthopäden wurden Geschlecht, Alter, kieferorthopädische Apparatur und bisherige Behandlungsdauer erfaßt. Beispiele für einzelne Items enthält der Ergebnisteil.

Untersuchungsstichprobe und Methode

Zwei Behandler erklärten sich bereit, ihre Patienten bezüglich des eigenen Verhaltens als Kieferorthopäde befragen zu lassen. Es handelte sich um eine Zahnärztin und einen Zahnarzt, die an der Untersuchung interessiert waren und beide schon seit einiger Zeit als Ausbildungsassistenten in der Abteilung für Kieferorthopädie arbeiteten. Allen Patienten dieser beiden Behandler, die sich während des Untersuchungszeitraums (zwei Wochen) zu Behandlungsterminen in der Klinik einfanden, wurde der Fragebogen übergeben. Sie hatten dann Zeit, ihn ungestört im Wartezimmer auszufüllen und anonym in einen dafür vorgesehenen Sammelbehälter einzuwerfen. Auf diese Weise konnten 20 Patienten der älteren (ab 13 Jahren) und 18 Patienten der jüngeren Gruppe (8—12 Jahre) befragt werden. Im Rahmen unserer explorativen Studie, die die Brauchbarkeit des Fragebogens und im Zusammenhang damit die Relevanz der angesprochenen Arztverhaltensweisen für die Patienten ermitteln sollte, konnte diese kleine Patientengruppe von nur zwei Behandlern bereits wichtige Ausgangsdaten liefern. Auf die Möglichkeit weiterreichender Aussagen wird bei der Diskussion der Ergebnisse eingegangen.

Die befragten Patienten waren zwischen 9 und 30 Jahre alt, der Altersdurchschnitt betrug 14,5 Jahre. 44% waren weiblichen, 56% männlichen Geschlechts. Eine Hälfte der Patienten wurde bis zum Befragungszeitpunkt nur mit herausnehmbaren Geräten behandelt. Die andere Hälfte trug eine festsitzende Apparatur oder eine Kombination verschiedener Geräte. Die durchschnittliche bisherige Behandlungszeit der Patienten lag bei 29,3 Monaten mit einer Streubreite zwischen 1 Monat und 6,5 Jahren.

Ergebnisse

Verhalten des Kieferorthopäden

Die Reaktionen der Patienten auf die Fragen wurden sowohl für jeden der vier Bereiche insgesamt als auch für jede Frage einzeln analysiert. Dabei interessierte zunächst die Häufigkeit positiver oder negativer Antworten.

Die generelle Einschätzung der Patienten zu den vier erfragten Bereichen war positiv. Werden die jeweiligen Fragen zusammengefaßt, so betrug der durchschnittliche Anteil positiver Antworten im Bereich „Gesprächsführung" 81%, im Bereich „Persönlichkeit des Kieferorthopäden" 64%, im Bereich „Kompetenz" 75% und im Bereich „Organisation" 55% (Tab. 1). Die Zustimmungshäufigkeiten zu einzelnen Items lassen jedoch interessante Differenzierungen dieser insgesamt positiven Einschätzungen zu.

Tab. 1 Häufigkeit der Zustimmung zum Verhalten der Kieferorthopäden in vier Bereichen.

Bereich	Anteil positiv beantworteter Fragen
Gesprächsführung	81 Prozent
Kompetenz	75 Prozent
Persönlichkeit	64 Prozent
Organisation	55 Prozent

1. Bereich Persönlichkeit des Kieferorthopäden

In diesem Bereich erhalten die Items die meisten Zustimmungen, die einen eher allgemeinen Eindruck von der Person des Kieferorthopäden beschreiben. „Der Kieferorthopäde ist nett" bestätigen 95% der Patienten, „der Kieferorthopäde hat Zeit für mich" stimmen 80% zu. Items, die die spezielle Verbindung mit einem bestimmten (eben diesem) Kieferorthopäden ansprechen, finden auch noch häufig Zustimmung: „Bei meinem Kieferorthopäden würde ich die Behandlung jederzeit noch einmal beginnen" (75% „ja"), „Ich mag es, von einem anderen Kieferorthopäden behandelt zu werden" (88% „nein"). Ähnlich viele Patienten stehen allgemeinen sozialen Kontakten positiv gegenüber: „Ich würde mich freuen, meinem Kieferorthopäden auf der Straße zu begegnen" (75% Zustimmung), „Ich unterhalte mich gern mit meinem Kieferorthopäden (82% „ja"), „Der Kieferorthopäde versteht auch mal einen Spaß" (80% „ja").

Bei einer engeren Beziehung zum Kieferorthopäden ist die Meinung der Patienten jedoch geteilt: Kein Kind mag es beispielsweise, vom Kieferorthopäden „angefaßt" zu werden, und nur etwa ein Drittel der Patienten würde dem

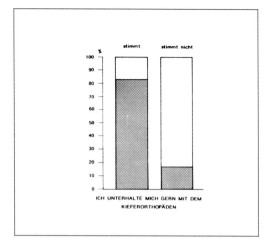

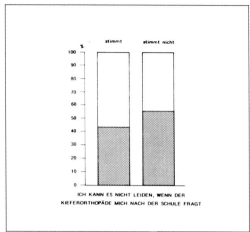

Abbildung 1 a und b

Abbildung 2

Kieferorthopäden auch etwas von seinen persönlichen Angelegenheiten erzählen. Speziell die so oft „zur Auflockerung" gestellte Frage nach der Schule mögen fast die Hälfte der Kinder (44%) ausdrücklich nicht (Abb. 1 a und 1 b). Während der Behandlung selbst — dem hauptsächlichen Berührungspunkt zwischen Arzt und Patient — scheint der persönliche Eindruck des Kieferorthopäden auf die Patienten jedoch weitgehend positiv zu sein: Bei den in Abbildung 2 aufgezählten Eigenschaften, mit denen der Behandlungsstil des Kieferorthopäden beschrieben werden konnte, finden sich die meisten Zustimmungen bei „freundlich" und „ruhig". Besondere Aufmerksamkeit verdient bei diesem generell positiven Bild jedoch

die kleine Gruppe von Patienten, die offenbar distanziert bleibt. Tatsächlich finden sich die kritischen Meinungen zu den Fragen nicht gleichmäßig bei allen Patienten, sondern es sind einige wenige, die bedeutend häufiger als andere einen eher ablehnenden Standpunkt vertreten. Solche Patienten haben den Behandler (vgl. Abbildung) auch schon als „nervös" oder „hektisch" erlebt. Diese Ergebnisse sollen in der Diskussion noch einmal aufgegriffen werden.

2. Bereich Gesprächsverhalten des Kieferorthopäden

Besonders interessant erscheinen die Ergeb-

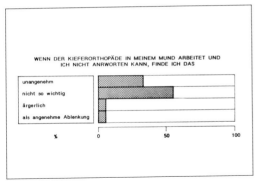

Abbildung 3

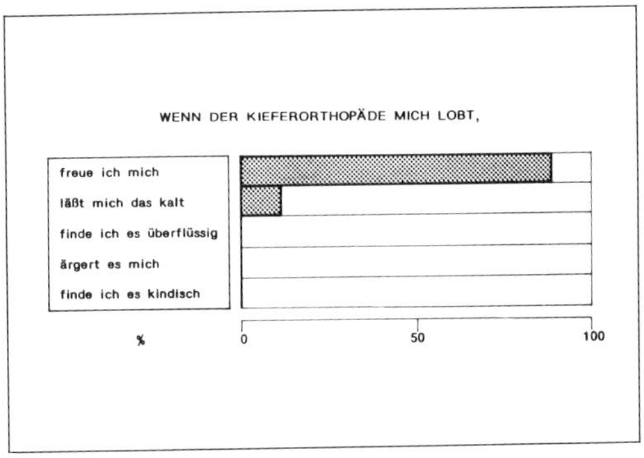

Abbildung 4

nisse zum Gesprächsverhalten des Kieferorthopäden, da in diesem Bereich durch das Vortraining (im Rahmen der Übungen zur Gesprächsführung) am ehesten positive Effekte erwartet und bestätigt wurden (vgl. Gesamthäufigkeit der Zustimmung, die in diesem Bereich an der Spitze liegt). Mit der eingangs vorgestellten Liste der trainierten Fertigkeiten verglichen, ergibt sich folgendes Bild:

Zuhören: 90% der Patienten haben den Eindruck, daß der Kieferorthopäde ihnen zuhört, wenn sie etwas sagen. Dies ist um so deutlicher, wenn man bedenkt, daß wir diese Frage absichtlich negativ formuliert haben, so daß die Patienten wohl nicht nur der bekannten Zustimmungstendenz (,,acquiescence", ursprünglich *Bass*, 1955[2]; vgl. auch *Mummendey*, 1987[25]) unterlagen, sondern ausdrücklich ihre Zufriedenheit bekunden wollten.

Fragen stellen, Verstehen überprüfen: 75% der Patienten berichten, daß der Arzt sich nach noch offenen Fragen direkt erkundigt. 90% trauen sich, auch selbst Fragen zu stellen, was für eine Bereitschaft des Zuhörers spricht, solche zuzulassen. Allerdings geben bis zu 35% an, daß sie es unangenehm finden, Fragen gestellt zu bekommen, wenn sie nicht antworten können (also während der Kieferorthopäde im Mund arbeitet) (Abb. 3). Die Vermeidung eines solchen Verhaltens erfordert offenbar besondere Selbstkontrolle seitens des Arztes und passiert auch ,,geübten" Behandlern.

Kurze, verständliche Informationen geben: Auch hier arbeiten die Kieferorthopäden offenbar sehr erfolgreich. 95% bzw. 90% der Patienten bestätigen, daß der Zahnarzt erklärt, was er macht und ,,gerade richtig" informiert. Wieder wird jedoch ein besonders kritischer Punkt deutlich: Für immerhin 25% der Patienten benutzt der Kieferorthopäde zu viele Fremdwörter, wenn er etwas erklärt. Dieser Aspekt der Gesprächsführung erfordert offensichtlich besondere Aufmerksamkeit vom Behandler.

Loben: Fast 90% der befragten Patienten, die ja z. T. Erwachsene sind, empfinden es als angenehm, wenn der Kieferorthopäde sie ausdrücklich lobt (Abb. 4).

Dies soll deshalb betont werden, weil Lob nicht unbedingt eine spontane Gesprächsform zwischen Erwachsenen ist und die Patienten sich offenbar durchaus nicht — wie man intuitiv vermuten könnte — dadurch ,,kindisch" behandelt fühlen. Schwieriger ist es dagegen, Kritik oder Tadel als gerechtfertigt zu akzeptieren (73%), obwohl Kinder dies noch eher hinnehmen (83%), vielleicht weil sie auch Tadel mehr gewohnt sind. Berücksichtigt man, daß das Verhältnis zwischen Behandler und Patient in unserer Gruppe nach den bisher berichteten Ergebnissen als recht positiv beschrieben werden kann, könnte die Äußerung von Kritik bei weniger gutem Arzt-Patient-Kontakt bedeutend negativere Folgen auf die Einstellungen des Patienten zum Arzt und zur Behandlung haben.

Gefühle aufgreifen/Patienten beteiligen: 90% der Patienten fühlen sich bei Gesprächen während der Behandlung beteiligt. Sie finden, daß der Kieferorthopäde weder zu viel noch zu

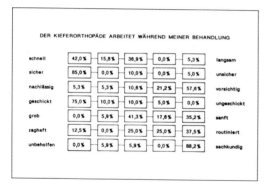

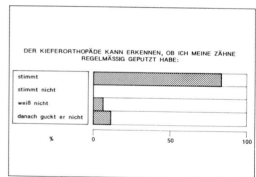

Abbildung 5

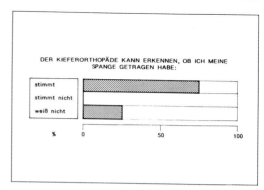

Abbildung 6a und b

wenig redet, und daß er dies vor allem behandlungsbegleitend tut.

3. Bereich Fachkompetenz des Kieferorthopäden

In diesem Bereich wurden hauptsächlich zwei Aspekte untersucht, die für Patienten möglicherweise besonders relevant sind:

a) die Arbeitsweise während der Behandlung und

b) die Fähigkeit des Arztes, das Tragen der Spange und die Pflege der Zähne zu kontrollieren.

Zu a): Abbildung 5 zeigt, daß die Patienten jeweils zwischen eher positiven und eher negativen Merkmalen der Arbeitsweise ihres Behandlers wählen konnten. Stets ist die neutrale bis positive Seite häufiger genannt; nur bei den beiden eher negativ klingenden Eigenschaften „nachlässig" und „zaghaft" finden sich einige Patienten (10%) zur Zustimmung bereit. Allerdings sind die Patienten offenbar

von manchen Arbeitsaspekten übereinstimmender beeindruckt als von anderen: sicher und sachkundig erreichen bei über 85% entschiedene Zustimmung, 75% finden ihre Behandler immerhin noch sehr geschickt und noch 58% sehr vorsichtig, aber nur noch 42% sehr schnell, 38% sehr routiniert und lediglich 35% sehr sanft. Zur genauen Feststellung der Wirkung dieser Erlebnisweisen auf das Verhältnis der Patienten zu ihrem Kieferorthopäden wäre es wichtig zu wissen, wie bedeutsam diese Arbeitsaspekte für den einzelnen Patienten sind. Es wäre denkbar, daß die Erwartungen und Empfindlichkeiten hier interindividuell sehr unterschiedlich sind.

Zu b): Es zeigt sich, daß die überwiegende Zahl der Patienten glaubt, daß der Kieferorthopäde die Zahnpflege (80%) und das Tragen der Spange (75%) kontrollieren kann (Abb. 6a und 6b). Möglicherweise läßt sich diese wünschenswerte Überzeugung noch dadurch festigen, daß eine entsprechend kurze Rückmeldung, die sachlich gehalten sein sollte (vgl. Abschnitt über Lob und Kritik) noch regelmäßi-

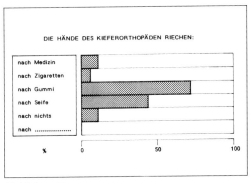

Abbildung 7

Abbildung 8

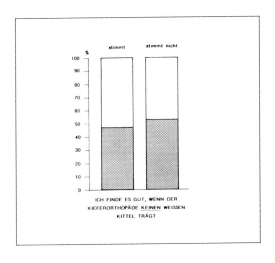

ger erfolgt. Die Patienten können daraus entnehmen, daß diese Tätigkeiten (Zähne putzen und Spange tragen) dem Kieferorthopäden ebenso wichtig sind wie sie es auch ihnen selbst sein sollten.

4. Bereich Organisation

In diesem Bereich gingen die Meinungen der Patienten teilweise auseinander. Es ergab sich die durchschnittlich niedrigste Zustimmungshäufigkeit, verglichen mit den anderen Bereichen. Es ist anzunehmen, daß die Patienten eine deutliche Trennung vornehmen zwischen den Bereichen, die der Kieferorthopäde direkt selbst beeinflußt und den Umständen, für die er — zumindest in der Klinik — nicht unmittelbar selbst verantwortlich ist.

So stört doch eine Reihe von Patienten das üblich gewordene Tragen von Gummihandschuhen und Mundschutz (25%). Zum Gummihandschuh liegt die Erklärung des unangenehmen Geruchs nahe, wie Abbildung 7 zeigt. Auch der weiße Kittel wird nicht immer gern gesehen (47%) (Abb. 8). Hier zeigt sich, daß die jüngeren Patienten dem Tragen eines weißen Kittels positiver gegenüberstehen als die älteren (nur 22% der jüngeren Befragungsgruppe antworteten auf diese Frage mit ,,stimmt''). Den häufig vorgeschlagenen atmosphärischen Verbesserungen der Behandlungsräume durch Blumen und Musik, aber auch einer Verkürzung der Wartezeit durch die

Möglichkeit, eine Videoanlage im Wartezimmer zu benutzen, stehen immerhin 25—56% ablehnend oder gleichgültig gegenüber.

Sehr positiv wird aber zum Ausdruck gebracht, daß man an der Anmeldung freundlich behandelt wird (95%), immer den gewünschten Termin bekommt (85%) und die Zahnarzthelferin nett ist (95%). Allerdings stört es fast 30% der Patienten, wenn sie warten müssen und ebenso viele meinen, daß es auch den Kieferorthopäden ärgert, wenn sie selbst zu spät kommen. Vielleicht ist also ein allzu toleranter Umgang mit der Zeit des jeweils anderen für eine gute Beziehung nicht ganz unproblematisch.

5. Einfluß der Faktoren Alter, Geschlecht, Behandler, Behandlungsdauer und Gerät

Es zeigte sich, daß die Behandlerin von ihren Patienten signifikant positiver im Bereich Persönlichkeit eingeschätzt wurde als der Behandler von seinen Patienten, dies führte aber nicht zu günstigeren Beurteilungen in den anderen Bereichen.

Alter und Geschlecht der Patienten und die Art der kieferorthopädischen Apparatur übten keinen Einfluß auf die Beantwortung der Items aus.

Bezüglich der Behandlungsdauer war eine Tendenz zu verzeichnen, daß mit längerer Behandlungszeit die Beurteilung der Persönlichkeit des Kieferorthopäden günstiger wird. Unzufriedene in bezug auf die Gesprächsführung gab es auch eher bei denen, die weniger als zwei Jahre in Behandlung waren.

Diese Ergebnisse sollten als Hinweis auf mögliche, an einer größeren Stichprobe noch abzusichernde Zusammenhänge angesehen werden.

Diskussion

Die dargestellte Befragung sollte dazu dienen, eine erste Einschätzung der Patientenmeinung bezüglich ihrer Behandler zu ermöglichen. Die Ergebnisse belegen, daß verschiedene zunächst zufällig gesammelte Verhaltensweisen des Kieferorthopäden durchaus unterschiedlich bei den Patienten „ankommen".

Dabei scheint die Bedeutung des „ärztlichen Gesprächs" (*Fleischer-Peters* und *Scholz*, 1982[17]) bzw. der „verbalen Kommunikation" (*Callender* und *Barbour*, 1979[4]; *Corah* et al., 1988[9]) unübersehbar. Die in diesem Bereich trainierten Kieferorthopäden konnten hier die größte Zustimmung zu ihren Verhaltensweisen verzeichnen.

Interessant erscheinen hierbei die Gewichtungen, die die Patienten vornehmen. Zwar werden die Kieferorthopäden in den meisten Bereichen sehr positiv beschrieben, gleichzeitig wird aber auch deutlich, wie schwierig die richtige Form des Gesprächskontakts zu treffen ist. Ein Wort der Kritik am falschen Platz oder zu viele Fremdwörter bei einem wenig vorinformierten Patienten können den angestrebten guten Kontakt empfindlich stören. Hier scheint am ehesten eine immer wieder geübte Rückversicherung über den „Informationsstand" des Patienten abzuhelfen. Dies unterstreicht die Reaktion der Patienten auf die offene Frage im Fragebogen, bei der sie angeben konnten, warum der Kieferorthopäde ihnen sympathisch ist. Am häufigsten wurden Dinge genannt, die seine Art der Gesprächsführung betreffen (gibt mir genau Auskunft, beantwortet meine Fragen) und nur halb so oft tauchten Gründe auf, die eher seine Person betreffen (er ist freundlich, nett, ehrlich).

Dagegen antworteten die Patienten auf die offene Frage, was sie sich vom Kieferorthopä-

den am meisten wünschen, überwiegend mit Wünschen an seine Person, also daß er die Patienten versteht, daß er Mitgefühl zeigt, daß er offen ist, daß er mich gut behandelt. Anfragen an weitere Formen der Gesprächsführung tauchen so gut wie nicht auf. Scheint also durch eine entsprechende Vorübung ein günstiges Gesprächsverhalten durchaus erreichbar, so stellt sich die persönliche Beziehung zwischen Arzt und Patient doch offenbar als kompliziert dar. Obwohl der Kontakt zwischen Arzt und Patient in unserer Untersuchung recht positiv beschrieben wurde, wird die Gruppe der kritischen Patienten größer, je näher und enger der Kontakt sich gestaltet (vgl. körperliche Berührung, Erzählen von persönlichen Dingen) bzw. wenn er sich auf andere Bereiche als die kieferorthopädische Behandlung erstreckt (Fragen nach der Schule). Möglicherweise liegt hier ein günstiger Weg darin, nicht zu viel zu erwarten (der Kieferorthopäde muß nicht der beste Freund sein) und möglicherweise einen Behandlerwechsel im Dienste des Patienten und seiner erfolgreichen Therapie zuzulassen. Inwieweit eine engere persönliche Beziehung, selbst wenn sie von der Mehrzahl der Patienten gewünscht würde, überhaupt so trainierbar ist wie Techniken der Gesprächsführung, bliebe noch zu untersuchen. Vermutlich könnte sich dies allenfalls auf eingegrenzte Verhaltensweisen (Offenheit, Zeigen von Mitgefühl) beziehen.

Ein weiteres wichtiges Ergebnis dieser Untersuchung betrifft die Bedeutung, welche die Patienten den verschiedenen Einflüssen beimessen, die ihnen während der Zahnbehandlung begegnen. Organisatorische Umstände werden zwar bisweilen kritisiert, dies führt jedoch nicht unbedingt zu einer ungünstigen Haltung gegenüber dem Zahnarzt. Andererseits werden Faktoren wie Musik, verkürzte Wartezeit oder eine freundliche Helferin eine ungünstige Arzt-Patient-Beziehung nicht kompensieren können.

Allerdings sollten die Tendenzen, die hier bei einer nicht allzu großen Gruppe von Patienten und zwei Behandlern gefunden wurden, weitere Überprüfungen erfahren. So ist zum Beispiel der Vergleich mit der Meinung von Patienten angeraten, deren Kieferorthopäden „untrainiert" sind. Interessant ist auch, welche Folgen geäußerte Patientenmeinungen für das Patientenverhalten haben: Sind zufriedene Patienten beispielsweise zuverlässiger in der Mitarbeit oder halten sie ihre Termine regelmäßiger ein, wie das *Corah* et al. (1985[8], 1988[9]) fanden. Der Weg, durch systematische Erforschung die Wirkung bestimmter Arztverhaltensweisen auf die Patienten bzw. Arzt-Patient-Beziehung zu erkennen, scheint vielversprechend vor allem deshalb, weil das eigene Verhalten von Kieferorthopäden leichter zu kontrollieren und zu verändern ist, als die Persönlichkeit des Patienten oder die häuslichen Umstände. Damit soll die Bedeutung dieser Faktoren nicht verleugnet werden. Sie können aber nur dann sinnvoll einbezogen werden, wenn der Zahnarzt ein ausreichendes Verhaltensrepertoire besitzt, um auf diese angemessen reagieren zu können. Daß dies häufig und in sehr erfolgreicher Weise durch einfache Gesprächstechniken möglich ist, konnte diese Untersuchung belegen.

Zusammenfassung

Voraussetzung für einen günstigen Behandlungsverlauf bei langfristigen kieferorthopädischen Maßnahmen ist eine gute Arzt-Patient-Beziehung. Untersuchungen, die Informationen über förderliche und hinderliche Eigenschaften des Patienten geben, sind zahlreicher als solche, die das Verhalten des Arztes thematisieren.

Im Rahmen einer schriftlichen Befragung konnten Patienten der Abteilung für Kieferorthopädie der Universitätsklinik ihre Einstellung zum zahnärztlichen Verhalten in den Bereichen „Persönlichkeit", „Gesprächsführung" und „Fachkompetenz" und darüber hinaus zu organisatorischen Umständen der Behandlung beschreiben.

Die Ergebnisse belegen insgesamt positive Beurteilungen in allen Bereichen, wobei die Patienten am ehesten mit der Gesprächsführung ihrer Behandler zufrieden waren. In diesem Bereich hatte zuvor ein Training der Ärzte stattgefunden. Es zeigten sich aber auch einige Kritikpunkte am Verhalten der Kieferorthopäden, die Anlaß zum Überdenken mancher Gewohnheiten geben könnten, die nicht nur bei den hier beurteilten Zahnärzten häufig vorkommen dürften.

Korrespondenzadresse

Dr. J. Margraf-Stiksrud
Zahnärztliches Universitäts-Institut
der Stiftung Carolinum der
Johann-Wolfgang-Goethe-Universität
Theodor-Stern-Kai 7
D-6000 Frankfurt/M.

Literatur

1. *Barbour A, Callender RS:* Understanding patient compliance. J. Clin. Orthod. 15: 803—809 (1981).

2. *Bass BM:* Authoritarism or Acquiescene. J. Abn. Soc. Psych. 51: 616—623 (1955).

3. *Becker S, Lermer W, Wilker FW, Witt E:* Videotechnik zur Ausbildung in zahnärztlicher Gesprächsführung (Bericht über den Stand eines Pilotprojekts). Pers. Mitteilung, unveröffentl. Manuskript, 1987.

4. *Callender RS, Barbour A:* Effective Communication with Clients: Retention of Information. J. Clin. Orthod. 13: 321—324 (1979).

5. *Clemmer EJ, Hayes EW:* Patient cooperation in wearing orthodontic headgear. Am. J. Orth. 75: 517—524 (1979).

6. *Collett HA:* Influence of dentist-patient relationship on attitudes and adjustment to dental treatment . J. Amer. Dent. Ass. 79: 879—884 (1969).

7. *Corah NL, O'Shea RM, Pace LF, Seyrek SK:* Development of a Patient Measure of Satisfaction with Dentist: The Dental Visit Satisfaction Scale. J. Beh. Med. 7: 367—373 (1984).

8. *Corah NL, O'Shea RM, Bissell GD:* The dentist-patient relationship: perceptions by patients of dentist behavior in relation to satisfaction and anxiety. J. Amer. Dent. Ass. 111: 443—446 (1985).

9. *Corah NL, O'Shea RM, Bissel GD, Thines TJ, Mendola P:* The dentist-patient relationship: perceived dentist behaviors that reduce patient anxiety and increase satisfaction. J. Amer. Dent. Ass. 116: 73—76 (1988)

10. *Dausch-Neumann D:* Die Einstellung des Kindes zu seiner kieferorthopädischen Plattenapparatur. Fortschr. Kieferorthop. 28: 91—101 (1967).

11. *Dausch-Neumann D:* Die Motivation unserer kieferorthopädischen Patienten. Fortschr. Kieferorthop. 43: 29—37 (1982).

12. *Demisch A, Baumann H, Herren P:* Weitere Erfahrungen mit der psychologischen Typisierung an Hand des Lehrerfragebogens. Fortschr. Kieferorthop. 28: 81—90 (1967).

13. *Ehmer U:* Motivation zur kieferorthopädischen Behandlung aus der Sicht des Patienten und seiner Eltern in Beziehung zu objektiven Symptomen der Dysgnathie. Fortschr. Kieferorthop. 42: 441—450 (1981).

14. *Eismann D:* Schwerpunkte psychologisch-pädagogischer Patientenführung. Fortschr. Kieferorthop. 47: 190—193 (1986).

15. *Fields RS:* Influencing Patient Cooperation. J. Clin. Orthod. 14: 417—421 (1980).

16. *Fleischer-Peters A:* Der Patient, insbesondere das Kind, und seine Probleme bei der kieferorthopädischen Behandlung. Fortschr. Kieferorthop. 43: 3—7 (1982).

17. *Fleischer-Peters A, Scholz U:* Der Patient, insbesondere das Kind, und seine Probleme bei der kieferorthopädischen Behandlung. Fortschr. Kieferorthop. 43: 104—109 (1982).

18. *Gale EN, Carlsson SG, Eriksson A, Jontell M:* Effects of dentists' behavior on patients' attitudes. J. Amer. Dent. Ass. 109: 444—446 (1984).

19. *Gosney M:* An Investigation into some of the Factors Influencing the Desire for Orthodontic Treatment. Brit. J. Orth. 13: 87—94 (1986).

20. *Graf H, Ehmer U:* Die Mitarbeit der Patienten bei kieferorthopädischen Behandlungen. Fortschr. Kieferorthop. 31: 393—403 (1970).

21. *Huppmann G, Koch R, Witt E:* Zur Einstellung Jugendlicher gegenüber ihrer kieferorthopädischen Behandlung. Fortschr. Kieferorthop. 47: 91—106 (1986).

22. *Ingersoll B:* Psychologische Aspekte in der Zahnheilkunde. Quintessenz, Berlin 1987.

23. *Koller S, Droschl H:* Die kieferorthopädische Behandlung aus der Sicht der Patienten und deren Eltern. Öst. Z. Stomat. 73: 205—210 (1976) und 74: 62—73 und 428—440 (1977).

24. *Maj G, Squarzoni Grilli AT, Belletti MG:* Psychologische Untersuchung des in kieferorthopädischer Behandlung stehenden Kindes. Fortschr. Kieferorthop. 28: 65—74 (1967).

25. *Mummendey HD:* Die Fragebogen-Methode. Hogrefe, Göttingen 1987.

26. *Oliver RG, Knapman YM:* Attitudes to Orthodontic Treatment. Brit. J. Orth. 12: 179—188 (1985).

27. *Schaub R:* Workshop: Gesprächsführung in der Zahnmedizin. Unveröffentlichte Arbeitsunterlagen. Mainz, 1987.

28. *Scholz U:* Untersuchungen zur Behandlungsmotivation von Patienten der Kieferorthopädie unter Berücksichtigung psychosomatischer Zusammenhänge. Fortschr. Kieferorthop. 46: 27—43 (1985).

29. *Scholz U, Fleischer-Peters A:* Die Behandlungsmotivation als Teil menschlichen Handelns. Fortschr. Kieferorthop. 47: 177—184 (1986).

30. *Sergl HG, Klages U, Rauh C, Rupp I:* Psychologische Determinanten der Mitarbeit kieferorthopädischer Patienten — ein Beitrag zur Frage der Kooperationsprognose. Fortschr. Kieferorthop. 48: 117—122 (1987).

31. *Sergl HG, Furk E:* Untersuchungen über die persönlichen und familiären Schwierigkeiten der Patienten bei kieferorthopädischen Behandlungen, Teil I—III. Fortschr. Kieferorthop. 43: 207—215, 319—324, 345—351 (1982).

32. *Stahl A:* Probleme der Beurteilung herausnehmbarer und festsitzender Apparate durch den Patienten. Fortschr. Kieferorthop. 42: 463—466 (1981).

33. *Wilker FW, Huppmann G, Becker S:* Patientenmitarbeit (Compliance) in der Kieferorthopädie — eine Übersicht. Informationsdienst des IDZ Köln, 1987.

Das Arzt-Patient-Verhältnis in der Prothetik

Reinhard Marxkors, Münster

Die Anfertigung von Zahnersatz gehört unstrittig in den ärztlichen Bereich, es handelt sich sogar um eine höchst schwierige ärztliche Maßnahme und um eine höchst verantwortungsvolle ärztliche Aufgabe. Bei der Anfertigung von Zahnersatz geht es um das Einbringen künstlicher Organteile in den Organismus; nicht umsonst spricht man vom Kauorgan. Die Allgemeinmediziner und speziell diejenigen, die sich mit Transplantationen beschäftigen, mögen mir verzeihen, wenn ich bei ihnen eine gedankliche Anleihe mache. Welcher diagnostische Aufwand muß nicht in der Organtransplantation getrieben werden, um herauszufinden, ob man auch nur annähernd sicher sein kann, daß das körperfremde Transplantat nicht abgestoßen wird. Im ungünstigen Fall wird die Fremdmasse vom Körper eben nicht akzeptiert. Die Immunologie erarbeitet die Daten, die zu beachten sind, damit die Maßnahmen zum Erfolg führen. Im Bereich der Zahnmedizin muß der Patient als Ganzes den Ersatz akzeptieren. Und was tut der Zahnarzt, um herauszufinden, ob der Patient überhaupt in der Lage ist, dies zu tun? Zugegeben, die Adaptationsforschung steckt noch in den Kinderschuhen. Um so wichtiger ist es, daß man wenigstens jene Mittel ausschöpft, die uns schon zur Verfügung stehen. Dazu gehören die Anamneseerhebung, die Befunderhebung, die Beratung, die Führung des Patienten während der Behandlung und die Betreuung während der Adaptationsphase, alles Dinge, die im höchsten Maße in das Feld des Arzt-Patient-Verhältnisses fallen.

Stellt sich bei der **Anamneseerhebung** heraus, daß der Patient in jüngster Vergangenheit mehrfach ohne Erfolg behandelt wurde (Abb. 1), dann gilt es, die Ursache der Mißerfolge zu eruieren[7]. Dabei sollte man sich nicht vom Zustand der vorher gefertigten Prothesen fehlleiten lassen. Diese nämlich wurden zumeist mehrfach verändert. Jede Prothese hat

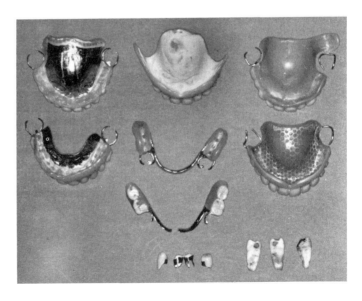

Abb. 1 Erfolglose Behandlungen im Zeitraum von 2 Jahren.

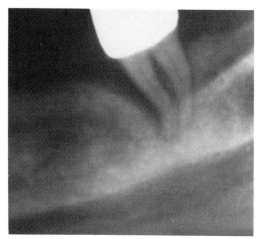

Abb. 2   Zustand ein Vierteljahr nach Überkronung.

ihre Historie, so hat *Müller-Fahlbusch*[7] formuliert. Man sollte eher daraus den Schluß ziehen, daß der Patient Adaptationsprobleme hat. Also muß man daran arbeiten, diese zu überwinden. Ein weiterer Mißerfolg in der Behandlung kann nicht nur als nutzlos angesehen werden, er verschlechtert auch die Chancen für die Zukunft. Die **Befunderhebung** hat mit großer Sorgfalt zu erfolgen[1, 2]. Man mag hier fragen, was denn die Befunderhebung mit dem Arzt-Patient-Verhältnis zu tun hat. Die Antwort ist: Was nützt es, wenn man dem Patienten zur Überkronung eines Zahnes rät, was im Hinblick auf den Substanzverlust durch Karies auch richtig ist, wenn der Zahn aber eine bis zum Apex reichende parodontale Tasche hat. Ein Vierteljahr nach einer in Abbildung 2 gezeigten Überkronung wurde die Patientin wegen unklarer Gesichtsschmerzen in die psychosomatische Sprechstunde überwiesen.

Beratung: In jedem Falle muß der Patient so weit aufgeklärt werden, daß er imstande ist, die Therapie mit zu entscheiden[4, 5]. Keine Maßnahme darf gegen sein ausdrückliches Einverständnis vorgenommen werden. Ist ein Lückengebiß zu versorgen, so kann die Beratung Zeit beanspruchen. Man muß dem Patienten die unterschiedlichen therapeutischen Möglichkeiten aufzeigen. Deren Vor- und Nachteile sind darzulegen. Es muß jeweils erklärt werden, was eine Konstruktion leisten kann und welche

Nachteile ihr anhaften. Auch über die Kosten muß gesprochen werden.

Summarisch gelten für die Beratung folgende Regeln:

○ Wenn jemand viele Fragen stellt, muß man viele Antworten geben.
○ Dem Unentschlossenen muß man bei der Entscheidungsfindung helfen.
○ Stellt man fest, daß der Patient desinteressiert ist oder die Erklärungen nicht versteht, kann man das Verfahren abkürzen.
○ Gewecktes Vertrauen darf nicht enttäuscht werden.

Hat man dem Patienten gewissenhaft die diskutierbaren Lösungen vorgestellt, kann selbst von außen das Arzt-Patient-Verhältnis nicht gestört werden, auch dann nicht, wenn z. B. ein Gutachter eine beantragte Konstruktion ablehnt und eine andere vorschlägt. Sofern diese vom Gutachter vorgeschlagene Lösung auch schon besprochen war, wird dadurch nur aufgezeigt, welchen Anspruch der Patient auf Grund seines Versicherungsverhältnisses hat. Lehnt aber der Gutachter ab, weil der Befund unzureichend erhoben wurde, verspielt der Zahnarzt sein Vertrauen.

Eigenwillige und starrsinnige Patienten sind oft schwierig zu beraten. Sie stimmen einer unstrittig notwendigen Therapie nicht zu. In solchen Fällen ist keine Indikation zur Behandlung gegeben, auch dann nicht, wenn sie für den Arzt sehr dringend erscheint.

Ein Beispiel soll dies verdeutlichen: Im Oberkiefer befinden sich nur noch wenige mit apikaler Ostitis behaftete Zähne. Sie sind nicht erhaltungswürdig. Die Extraktion der letzten Zähne und die Anfertigung einer totalen Prothese ist angezeigt. Der Patient aber hat Angst vor der totalen Prothese, weil er fürchtet, damit nicht zurechtzukommen. Er lehnt die Entfernung der letzten Zähne ab. Der Zahnarzt muß diese Ablehnung akzeptieren, auch dann, wenn die Aussicht besteht, daß der Patient nach einer intensiven Bedrängung widerwillig zustimmt. Würde der Zahnarzt eine befundgerechte, objektiv fehlerfreie Prothese anfertigen, und der Patient hätte auch nur die geringsten Adaptationsprobleme, würde der Zahnarzt als aufdringlich, fachlich schwach und geldgierig hingestellt werden[6].

Respektiert der Zahnarzt die primäre Ablehnung, arbeitet die Zeit für ihn. Stellen sich Schmerzen ein, reift beim Patienten der Wunsch, von den Störenfrieden befreit zu werden. Fertigt nun der Zahnarzt eine gleich gute Prothese an, und der Patient stellt fest, daß er besser zurechtkommt, als er befürchtet hatte, wird der Zahnarzt als Könner seines Fachs gelobt.

Wünschen Patienten Behandlungen, die der Zahnarzt medizinisch nicht für geboten hält, darf er sie nicht durchführen. Überhaupt muß der Zahnarzt bei der Beratung um eine nüchterne Einschätzung der fachlichen Möglichkeiten bemüht sein. Bei all den differenten Befunden darf man nicht vergessen, daß Unzufriedenheit häufig aus einer falschen Erwartungshaltung erwächst. Die Erwartungsweckung hinwiederum geht zumeist vom Zahnarzt aus und ist u. a. vom Umfang der Therapie abhängig. Ist nur ein kariöser Defekt zu füllen, baut der Patient über das, was vom Zahnarzt geleistet wird, hinaus keine sonderlichen Erwartungen auf. Er ist zufrieden, daß Kälte und Süßigkeiten nun keine Beschwerden mehr auslösen und daß sich keine Speisereste mehr festsetzen. Je umfangreicher aber die Restaurationen werden, desto größer werden die Erwartungen. Gerade bei der Therapiefindung geht es um das, was man heute Compliance nennt. Man muß sich den Patienten zum Komplizen machen. Man muß mit ihm durch dick und dünn gehen können. Das setzt Fairneß voraus, keine Übervorteilung, Ehrlichkeit. Befundgerecht das Notwendige gut tun, ist die hohe Kunst der Heilkunde.

Von den Kritikern der modernen Medizin wird immer wieder gefordert, der Arzt müsse mehr Zeit haben für den Patienten, müsse ihm zuhören, müsse auf ihn eingehen, kurz, der Patient müsse mehr Zuwendung erfahren. Das alles ist, wie meist bei Kritiken, nur halb richtig. Natürlich muß er zuhören, und dafür benötigt er Zeit. Natürlich muß er auf den Patienten eingehen, aber das alles kann auch ein Laie. Von einem Laien aber muß sich der Arzt sehr wohl unterscheiden. Er muß die Fäden des Handelns in der Hand behalten und das Gespräch steuern. Er muß zuhören, solange der Patient Fakten, Erlebtes berichtet, er muß keineswegs zuhören, wenn der Patient Theorien vorträgt. Der Arzt muß sich zwar auf den Schauplatz des

Eigentlichen begeben, aber er muß das distanziert tun, mit der Distanz nämlich, die einen Spezialisten von einem Laien unterscheidet. Ein Nichtschwimmer kann keinen Ertrinkenden retten. Stoppt aber der Arzt den Redeschwall des Patienten, dann wird er oft als unzugänglich und rüde apostrophiert. Die Unterbrechung muß daher mit Takt und Geschick erfolgen, etwa so: „Diese interessanten Ausführungen bringen mich auf die Frage . . ." Nun wird gefragt, wie es der Arzt für richtig hält, damit er sich sein Bild vervollständigen kann. Das Bild des Arztes in der Öffentlichkeit sollte nicht davon geprägt werden, daß er mit den Weinenden weint, sondern davon, daß er den Weinenden die Tränen nimmt.

Während der Behandlung sind Erläuterungen, warum etwas gemacht wird, sehr nützlich. Der gleiche Sachverhalt kann einmal zum Zerwürfnis, ein anderes Mal zur Anerkennung führen. Entfernt der Zahnarzt z. B. einem an einer Myoarthropathie leidenden Patienten einen Suprakontakt, der unzweifelhaft Ursache des pathologischen Geschehens ist, ohne Kommentar und ohne Erklärung der Zusammenhänge und verschwinden daraufhin die Beschwerden nicht, weil sich das Bruxieren in Schonhaltung längst verselbständigt hat, so wird der Zahnarzt nachträglich eine Schienentherapie vorschlagen. Der Patient aber hält diese „Nachbehandlung" für die Kaschierung einer Fehlleistung und wird mißtrauisch. Hat aber der Zahnarzt einem verständigen Patienten die notwendige Desorientierung vorher angekündigt, so wird ihm die Anerkennung nicht versagt, weil er das alles schon vorher gewußt hat. Das gleiche Tun führt kommentiert zum Erfolg, unkommentiert zum Mißerfolg!

Betreuung während der Adaptionsphase: Geht die restaurative Therapie dem Ende zu, so ist die Behandlung noch keineswegs abgeschlossen. Der Erfolg kann sich erst einstellen, wenn der Patient den Ersatz adaptiert hat. Dazu braucht er Zeit und oft auch professionelle Hilfe. Der Zahnarzt tut gut daran, auch für die Nachsorge Zeit einzuplanen, denn das Ende der restaurativen Therapie bedeutet im Arzt-Patient-Verhältnis eine ganz kritische Phase. Akzeptiert und adaptiert der Patient den Ersatz auf Anhieb, entstehen keine Probleme. Trägt er aber Beanstandungen vor, dann erweist es sich, ob der Zahnarzt menschlich der Situation gewachsen ist. Weder in der inneren Einstellung noch im Verhalten dem Patienten gegenüber darf die Vorstellung Platz haben: ,,Der Patient hat nichts, der Patient stellt sich nur an''. Eine solche Haltung könnte zwei gedankliche Wurzeln haben, nämlich: ,,der Patient kann nichts haben, weil ich die Sache gemacht habe'' oder ,,der Patient darf nichts haben, weil das nicht vorgesehen ist''. Vor beiden Denkweisen kann man sich schützen, wenn man sich folgendes vergegenwärtigt. Zu Beginn der Behandlung, als der Patient Beschwerden vortrug, die sicher nicht mit eigener Tätigkeit im Zusammenhang standen, hatte man keinen Zweifel an seiner Aussage. Als er die Arbeiten eines Vorbehandlers beanstandete, war man absolut mit ihm d'accord. Warum sollte der Patient nach der Behandlung ein anderer sein? Besser ist es, dies nicht anzunehmen, sonst könnte man die Veränderung auf die Behandlung zurückführen. Wenn man also zu Beginn der Behandlung den geklagten Beschwerden des Patienten entsprechende Befunde zuordnen konnte, dann darf man getrost davon ausgehen, daß er nach der Behandlung nicht ohne Grund klagt. Also sollte man mit aller Objektivität, zu der man als in die Sache Involvierter fähig ist, die eigene Arbeit überprüfen[3]. Anleitungen dazu sind vorhanden[8].

Zusammenfassung

Die Beratung stellt den zentralen Schlüssel zu einem guten Arzt-Patient-Verhältnis dar. Die Beratung ihrerseits ist nur möglich auf Grund einer sorgfältigen Anamneseerhebung und exakten Befunderhebung. Für die Beratung gelten folgende Regeln:

— Demjenigen, der viele Fragen stellt, muß man viele Antworten geben.
— Dem Unentschlossenen muß man bei der Entscheidungsfindung helfen.

— Der Vertrauende darf nicht enttäuscht werden.

Ohne Zustimmung des Patienten darf keine Behandlungsmaßnahme durchgeführt werden. Zustimmen kann der Patient nur, wenn er hinreichend aufgeklärt wurde.

Korrespondenzanschrift

Prof. Dr. Reinhard Marxkors
Abteilung für Zahnärztliche Prothetik A
Poliklinik und Klinik für Zahn-, Mund- und Kieferkrankheiten der Westf. Wilhelms-Universität
Waldeyerstraße 30
D-4400 Münster

Literatur

1. *De Boever JA:* Befunderhebung von voll- und teilbezahnten Gebissen. Referate ,,Prothetik heute'', Schriftenreihe der Zahnärztekammer Westfalen-Lippe 3: 57—61 (1989).

2. *Hedegard B:* Die Mitarbeit des Patienten — Ein Planungsfaktor. ZWR 88: 680—683 (1979).

3. *Figgener L:* Zahnarzt und Recht I. Die Sorgfaltspflicht. Zahnärztl. Mitt. 79: 1662 (1989).

4. *Figgener L:* Zahnarzt und Recht II. Die Aufklärungspflicht. Zahnärztl. Mitt. 79: 1781 (1989).

5. *Marxkors R:* Die Therapiefindung als Ergebnis eines aufklärenden Gespräches mit dem Patienten. Referate ,,Prothetik heute'', Schriftenreihe der Zahnärztekammer Westfalen-Lippe 3: 101—108 (1989).

6. *Müller-Fahlbusch H: Marxkors R:* Zahnärztliche Psychagogik. Hanser, München 1981.

7. *Müller-Fahlbusch H:* Wie erkenne ich die Problempatienten? Die Kunst der Anamneseerhebung. Referate ,,Prothetik heute'', Schriftenreihe der Zahnärztekammer Westfalen-Lippe 3: 135—139 (1989).

8. Arbeitsgruppe Qualitätssicherung in der Zahnmedizin: Definitionsphase. Würzburg 1988.

Arzt-Patient-Verhältnis in der Kiefer-Gesichts-Prothetik

*K. R. Rasche, Münster**

Regional begrenzte Tumorleiden im Kiefer- und Gesichts-Bereich erfordern die chirurgische Intervention als lokalen oder lokoregionalen Eingriff. Die Hilfestellung der Kiefer-Gesichts-Prothetik soll skizziert und dabei die Besonderheit des Arzt-Patient-Verhältnisses hervorgehoben werden, die aus der physischen und psychischen Belastung der Patienten resultiert.

Trotz offensichtlicher Fortschritte der Radiotherapie und der antineoplastischen Chemotherapie besteht auch heute Einigkeit darüber, daß die Krebserkrankungen im orofacialen Bereich am effektivsten radikaloperativ behandelt werden können (Radio- oder Chemotherapie oder deren Kombination kommen als adjuvante Therapien in Betracht). Ebenfalls herrscht Übereinstimmung, daß die Rekonstruktion resezierter Hart- und Weichgewebe auf chirurgischem Wege und damit eine Verbesserung der postoperativen Lebensqualität jedem anderen Verfahren vorzuziehen ist. Die Primärplastik ist aber oftmals wegen der Malignität, Rezidivgefahr oder Radiatio kontraindiziert; Allgemeinzustand sowie Umfang und Lokalisation des Operationsgebietes schließen darüber hinaus oft auch eine spätere, sekundäre Autoplastik aus. Daher bleibt immer eine größere Anzahl von Fällen nach Tumorradikaloperationen, deren Behandlung zum wesentlichen Teil der Kiefer-Gesichts-Prothetik obliegt.

Diese übernimmt damit eine komplexe und verantwortungsvolle Aufgabe — sind doch zwei wesentliche Ausdrucksmittel der zwischenmenschlichen Kommunikation betroffen: Gesicht und Sprache[2]. Ausgefallen sind zudem zwei vitale Funktionen: Kauen und Schlucken. Von der Kiefer-Gesichts-Prothetik erwartet man, daß sie die physiognomischen und phonetischen Dysfunktionen zumindest abmildert und

* Poliklinik für zahnärztliche Prothetik A (Direktor: Prof. Dr. R. Marxkors) der Westfälischen Wilhelms-Universität Münster

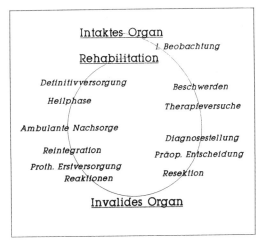

Abb. 1 Kreisschema des Krankheitsverlaufes und der Rehabilitation, modifiziert nach *Kobes* et al.[7]

den Verlust der Kau- und Schluckfunktion ausgleicht.

Die prothetische Behandlung erfolgt zu einem Zeitpunkt, zu dem der betroffene Patient bereits erhebliche körperliche und seelische Belastungen hinter sich hat. Man kann dies mit Hilfe eines Schemas deutlich machen (Abb. 1).

Da ist zunächst jene oft nicht genau datierbare **erste Beobachtung**, die der Patient häufiger als Begleitsymptom einer anderen Erkrankung (z. B. Erkältung, Grippe) fehldeutet. Therapeutische Selbstversuche wie auch eine gewisse Indolenz und Angst begleiten diese erste Beobachtung, bis größere Schmerzen auftreten oder die zunächst nicht weiter beachtete Funktionseinschränkung stört.

Leider, so zeigen viele Anamnesen, folgt der ersten Arzt-Konsultation nicht immer die gezielte effiziente Therapie. Dies gilt in besonderem Maße für diejenigen bösartigen, infiltrierend wachsenden Geschwülste, die an der Oberfläche oft nur als Erosion, Ulzeration und

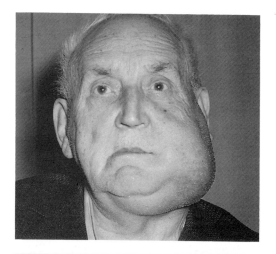

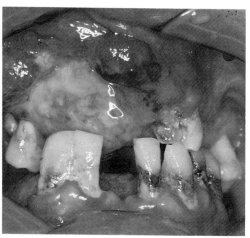

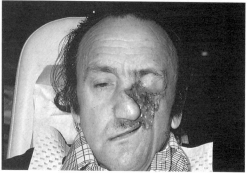

Abb. 2 Extrem großes pleomorphes Adenom der Glandula parotis.

Abb. 3 Carcinom des Alveolarfortsatzes.

Abb. 4 Unbehandeltes Basaliom (Ulcus terebrans).

Schleimhautwucherung erscheinen. Ein polypragmatischer Behandlungskatalog, (**Therapieversuche**), von Medizinern und Paramedizinern praktiziert, kennzeichnet diese Phase. Und die Patienten akzeptieren die allenfalls palliativen Maßnahmen, deren Harmlosigkeit sie mit derjenigen ihrer Erkrankung gerne gleichsetzen, bis **Beschwerden** und Funktionsstörungen unerträglich werden. Im Gegensatz dazu sind die expansiv wachsenden, knotigen oder knolligen Gewächse auch für den Laien frühzeitig als Geschwulst zu erkennen. Wenn trotzdem gelegentlich in Größe und Ausdehnung grotesk anmutende Geschwülste des Gesichtsschädels zur Beobachtung gelangen, dann entweder, weil es sich um nicht oder nur schwer zu behandelnde Geschwülste handelt, z. B. Neurofibrome, Angiome (Abb. 2), oder weil der Patient sich mit seinem ihm schicksalhaft erscheinenden Leiden abzufinden beginnt

(Abb. 3) oder — und das ist wohl der häufigste Grund — weil eine tiefverwurzelte Angst vor Diagnose und Therapie den Patienten, der Geschwulst gleich Krebs setzt, abhält, einen Arzt aufzusuchen, um Klarheit zu erlangen[1]. Trotz des Wissens oder zumindest der Ahnung, daß die Folgen der Angst die pathologischen Konsequenzen nur verschlimmern können, führen paradoxerweise erst unerträgliche Beschwerden und erhebliche Funktionsverluste den Patienten schließlich doch zum Arzt (Abb. 4). Die **Diagnose** trennt als biographische Zäsur Vergangenheit und Zukunft. Beide erscheinen in einem anderen Licht. In manchen Fällen melden sich Schuldgefühle, man habe für seine Gesundheit ganz allgemein zu wenig getan. In jedem Fall ist aber jeder Patient, der die Diagnose wie auch die chirurgischen Konsequenzen erfährt, einer dreifachen Belastung ausgesetzt.

Zum einen wird er mit einer lebensbedrohenden Krankheit konfrontiert und durch sie mit seiner Verletzbarkeit und Endlichkeit. Ein Bergmann sagte: ,,Es ist so, als wenn einem unter Tage die Lampe weggenommen wird."[12] Zum anderen sind es die Behandlungsfolgen, die ein Aufklärungsgespräch zwar nur schematisch aufzeigen kann. Dennoch wird die tumorspezifische Belastung bei Patienten mit Kiefer-Gesichts-Tumoren besonders deutlich. Die intraorale, z. B. palatinale Tumorexstirpation wird auffällig die Sprache stören, die extraorale Resektion auffälliger das Gesicht versehren. Damit verliert der Patient jene elementaren Funktionen, die ihn sonst vor der dritten Hauptbelastung bewahren oder diese zumindest abmildern könnten: Diese liegt in seiner Angst, angesichts der für jedermann erkennbaren Folgen nicht nur mit der eigenen Selbstunsicherheit, sondern mit der Unsicherheit, dem Erschrecken, dem Zurückweichen anderer konfrontiert zu werden.

Von einer Stunde zur anderen fühlte sich der 40jährige Personalreferent, der Krebsdiagnose gegenübergestellt: ,,total isoliert, wie wenn man auf der Straße geht und man ist von den anderen durch eine Mauer getrennt". Diese Trennung empfindet der Patient nicht erst auf der anonymen Straße, sondern erlebt seine Isolation schon vorher, wenn sich das Aufklärungsgespräch auf den Lokalbefund konzentriert und wenn histologische Resultate die ausschließlichen Kriterien für eine **präoperative Entscheidung** liefern.

Grundvoraussetzung sowohl für die präoperative als auch für eine postoperative **Konfliktbewältigung** ist eine ausführliche **Aufklärung** und realistische **Vorbereitung** des Patienten. Er muß das Ausmaß des Eingriffes sich vorstellen können und wissen, worauf er sich einläßt und muß die Möglichkeit einer Entscheidung auch gegen die vorgeschlagene Behandlung haben. Das Gespräch ist daher nicht nur unbedingt notwendige Informationsquelle, es ist zugleich Kontaktaufnahme und damit wesentliche Entstehungsbedingung eines tragfähigen Arzt-Patient-Verhältnisses[9]. Hier liegt es in der Hand des behandelnden Arztes, mit seiner Mitteilung an den Patienten nicht nur aufklärend tätig zu werden. Der Begriff der Psychagogik kommt dabei ins Spiel. Indem er den Patienten als Leib-Seele-Einheit berücksichtigt[8], ergibt

sich eine ganzheitliche Behandlung, welche die individuellen Bedürfnisse und Möglichkeiten integriert. Indem der Patient erfährt, daß seine Belange zum Maßstab ärztlichen Handelns werden, ist es ihm einerseits möglich, aktiv an der Therapie mitzuarbeiten, was ihn andererseits darin bestärkt, die soziale und emotionale Bewältigung der Probleme leisten zu können. Aktive Mitarbeit an der Therapie, ein positiv erlebtes Verhältnis zu den behandelnden Ärzten sowie die Fähigkeit zur Äußerung der Gefühle bewältigen die krankheitsassoziierten Probleme und bedeuten eine günstige Prognose[6]. Patienten, die sich nur passiv fügen, alles fatalistisch über sich ergehen lassen, sich frühzeitig selbst aufgeben, stören zwar nicht den Behandlungsablauf, sie scheinen aber eine ungünstige Prognose zu haben. Ein wesentlicher Aspekt ist die Einbeziehung der Angehörigen in die Behandlung. Sie dient von Anfang an sowohl den Familienangehörigen, ihrerseits mit den Problemen fertigzuwerden, als auch der Mobilisierung der familiären Hilfe und Unterstützung für den Patienten. Der von der Familie und der Gesellschaft wenig gestützte Patient wird eher entmutigt und versäumt es, angemessene Lösungskonzepte für sich zu entwickeln. In derartigen Fällen tritt an die Stelle der Selbstgestaltung die Intensivierung des Arzt-Patient-Verhältnisses.

In diesem Vorfeld sollte der Chirurg nicht der alleinige Berater sein, sondern er sollte den Prothetiker als Konsiliarius hinzuziehen. Durch das so gebildete Team erhält der Patient einen Überblick über die möglichen prothetischen Nachsorgemaßnahmen. Zugleich hat der Prothetiker die Chance zur Kontaktaufnahme, zur eigenen Information und zur prächirurgisch-prothetischen Vorbereitung der Behandlung, ihrer zeitlichen Abstimmung mit Planung der labortechnischen Terminabfolge. Häufig fehlt eine solche Zusammenarbeit zwischen Chirurgie und Prothetik. In diesem Fällen sollte der chirurgisch tätige und im Vorfeld beratende Arzt die Grenzen der Kiefer-Gesichts-Prothetik und der Epithetik kennen.

Es kann fatal und dem gerade gefaßten Vertrauen des Patienten abträglich sein, wenn ihm falsche Versprechen gemacht werden, die den Prothetiker als ,,personifizierte Hoffnung"[7] erscheinen lassen oder als ,,therapeutischen Zauberer". Zweifelsohne bedeutet es eine

Erleichterung für den Patienten, zu erfahren, daß die postoperative Situation prothetisch verbesserbar ist. Mit Versprechungen sollte man allerdings vorsichtig sein. Leichtfertige Versprechungen wecken Erwartungen und Vorstellungen, die zu erheblichen Hypotheken auswachsen, mit denen belastet der Prothetiker die postoperative Behandlung aufnimmt.

Angst und Ungewißheit vor dem Tumor, Leiden und Schmerzen bis zur Tumorexstirpation, sowie das Erleben der Operationsfolgen mit dem Wegfall der vitalen Kau- und Schluckfunktion und dem Verlust der Sprache oder dem sprichwörtlichen „Gesichtsverlust", zumindest eines Gesichtsteils, begleiten den Patienten bis zu seiner Wiederherstellung durch die kiefergesichts-prothetische Behandlung.

Als **Reaktionsfolgen** auf diese bis hierher durchgemachten körperlichen und seelischen Belastungen würde man Depression, emotionale Labilität, also gesteigerte Empfindlichkeit und Empfindsamkeit erwarten. Diese Erwartung erscheint auf den ersten Blick konsequent. Wenn nämlich schon die fragwürdige Biotoleranz eines kommentarlos applizierten Füllungsmaterials, wie z. B. Amalgam, Phobien auslösen kann, Fehlform bzw. -farbe einer Frontzahnkrone einen Thersiteskomplex bewirken kann und Totalprothesen ungewollte Insignien des Alterns bedeuten können, wie mag erst der Tumor-Patient auf seinen Zustand reagieren? Während die im Vergleich zu der gravierenden pathologischen Destruktion nahezu banal erscheinende allgemein-zahnärztiche Manipulation der potentielle Kristallisationskeim einer psychosomatischen Beteiligung und sogar existentielle Bedrohung sein kann („mit den Kronen bin ich total unglücklich", „mit solchen Prothesen kann ich nicht leben!"), zeigt sich indessen bei den Patienten, deren Existenz in der Tat gefährdet war, eine erstaunlich milde Reaktion.

Weder kam es zu den erwarteten Folgen, noch zeigten sich Trauer, Ärger, Feindseligkeit oder Aggressivität. Die Reaktion war vielmehr Ausdruck von Hoffnung, Vertrauen zum anderen und Zutrauen in die eigene Fähigkeit. Die Gründe hierfür sind individuell unterschiedlich, aber basieren in jedem Fall auf einer validen Vorbereitung, die den Betroffenen an den Entscheidungen aktiv beteiligte und ihn sachlich über Rekonstruktionsmöglichkeiten aufklärte.

Dadurch wurde nicht nur die positive Reaktion, sondern auch die Kondition für eine postoperative Rehabilitation begünstigt.

Diese kann eigentlich nichts anderes tun als den Status quo der erheblichen Funktionsverluste zu verbessern. Damit ist sie gleichsam der „Silberstreifen" am Horizont, der von einer latenten Existenznot ablenkt und Hoffnung verankert. Rehabilitation bedeutet dabei mehr als nur figürliche Wiederherstellung und mehr als nur alloplastische Nachahmung resezierter Hart- und Weichgewebestrukturen. Sie erfordert auch die „seelische Inkorporierung"[4] der prothetischen Behandlungsmittel. Diese setzt die Bereitschaft und die Fähigkeit des Patienten voraus, die Prothese nicht nur als „Fremdkörper" zu dulden, sondern sie als einen für ihn unentbehrlichen Teil zu akzeptieren[19].

Hierbei spielt das Verhältnis des Prothetikers zu seinen Patienten eine wesentliche Rolle. Das bringt wiederum die Psychagogik ins Spiel. Versprechungen wie „es wird schon werden", vermitteln wenig Hoffnung. Ein „Überlassen Sie es uns und wir werden das schon machen" lähmt die Eigeninitiative des Patienten[7]. Das Eigenlob des Protagonisten „da sind wir schon mit ganz anderen Sachen fertiggeworden" relativiert zwar die Operationsfolgen, aber riskiert die Diskrepanz zwischen momentaner Hoffnung und späterer Realität. Stattdessen sind differential-therapeutische Möglichkeiten darzustellen, deren jeweiliger klinisch-technischer und zeitlicher Aufwand aufzuzeigen und deren unterschiedliche Prognose abzuwägen. Dabei sollte man Begriffe vermeiden, die den Zustand des Patienten negativ kommentieren, und jene Termini aus seinem Repertoire streichen, die sowohl die Behandlung als auch deren Mittel entwerten. Die Begriffe „Tumor, Krebs" erinnern an die Bösartigkeit der Geschwulst. Ein Engländer sagte dazu: „The word cancer is like a death certificate." Die Begriffe „Defektpatient, Defektprothetik" assoziiert der Betroffene allzu leicht mit „kaputt, beschädigt, zerstört". Formulierungen wie „Entarteter, Entstellter" brandmarken den Gesichtsversehrten, stellen, entstellen aus der Gesellschaft. Wer dagegen von Krankheit und Operationsfolgen, von Kiefer-Gesichts-Versehrten und Kiefer-Gesichts-Prothetik, von Gesichtsversehrten und Epithetik spricht, der beschreibt nur und wertet nicht[10]. Das Gespräch über Therapie, Konsequenzen und Prognose beansprucht nicht viel Zeit, es vermittelt dem Patienten aber das Gefühl, an der Entscheidung zur jeweiligen Maßnahme mitbeteiligt zu sein. So wird der Patient nicht nur aus dem Stand des passiv Behandelten zu dem des aktiv Entscheidenden gehoben. Die frühere Unterordnung avanciert damit zur heutigen Arzt-Patient-Partnerschaft (Abb. 5). Innerhalb dieser Allianz werden Entscheidungskriterien offen mitgeteilt und die therapeutischen Mittel nicht zur Zwangsjacke einer ärztlichen Bevormundung und Oberhoheit, die den Patient gängelt und entmündigt.

Der Patient wird als Aussätziger stigmatisiert oder als Infektiöser behandelt. Krebs ist nicht ansteckend und daher reichen die üblichen Hygienemaßnahmen.

Die Chance für eine solche Allianz verspielt der Arzt, wenn er sich durch übertriebene Hygienemaßnahmen vom Patienten distanziert.

Die Akzentuierung des Arzt-Patient-Verhältnisses bedeutet allerdings keine Graduierung, die die Compliance bevorzugt, die klinisch-medizinischen und labortechnischen Maßnahmen aber hintansetzt! Die klinische Wirkung und die technische Brillanz, so optimal sie auch sein mögen, werden aber paralysiert oder gar in das Gegenteil verkehrt, wenn durch ein schlechtes Arzt-Patient-Verhältnis sich starke emotionale Kräfte dagegen richten. Andererseits können praktische Fehler ebenso wie technische Mängel die Ursachen für das Ausbleiben einer Adaptierung des Ersatzes sein. Der Satz: ,,Der Mensch gewöhnt sich an alles!'' gilt eben nur mit Einschränkungen. Die Konsequenz darf daher keine andere sein als ärztliche Sorgfalt, labortechnische Akribie und Nachsorge, die den Patienten nicht sich selbst überläßt, sondern begleitet und betreut. Diese Forderungen, die nicht oft genug auch für die tägliche Praxis erhoben werden können, gelten ganz besonders für die Kiefer-Gesichts-Prothetik.

So vielgestaltig wie die Resektionsfolgen selbst sind auch die Methoden ihrer Kompensation mit prothetischen Mitteln. Für das Vorgehen der **Erstversorgung** aber gelten einige andere feste Regeln. So steht die Wiederherstellung der Vitalfunktion der Nahrungsaufnahme an erster Stelle. Zumeist ist diese Forderung mit der der Bildung einer zumindest verständichen Sprache kombiniert. Dies bietet dem Patienten nach seiner Entlassung aus dem Krankenhaus

GESTERN	HEUTE
ZAHNARZT	
I	ZAHNARZT – PATIENT
Patient	

Abb. 5   Verändertes Arzt-Patient-Verhältnis.

die Voraussetzung, daß er die nötige Sicherheit im täglichen Umgang mit gesunden Menschen wieder erhält und dadurch seine **Reintegration** in die vertraute Umwelt erfährt. Die folgende Bilderserie zeigt beispielsweise Möglichkeiten der Erstversorgung, die den oben genannten Forderungen ebenso entsprechen wie dem Gebot der Minimalisierung von Reizen im Wundgebiet (Abb. 6 bis 10).

Grundvoraussetzung für die **definitive Versorgung** ist die Belastbarkeit der Wunde, d. h. ihre abgeschlossene Bedeckung mit gesundem Granulationsgewebe (Abb. 11 und 12). Allerdings kann auch mit der endgültigen Versorgung nie eine Restitutio ad integrum erreicht werden. Das liegt in der Körperfremdheit der Werkstoffe begründet, aus dem die Prothese hergestellt wird.

Für Arzt und Patient ist es notwendig, sich dessen bewußt zu sein und darüber hinaus im klaren zu sein, daß es sich bei der Prothese wie auch bei der Epithese um einen Ersatz handelt, der in seiner Effizienz immer hinter der der **gesunden** natürlichen Gewebestruktur zurückbleibt. Der Ersatz ist jedoch weder Malus noch Minus, wenn er pathologisch destruiertes, deshalb reseziertes Gewebe ausgleicht. Ein im Bezug auf überzogene Erwartungen negatives Behandlungsergebnis weckt Mißtrauen, bringt Verunsicherung, beeinträchtigt das Behandlungsklima und gefährdet damit die Rehabilitation.

Was der Patient von der prothetischen Behandlung erwartet, ist, abhängig vom Alter, recht unterschiedlich.

Der **jugendliche Patient** mit einer Kiefer- oder Gesichts-Versehrung erfährt nicht allein diesen

95

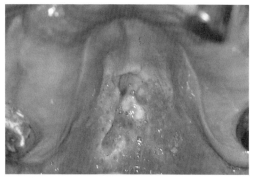

Abb. 6 Palatinales Plattenepithel-Carcinom.

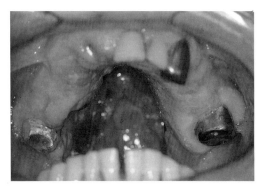

Abb. 7 Breitbasige Palatumexstirpation.

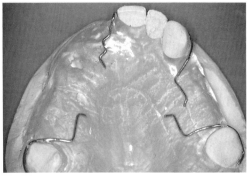

Abb. 8 Präoperativ vorbereitete, klammerverankerte Kunststoffplatte auf dem Situationsmodell.

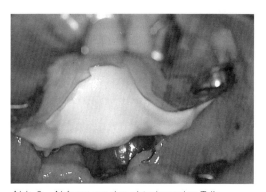

Abb. 9 Abformung des obturierenden Teils.

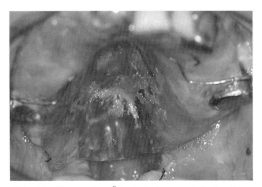

Abb. 10 Temporäre Überbrückungsplatte in situ.

Schaden, sondern wird in seiner Entwicklung (Anerkennung der eigenen Körperlichkeit, emotionale Unabhängigkeit von den Eltern, Aufbau sozialer Kompetenzen, berufliche Orientierung) behindert. Jugendliche machen eine konkurrierende Auseinandersetzung zwischen dem idealen und dem realen Körperbild durch. Die Existenz von Wunsch und Wirklichkeit bereitet keine Probleme, solange die Differenz zwischen beiden „Imaginationen des Selbst"[5] nicht zu groß ist und der Jugendliche über ein im Grunde positives Selbstkonzept verfügt. Ein Schaden aber, der als orofaziale Versehrung für jedermann erkennbar ist, vergrößert die Differenz zwischen idealem und realem Körperbild und führt zu seelischem Ungleichgewicht.

Auch der **erwachsene Krebspatient** hat es nicht leicht, den „Vollzug der eigenen Zukunft"[5] zu bewältigen. Dieses bedeutet für den Patienten sowohl in der Familie als auch im weiteren Umfeld Streß. Nicht selten führt dessen Überwindung entweder zu einem dienstlichen Aktionismus, der in seiner Rigidität schon fast

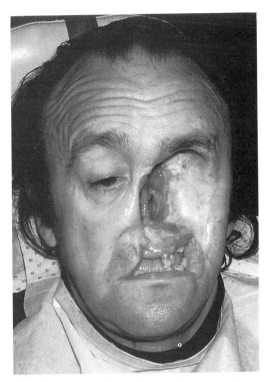

Abb. 11 Totalresektion eines Ulcus terebrans (s. Abb. 4).

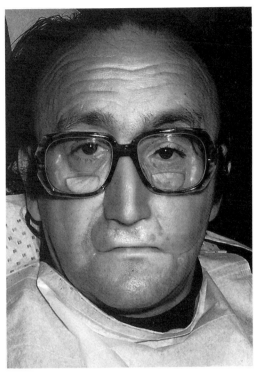

Abb. 12 Prothetisch-epithetische Definitivversorgung.

abstößt, oder zu einem privaten Egoismus, der die Familie zum Dienstboten der Krankheit macht. Daher sollte das ärztliche Gespräch auch die Situation klären, in welcher sich der Patient mit sich und seiner Umwelt auseinanderzusetzen hat.

Von den **alternden Patienten** glaubt man, daß sie mehr ertragen könnten. Diese Vorstellung ist verkürzt. Die Patienten besitzen meistens nicht mehr die Möglichkeit, körperliche Versehrungen z. B. durch berufliche Mehrleistung oder konsequente Selbstwertsteigerung zu kompensieren. Als Alternde fühlen sie ihr soziales Prestige ohnehin vernachlässigt und als kranke Alternde fürchten sie nun den gänzlichen Verlust irgendwelcher sozialen Resonanz.

Der Prothetiker ist derjenige in dem Ärzteteam, der schon wegen der klinisch-technischen Prozedur die meiste Zeit für den Patienten aufbringt. Ihm fällt daher die Hauptaufgabe psychagogischer Bedeutung zu.

Zusammenfassung

Die Kiefer-Gesichts-Versehrung, zumeist Folge raumgreifender und penetrierender Tumorerkrankungen und deren radikal-chirurgischer Exstirpation, erschüttert das Lebenskonzept des Betroffenen und belastet ihn in physischer wie in psychischer Hinsicht. Schon in der präoperativen, erst recht in der Phase nach der Tumorresektion erhält das Arzt-Patient-Verhältnis eine besondere Bedeutung für die Kiefer-Gesichts-Prothetik, die mit alloplastischen Mitteln die Operationsfolgen weitestgehend zu kompensieren versucht und damit auch psychologische Hilfe sein soll. Eine klinisch-medizinische Prozedur sowie deren technische Transformation, die sich nur auf die Kompensation des „Schadens" konzentrieren, leisten zwar eine Restauration, aber noch keine Rehabilitation. Zur Erreichung der Rehabilitation im Sinne sozialer Reintregration spielt das Arzt-Patient-Verhältnis eine große Rolle.

Korrespondenzanschrift:

OA Dr. K. R. Rasche
Poliklinik für Zahnärztliche Prothetik A
Universitäts-Zahn-Mund-und-Kieferklinik
Waldeyerstraße 30
D-4400 Münster

Literatur

1. *Becker R, Marxkors R:* Chirurgische und prothetische Behandlung eines extrem großen, pleomorphen Adenoms des Oberkiefers. Dtsch. Zahnärztebl. 21: 424—429 (1967).

2. *Becker R, Marxkors R:* Die Behandlung der Lippen-, Kiefer- und Gaumenspalten und die Aufgaben des Zahnarztes. In: *Haunfelder D, Hupfauf L, Ketterl W, Schmuth G* (Hrsg): Praxis der Zahnheilkunde, Bd. IV, E 3. Urban & Schwarzenberg, München 1978, S. 1.

3. *Gillis RE Jr:* Psychologic Implications of Patient Care. In: *Laney WR* (ed): Maxillofacial Prosthetic Postgraduate Dental Handbook Series, Vol. 4. PSG Publishing Company, Littleton/Massachusetts 1979.

4. *Götte H:* Die prothetische Versorgung von Oberkiefer-Gesichtsdefekten durch Kombination von Resektionsprothese und Epithese. Dtsch. Zahnärztl. Z. 10: 220 (1955).

5. *Gutezeit G:* Antizipierte psychische Betroffenheit durch Frontzahnschäden. Dtsch. Zahnärztl. Z. 40: 1254—1259 (1985).

6. *Helmkamp M, Paul H:* Psychosomatische Krebsforschung. Eine kritische Darstellung ihrer Ergebnisse und Methoden. Bern 1984.

7. *Kobes LWR, Westerhoff D, Kluge W, Schäfer M, Peper J:* Der Defektpatient in der Enthospitalisierungsphase. Dtsch. Zahnärztl. Z. 41: 1228—1231 (1986).

8. *Müller-Fahlbusch H:* Zahnärztliche Psychagogik. ZWR 15: 675—680 (1979).

9. *Müller-Fahlbusch H, Sone K, Struckmeyer D:* Ganzheitliche und mehrdimensionale Diagnostik und Therapie in der Zahnheilkunde. Dtsch. Zahnärztl. Z. 39: 194—198 (1984).

10. *Schwanitz HJ:* Der gesichtsversehrte Mensch in der Geschichte. In: *Ehring F, Drepper H, Schwenzer N* (Hrsg): Die Epithese zur Rehabilitation des Gesichtsversehrten. Quintessenz, Berlin 1985, S. 13.

11. *Stöckinger G:* ,,Ein gnadenloses Zuviel an Therapie''. Krebsbehandlung — Teil III: Kein Fortschritt bei Organkrebsen, Mängel bei der Schmerzbekämpfung. Der Spiegel 41: 138 (1987).

12. *Strittmatter G:* Psychoonkologische Aspekte bei Patienten mit Tumoren im Kopf-Hals-Bereich. Vortrag auf dem 19. Deutschen Krebskongreß vom 28. 2. bis 5. 3. 1988 in Frankfurt.

Psychologische Aspekte bei Patienten mit implantatgetragenem Zahnersatz

W. Blickle[1], H. Niederdellmann[1], W. Nöldner[2], I. Schönberner[1], Regensburg

Einleitung

Auf Grund der höheren Lebenserwartung und allgemein steigenden Ansprüchen der Bevölkerung gewinnen neue zahnmedizinische Behandlungsmaßnahmen zunehmend an Bedeutung. Dies gilt in besonderem Maße für die dentale Implantologie, die die Experimentierphase verlassen hat, und vielfach einen sicheren Prothesenhalt oder die Vermeidung eines herausnehmbaren Zahnersatzes ermöglicht. Dadurch können neben funktionellen Ansprüchen auch psycho-sozialen Aspekten bei der prothetischen Behandlung vermehrt Rechnung getragen werden. Wegen der Bedeutung der Zähne für Physiognomie und Sprache kann Zahnverlust bzw. Zahnersatz zu Attraktivitätsverlust und oft auch zum Gefühl des Alterns führen. Damit verbundene Scham- und Minderwertigkeitsgefühle reichen hin bis zum depressiven Syndrom. *Blomberg*[2] spricht sogar von einer ,,psychologischen Indikation'' dentaler Implantate.

Durch die folgende Untersuchung sollte festgestellt werden, wie Patienten die implantologisch-prothetische Versorgung subjektiv beurteilen, und welche Konsequenzen sich aus dieser noch jungen Behandlungsform für das Arzt-Patienten-Verhältnis ergeben.

Methodik

Im Rahmen unserer Implantatsprechstunde wurde an Hand eines Fragebogens Motivation zur Implantation, Aufklärungsgrad, Hygienebewußtsein, Bewertung der Invasivität des operativen Eingriffes, subjektive Beurteilung der implantologisch-prothetischen Versorgung und die Bereitschaft zur Nachkontrolle eruiert. Bei den einzelnen Fragen wurden Grading-Skalen angewandt oder Antworten zum Ankreuzen vorgegeben. Teilweise stand auch Freiraum für individuelle Antworten zur Verfügung.

Zur Interpretation der Ergebnisse wurde das Patientenkollektiv in drei Gruppen entsprechend der Indikation aufgeteilt:

1. Funktionsverbesserung der Prothese (Gruppe A)
2. Vermeidung eines herausnehmbaren Zahnersatzes (Gruppe B)
3. Alternativ zu konventionellen prothetischen Versorgungen (Gruppe C)

Ergebnisse

Bei 36 nachuntersuchten Patienten, 17 Männern und 19 Frauen, wurden insgesamt 84 Implantate inseriert, 63 im Unter- und 21 im Oberkiefer. Die Altersverteilung zeigte Spitzen in der 4., 6. und 7. Lebensdekade mit einem Durchschnittsalter der drei Indikationsgruppen von 60,3 (A), 40,6 (B) und 31,2 Jahren (C).

Bei drei Patienten gingen zusammen fünf Implantate während der Einheilungsphase und zwei in der Funktionsphase verloren. Die Mißerfolgsquote errechnet sich somit mit 8,3%, wobei die durchschnittliche Liegedauer 24,6 Monate betrug (Tab. 1). Die prothetische Versorgung lag durchschnittlich 19,5 Monate zurück, und der am längsten eingegliederte Zahnersatz war 60 Monate in situ. Die durchgeführten Behandlungen deckten sämtliche Indikationsbereiche der oralen Implantologie ab (Tab. 2).

Motivation zur Implantation

Auf die Möglichkeit einer Implantation wurden 81 % durch den behandelnden Zahnarzt hinge-

---

[1] *Klinik und Poliklinik für Mund-, Kiefer- und Gesichtschirurgie (Direktor: Prof. Dr. Dr. H. Niederdellmann) und*
[2] *Lehrstuhl für Psychologie (Direktor: Prof. Dr. D. Rüdiger) der Universität Regensburg*

Tab. 1   Implantationen.

	A	B	C	Gesamt
Oberkiefer	12(—5)	0	9	21
Unterkiefer	48(—2)	12	3	63
Gesamt	60(—7)	12	12	84(—7)
Implantate pro Pat.	2,9	1,7	1,5	2,3

Mißerfolgsquote: 8,3%

Tab. 2   Indikation zur Implantation.

Patienten		Indikationen
Gruppe A	20	17 × zahnloser Unterkiefer
		3 × teilbezahnter Oberkiefer
Gruppe B	7	8 × Freiendsituationen
		1 × Einzelzahnersatz
Gruppe C	9	10 × Einzelzahnersatz
		1 × Schaltlücke

Tab. 3   Motivation zur Implantation.

	A (20)	B (7)	C (9)	Gesamt (36)
Prothesenhalt verbessern	19	—	—	19
Herausn. ZE vermeiden	—	7	3	10
Zähne nicht beschleifen	—	2	6	8
eigene Zähne entlasten	3	3	2	8
ästhetische Gründe	8	2	3	16
Brechreiz	1	—	—	1

wiesen. 5% wurden allein durch Mundpropaganda und 14% durch Medien auf Implantate aufmerksam.

Die Motivation zur Implantation war in den drei Gruppen erwartungsgemäß von unterschiedlichen Faktoren abhängig. In Gruppe A wurde von 85% die Bedeutung der Kaufunktion, von 80% die Sprachfunktion und von 70% die Ästhetik in den Grading-Skalen mit 1 oder 2 gewertet. Gleich hohe Bedeutung wurde den entsprechenden Faktoren in der Gruppe B von 100% und je 71% beigemessen. In Gruppe C waren ästhetische Gründe bei 78%, die Sprachfunktion bei 56% und die Kaufunktion bei 44% maßgebend.

Bei differenzierter Fragestellung nach der Bedeutung einzelner Faktoren für die Entscheidung zur Implantation, wobei Mehrfachnennungen möglich waren, wurde in den Gruppen B und C die Vermeidung eines herausnehmbaren Zahnersatzes primär genannt (Tab. 3). Weitere Motivation war die Verbesserung des Prothesenhalts für 95% der Prothesenträger und die Schonung der Nachbarzähne für zwei Drittel der Gruppe C. Reaktionen nahestehender Personen waren bei 44% mitentscheidend beim Entschluß zur Implantation.

Aufklärungsgrad und Erwartungshaltung

Die Erwartung an die implantologische Behandlung konnten bei 86% erfüllt oder übertroffen werden. Unzufriedenheit war auf noch zu geringen Prothesenhalt, frühzeitigen Implantatverlust oder ästhetische Mängel zurückzuführen. Der Behandler begegnete jedoch bei einem Drittel der Patienten, unabhängig vom Kollektiv, besonderen ästhetischen Erwartungen an die implantologische Versorgung. Sofern anatomische Gegebenheiten den prothetischen Erfordernissen diesbezüglich nicht entsprechen, und konventionell-prothetische Versorgungen gleiche oder bessere ästhetische Ergebnisse erwarten lassen, muß dies bei der Aufklärung der Patienten insbesondere der Gruppe C berücksichtigt werden.

Das Aufklärungsgespräch trägt neben Informationsvermittlung über Implantat und Operation wesentlich zur Schaffung eines Vertrauensverhältnisses zwischen Patient und Behandler bei. Die Bedeutung dieses Gesprächs bestätigt sich in unserer Befragung, in der 89% dieses forderten und nur 8,3% dies als nicht befriedigend empfanden. Ein Drittel der Patienten wünschte sich weitere Informationen in Form von Bildern oder Broschüren.

64% empfanden nach dem Aufklärungsgespräch weniger oder gar keine Angst mehr vor dem operativen Eingriff. 8% hatten hingegen mehr Angst, den Eingriff vornehmen zu lassen. Vier Patienten fühlten sich über eventuelle Komplikationen nur ungenügend aufgeklärt.

Tab. 4   Subjektive Beurteilung der implantologisch-prothetischen Behandlung (in Prozent).

	Gesamt	Ja Gruppe A/B/C	Nein	Weiß nicht/ unverändert
Aufwand gelohnt	94	95/100/89	—	6
Implantation nochmals	92	90/100/89	8	—
Erwartungen erfüllt	86	85/100/78	14	—
Fühlen sich besser	89	100/100/56	11	—
Sicherer im Alltag	81	100/86/33	5	14
Aussehen verbessert	83	95/71/77	—	17

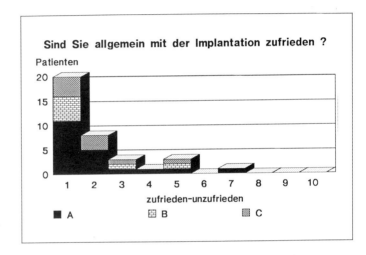

Abb. 1   Zufriedenheitsgrad der Patienten (Grading-Skala).

Beurteilung des operativen Eingriffes

Insgesamt wurden 37 operative Eingriffe durchgeführt, wovon fünf wegen allgemeinmedizinischer Risikofaktoren bzw. notwendiger Intubationsnarkose stationär vorgenommen wurden. Die Anzahl der Implantate als Maß für die Invasivität des operativen Eingriffs lag zwischen einem und fünf Implantaten, wobei im Mittel 2,3 Implantate inseriert wurden.

Mit dem Verlauf des operativen Eingriffs waren 97 % zufrieden oder sogar sehr zufrieden. 61 % empfanden die Operation weniger schlimm als erwartet bis harmlos und 11 % schlimmer als erwartet. 92 % würden den Eingriff nochmals durchführen lassen. Allerdings reduzierte sich die Anzahl nach eventuellem Verlust des Implantates auf 78 %. Als Grund wurde nie der operative Eingriff als solcher genannt, sondern Unzufriedenheit mit der prothetischen Versorgung, den aufwendigen Nachkontrollen, der Röntgenbelastung und nicht zuletzt den Kosten.

Subjektive Bewertung der implantologisch-prothetischen Behandlung

Die Mehrzahl der Patienten war mit der gesamten Behandlung überaus zufrieden, und 94 % waren der Meinung, daß sich der „Aufwand" gelohnt habe (Tab. 4, Abb. 1).

In Gruppe A und B bewerteten fast alle Patienten die Faktoren Kauen, Sprechen und Aussehen mit „gut" bis „sehr gut", wobei nur 3 Patienten der Gruppe B Sprache und Aussehen als unverändert empfanden. Im gleichen

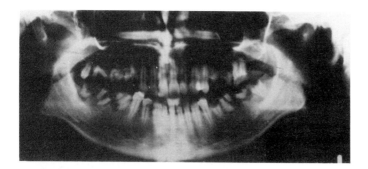

Abb. 2 Röntgenbefund präoperativ (29, weibl.).

Tab. 5 Selbsteinschätzung der Mundhygiene.

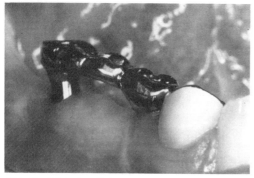

Abb. 3 Klinischer Befund 2 Jahre post implantationen.

	A (20)	B (7)	C (9)	Gesamt (n=36)
vor Implantation:				
gut	4	1	4	9
mittelmäßig	13	5	4	22
schlecht	3	1	1	5
nach Implantation:				
gut	15	6	7	28
mittelmäßig	5	1	2	8
schlecht	—	—	—	—

Sinne votierte die Mehrzahl der Gruppe C, obwohl hier die Tendenz eher in Richtung einer neutralen Einschätzung ging, d. h., daß sich durch die Implantation wenig geändert hätte. Auffällig war die positive Einschätzung des Aussehens bei den Prothesenträgern, da dies sicher implantatunabhängig ist. Anscheinend fühlten sich die Patienten durch den festeren Prothesenhalt allgemein sicherer, wodurch eine bessere Bewertung des eigenen Aussehens impliziert wurde. 96 % der Gruppe A und B verspürten eine größere Selbstsicherheit im Beruf, in der Freizeit und im Umgang mit anderen Menschen. Hingegen hatte die Implantation bei zwei Drittel der Gruppe C diesbezüglich keinen Einfluß. 35 der 36 Patienten gaben an, sie hätten das Implantat als körpereigen akzeptiert. Nur einer Patientin mißfiel die fehlende Sensibilität des Implantates.

Selbsteinschätzung des Hygienebewußtseins

Die gesteigerte Motivation für Hygienemaßnahmen bei über 90 % deckt sich mit unserer Erfahrung, wonach viele Patienten bei entsprechender Instruktion in dieser Hinsicht einen Wandel durchmachen (Tab. 5, Abb. 2 und 3). Die Bedeutung des Recalls für den Langzeiterfolg durchgeführter Behandlungen ist aus der Parodontologie bekannt. Rund 94 % waren von der Notwendigkeit dieses Recalls überzeugt und nahmen daran teil. Gruppenunabhängig empfanden 89 % die Kontrollabstände als angemessen. Nur vereinzelt stellten sich die Patienten noch regelmäßig bei ihrem Hauszahnarzt vor. Hieraus ergibt sich die Notwendigkeit, neben der Implantatkontrolle, den gesamten oralen Bereich auch auf sonstige pathologische Veränderungen hin zu untersuchen.

Diskussion

Die Langzeitergebnisse enossaler Implantate von Branemark[3], Kirsch[7] und Ledermann[9] mit einer 5-Jahres-Erfolgsrate von über 90% stimmen optimistisch. Implantate haben sich gegenüber anderen präprothetischen Operationen bei der Behandlung zahnloser Patienten als überlegen erwiesen[8]. Untersuchungen von Grogono[4], Hartmann[5], Lill[10] und Pröbster[13] bestätigen unsere Ergebnisse, wonach ca. 90% der Prothesenträger die funktionellen Verbesserungen als äußerst positiv werteten und eine Stärkung des Selbstbewußtseins und eine größere Sicherheit im Alltag verspürten. Für Patienten mit einer Alveolarkammatrophie sind die Vorteile implantatgetragener Prothesen somit evident und ersparen ihnen meist einen invasiveren operativen Eingriff mit all den Risiken bei diesem durchschnittlich älteren Patientenkollektiv.

Bei Freiendsituationen sollte die Indikation zur Implantation früh gestellt werden, um den häufig noch sehr jungen Patienten die psychische Belastung einer herausnehmbaren Prothese zu ersparen und Schäden am Restzahnbestand und Tegument durch das Makrotrauma Prothese zu vermeiden[4].

Beim Einzelzahnersatz sollte der Lokalbefund entscheiden, ob nicht eine konventionell-prothetische Lösung favorisiert werden sollte. „Offensive Implantologie" mit Implantatverlust wiegt in diesem Indikationsbereich bedeutend schwerer. Bei geringer Bedeutung der Implantation für das Allgemeinbefinden war die Erwartungshaltung nur schwer zu erfüllen und der Nutzen wurde geringer bewertet. Damit ergeben sich bei einer „relativen Indikation" besondere Ansprüche hinsichtlich der Aufklärungspflicht.

Bei besonderen funktionellen Anforderungen an den Zahnersatz im Beruf oder in der Freizeit sollte die Indikation zur Implantation häufiger unter der Berücksichtigung psychologischer Aspekte gestellt werden. Eine Reihe von Einzelschicksalen floß somit in diese Untersuchung ein: z. B. ein Englischlehrer, der wegen seines schlechten Prothesenhaltes Angst hatte, sich vor seinen Schülern zu blamieren, oder ein Blasmusiker, für den der fortschreitende Zahnverlust immer mehr zum Handicap wurde. Ob Implantate hingegen bei Patienten mit einer „psychogenen Prothesenunverträglichkeit" indiziert sind, muß diskutiert werden. Schroeder[14] spricht von einer Kontraindikation gerade bei diesen „schwierigen Patienten". Wir halten bei derartigen psychosomatischen Problempatienten Implantate zwar nicht für kontraindiziert, sie sollten jedoch nur mit großer Zurückhaltung inseriert werden. Prothetische Mängel oder schwere psychatrische Krankheitsbilder sollten präoperativ ausgeschlossen werden. Derartige Erkrankungen stellen Risikofaktoren bei der späteren Kontrolle und Mitarbeit des Patienten dar. Nach Müller-Fahlbusch[12] sind 20% der Patienten mit „psychogener Prothesenunverträglichkeit" mit festsitzendem Zahnersatz versorgt, und nach Haneke[6] leiden 90% der Patienten mit Symptomen dieses Krankheitsbildes wie Schleimhautbrennen an psychiatrischen Erkrankungen. Die Vermeidung von herausnehmbarem Zahnersatz bedeutet somit nicht zwangsläufig die erfolgreiche Behandlung dieser Problempatienten.

Im Normalfall kommt es jedoch zu einer problemlosen Akzeptanz des Implantates ohne Fremdkörpergefühl. Eine Implantatentfernung aus psychischen Gründen, wie sie Bosker[1] beschrieb, mußten wir bisher noch nicht vornehmen.

Neben der Beherrschung der operativen Technik und Kenntnis in der Implantatprothetik liegen die Hauptanforderungen an den Arzt in der Aufklärung des Patienten und der regelmäßigen Kontrolle von Implantat, Suprakonstruktion und Mundhygiene. Hierzu eignet sich ein Recall-System, von dessen Notwendigkeit über 94% der Patienten überzeugt sind und daran teilnehmen. Die Verbesserung und Erhaltung der Compliance nimmt im Rahmen der Nachsorge von Implantatpatienten eine zentrale Rolle ein. Im Hinblick auf die Anregungen von Micheelis[11] liegt hier Problematik und Anspruch an den Behandler zugleich (Tab. 6). Die Erfahrung zeigt, daß Implantatpatienten nach Erleben der Vorteile einer implantologisch-prothetischen Behandlung bestrebt sind, diese Chance durch ein hohes Maß an Mitarbeit langfristig zu erhalten. Dies stellt uns als Behandler vor die Aufgabe, diese Mitarbeit zu unterstützen und der Gruppe der Implantatpatienten die notwendige Hinwendung zukommen zu lassen.

Tab. 6   Complianceverbessernde Maßnahmen (modifiziert nach *Micheelis*).

○ Einbeziehung der subjektiven Vorstellung des Patienten über Krankheit und Behandlung

○ befriedigende und begleitende Aufklärung im Rahmen einer stabilen Arzt-Patienten-Beziehung

○ verständliche Instruierung des Patienten über Therapiemittel

○ kontinuierliche Problemaufmerksamkeit und Therapiekontrolle

○ emotionale Unterstützung des Patienten in kritischen Therapiephasen (z. B. Implantatverlust)

○ Berücksichtigung des sozialen Umfeldes des Patienten

○ Vermeidung organisatorischer Unzulänglichkeiten (z. B. Wartezeiten, Recall)

Zusammenfassung

Mit Hilfe eines Fragebogens wurden psychologische Aspekte bei Patienten mit enossalen Implantaten eruiert. Es zeigte sich sowohl aus funktioneller als auch psychologischer Sicht eine subjektiv gute Beurteilung der implantologisch-prothetischen Versorgung. Es wurde deutlich, daß Implantatpatienten hinsichtlich Motivation, Kooperationsbereitschaft und Nachsorge eine eigenständige Gruppe darstellen, die im Arzt-Patienten-Verhältnis einer besonderen Hinwendung bedürfen.

Korrespondenzanschrift

Dr. W. Blickle
Prof. Dr. Dr. H. Niederdellmann
I. Schönberner
Klinik und Poliklinik für Mund-, Kiefer- und Gesichtschirurgie

Dr. W. Nöldner
Lehrstuhl für Psychologie

Universitätsstraße 31
D-8400 Regensburg

Literatur

1. *Bosker H, van Dijk K:* A 13—Year Follow-up Study of the Transmandibular Implant. 6. Jahreskongreß der Gesellschaft für orale Implantologie, Nürnberg 1989.

2. *Blomberg S:* Psychological response. In: *Brånemark P I, Zarb G A, Albrektsson T*): Tissue integrated pro stheses. Osseointegration in clinical dentistry. Quintessence, Chicago-Berlin 1985.

3. *Branemark PJ, Zarb GA, Albrektson Th:* Gewebeintegrierter Zahnersatz. Quintessenz, Berlin 1985.

4. *Grogono AL, Lancaster DM, Finger IM:* Dental implants: A survey of patients attitudes. J. Prosthet. Dent.62: 573—76 (1989).

5. *Hartmann HJ:* Implantate aus der Sicht von Implantatsträgern — eine Pilotstudie: Die Quintessenz 9: 1719—26 (1989).

6. *Haneke E:* Zungen- und Mundschleimhautbrennen. Hanser, München-Wien 1980.

7. *Kirsch A, Ackermann KL:* Das IMZ-Implantatsystem. Zahnärztl. Welt 95: 1134 (1986).

8. *Koberg W:* Spätergebnisse nach Augmentationsplastiken. Dtsch. Z. Zahnärztl. Implantol. 1: 239 (1985).

9. *Ledermann PD:* Stegprothetische Versorgung des zahnlosen Unterkiefers mit Hilfe von plasmabeschichteten Titanschraubenimplantaten. Dtsch. Zahnärztl. Z. 34: 2 (1979).

10. *Lill W, Rambousek K, Mailath G, Mateijka M, Watzek G:* Subjektive Erfolgsbeurteilung seitens implantatversorgter Patienten. In: *Watzek G, Mateijka M* (Hrsg.): Der zahnlose Unterkiefer. Seine chirurgisch-prothetische Rehabilitation. Springer, Wien-New York, 1988.

11. *Micheelis W:* Einführung in die Compliance-Problematik. Dtsch. Zahnärztl. Z. 4: 217—220 (1989).

12. *Müller-Fahlbusch H, Sone K, Struckmeyer D:* Ganzheitliche und mehrdimensionale Diagnostik und Therapie in der Zahnheilkunde. Dtsch. Zahnärztl. Z. 39: 194 (1984).

13. *Pröbster L, Weber H:* Implantatgetragener Zahnersatz im zahnlosen Unterkiefer in der subjektiven Bewertung des Patienten. Z. Zahnärztl. Implantol. 5: 194—197 (1989).

14. *Schroeder A, Sutter F, Krekeler G:* Orale Implantologie. Thieme, Stuttgart-New York 1988.

Besonderheiten des Zahnarzt-Patienten-Verhältnisses in der Bundeswehr

Th. Wietzorke, Münster

Einleitung

Schon der Titel dieses Beitrages läßt ahnen, daß es um einen Themenkomplex geht, der mit einer Vielzahl von Vorurteilen belegt ist.

Es gibt fast niemanden, der zum Thema Arzt-Patienten-Beziehung in der Bundeswehr nicht eine Anekdote zum Besten geben könnte, die er entweder selber während seines Wehrdienstes erlebt hat, oder die er von irgendjemandem erzählt bekommen hat (Abb. 1). Auch innerhalb der Bundeswehr ist das Thema ,,Sanitätsdienst'' unter den Soldaten ein Problembereich, der immer wieder zu vielfältigen Diskussionen führt. Sogar der Wehrbeauftragte des Deutschen Bundestages kritisierte in seinem neuesten Bericht die ärztliche Versorgung der Bundeswehr und bemängelte besonders das ,,Spannungsverhältnis Truppenarzt—Einheitsführer—Soldat''[2].

Um so erstaunlicher ist, daß das Sanitätsamt der Bundeswehr auf Anfrage schriftlich bestätigte, daß zum Thema ,,Arzt-Patienten-Verhältnis in der Bundeswehr'' weder in der Dokumentationsstelle der Bundeswehr, noch in der wehrmedizinischen Bibliothek des Sanitätsamtes Literatur vorhanden ist. Es drängt sich also der Eindruck auf, daß in 35 Jahren Bundeswehr niemand, zumindest nicht schriftlich, über das heikle Thema der ,,Arzt-Patienten-Beziehung im Sanitätsdienst'' nachgedacht hat.

Vor- und Nachteile eines Truppenzahnarztes beim Aufbau eines Arzt-Patienten-Verhältnisses

Es sind folgende **Vorteile** aufzuzählen:

○ Die Praxis des Truppenzahnarztes und der Dienstort seiner Patienten sind räumlich nahe beieinander.

○ Der Truppenzahnarzt und seine Patienten sind nicht nur durch das Arzt-Patienten-Verhältnis, sondern auch durch eine Vielzahl dienstlicher Aktivitäten miteinander verbunden.

○ Es gibt in der Bundeswehr dienstlich angeordnete Routinekontrollen wie Einstellungs-. Entlassungs-, Weiterverpflichtungs- und Wehrfliegeruntersuchungen.

○ Der Truppenzahnarzt hat mehr Zeit für seine Patienten.

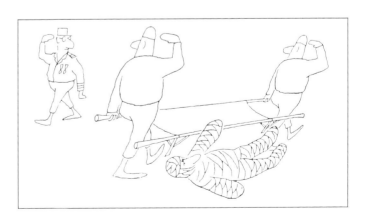

Abb. 1 Karikatur von *Jean-Maurice Bosc.*

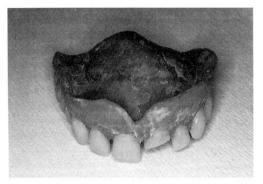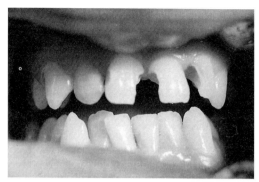

Abb. 2   Oberkieferprothese des Hauptfeldwebels A.

Abb. 3   Stabsunteroffizier B. vor der Behandlung und . . .

Auf der anderen Seite gibt es bei der Bundeswehr aber auch eine Vielzahl von **Nachteilen**, die sich negativ auf das Arzt-Patienten-Verhältnis auswirken:

○ In der Bundeswehr gibt es keine freie Arztwahl.

○ Das Arzt-Patienten-Verhältnis wird durch den häufigen Dienstpostenwechsel der Ärzte und Patienten ständig unterbrochen.

○ Das Arzt-Patienten-Verhältnis überschneidet sich mit den Vorgesetztenverhältnissen.

○ Auch die auf den ersten Blick eher positive unentgeltliche truppenzahnärztliche Versorgung erzeugt in der Praxis eine Vielzahl von Schwierigkeiten.

○ Das truppenzahnärztliche Engagement ist oftmals leider unerwünscht.

Diskussion der Vorteile

Die Tatsache, daß der Dienstort des Patienten in der Nähe der Praxis liegt, wirkt sich ausgesprochen günstig auf das Arzt-Patienten-Verhältnis aus, da hierdurch die Schwellenangst deutlich geringer ist als im zivilen Bereich.

Dieser Vorteil zeigt sich bei der allgemeinen zahnmedizinischen Versorgung: Der Anteil der Patienten, der zur Füllungspolitur, zur Prothesennachschau und zu den PA-Recallterminen kommt, beträgt annähernd 100%. Besonders gewinnbringend ist die kurze Distanz für die Behandlung der nicht unerheblichen Zahl an Angstpatienten. Da der Truppenarzt mit seinen Patienten nicht nur in der Praxis zusammentrifft, sondern auch bei dienstlichen Veranstal-

tungen, beim Mittagessen, beim Sport und anderen Aktivitäten, gelangt er schon fast auf die Ebene des „alten" **Hausarztes**, der seine Patienten nicht nur als Träger einer bestimmten Krankheit, sondern als Gesamtpersönlichkeit kennt. So ist es auch nicht verwunderlich, daß eine ganze Reihe von Angstpatienten gerne von sich aus das erste Gespräch mit dem Truppenzahnarzt z. B. auf dem Flur oder in der Kantine sucht. So zeigte der Träger der in Abbildung 2 abgebildeten Prothese, HFw A., dem Autor das mehrfach selbst reparierte Exemplar zunächst einige Male auf dem Flur, bevor er sich zur Erneuerung seiner alten Prothese in die Praxis wagte.

Auch die Frontzähne des Stabsunteroffiziers B. fielen zum ersten Mal bei einer feierlichen dienstlichen Veranstaltung auf (Abb. 3). B. nutzte dabei die halboffizielle Möglichkeit, mit dem Autor, als seinem zuständigen Zahnarzt, ins Gespräch zu kommen und berichtete, daß ein Zahnarztbesuch ihn immer eine starke Überwindung koste. Er erzählte von schlechten und schmerzhaften Erfahrungen mit Bundeswehrzahnärzten und betonte, daß ihm alle Frontzahnfüllungen immer wieder herausgefallen seien. Seit über einem Jahr laufe er bereits mit diesem Gebißzustand herum. Mehr Schwierigkeiten als die Schmerzen bei Heiß und Kalt bereiteten ihm die durch die Frontzähne auftretenden Eheprobleme. Seine Frau, so berichtete der Stabsunteroffizier B., habe ihn zuletzt zu keiner Feier mehr mitgenommen. Er habe immer zu hören bekommen: „Mit dir blamiert man sich ja, wenn du nur den Mund aufmachst und

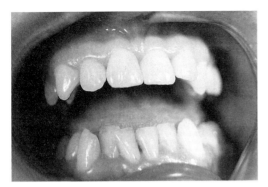

Abb. 4 ... nach der Frontzahnsanierung.

Sehr geehrter Herr Wietzorke   Münster 05.11.87

Als ich schließlich nach vielen Überlegungen, (sehr schlechte, und schmerzhafte Erfahrungen mit Zahnärzten), zu Ihnen in die Behandlung kam, war mein Selbstbewußtsein schon sehr stark angekrackt. Mir war das Lachen auf Grund meiner desolaten Schneidezähne förmlich vergangen.

Nachdem ich bei Ihnen in Behandlung war und Sie mir meine Zähne wieder, wie ich finde hervorragend gerichtet haben, kann das Lächeln wieder, sowie mein Selbstvertrauen beim Lachen die Zähne blitzen zu lassen.

Herzlichen Dank

B

Abb. 5 Brief von B. im Anschluß an die Frontzahnbehandlung.

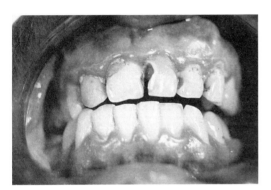

Abb. 6 Gebißzustand des Obergefreiten C.

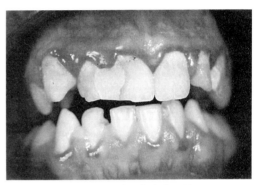

Abb. 7 Gebißzustand des Gefreiten D.

lachst"; und das sei schon seit über einem Jahr so gegangen. Es wäre wohl auch so weitergegangen, wenn Stabsunteroffizier B. sich nicht auf dieser dienstlichen Feier ausgesprochen hätte. Es wurde dabei ein Termin zur Frontzahnsanierung vereinbart. Das Ergebnis zeigt die Abbildung 4. Ein Brief (Abb. 5), den B. nach erfolgter Behandlung schrieb, mag verdeutlichen, wie vorteilhaft es ist, auch außerhalb der Praxis Kontakt zu den Patienten zu haben, die aus Angst freiwillig kaum eine Zahnarztpraxis betreten würden.

Ähnlich positiv wirken die dienstlich angeordneten Routineuntersuchungen, wie Wehrfliegeruntersuchung, Einstellungs-, Weiterverpflichtungs- und Entlassungsuntersuchung. Angstpatienten, wie die Soldaten C, D und E (Abb. 6, 7, 8) waren oftmals seit Jahren nicht mehr beim Zahnarzt. Erst durch eine angeord-

nete Untersuchung, kommen sie wieder in Kontakt mit einer Praxis. Hier entsteht für den Truppenzahnarzt eine zusätzliche Möglichkeit, Vertrauen zu wecken und eine sowohl fachlich, als auch menschlich gewinnbringende Behandlung einzuleiten.

Ein weiterer Vorteil des Truppenzahnarztes besteht darin, daß er mehr Zeit für seine Patienten hat, als sein ziviler Kollege. Der Truppenzahnarzt, der nur einen Behandlungsstuhl hat, findet zwischen zwei Behandlungen immer einige Minuten Zeit zu einem persönlichen Gespräch mit seinen Patienten. Frei von den Zwängen der Gebührenordnung und den unternehmerischen Überlegungen und Sorgen des zivilen Kollegen kann der Truppenarzt die Art von Medizin betreiben, die ihm persönlich als der beste Weg zur Heilung seiner Patienten erscheint.

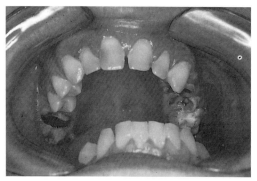
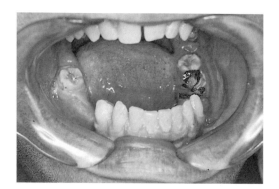

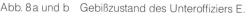

Abb. 8 a und b   Gebißzustand des Unteroffiziers E.

Diskussion der Nachteile

Das Recht auf freie Arztwahl, das in der Bundesrepublik sonst für jeden Patienten selbstverständlich ist, existiert in der Bundeswehr nicht. Die Soldaten sind entsprechend ihren militärischen Einheiten bestimmten Truppenärzten und -zahnärzten zugeteilt, die für ihre Behandlung zuständig sind. Ausnahmen gibt es nur in besonderen schriftlich begründeten Fällen. Diese Regelung stellt eine Beeinträchtigung dar, die besonders von Wehrpflichtigen als eine massive Einschränkung ihrer persönlichen Freiheit empfunden wird. Ein diesbezüglich interessanter Fall ist der des 19jährigen wehrpflichtigen Obergefreiten F. Beim ersten Besuch in der Sprechstunde berichtete der Soldat: ,,Ich komme wegen zweier verlagerter Weisheitszähne. Aber die lasse ich mir höchstens in einem Bundeswehrkrankenhaus entfernen.'' Der Patient wurde darauf hingewiesen, daß auch hier jede Woche eine ganze Reihe von Weisheitszähnen operativ entfernt werden und der Zahnarzt deswegen über Routine verfügt. Der röntgenologische Befund ergab zwei obere Weisheitszähne, die leicht nach bukkal verlagert waren und nur sehr kurze Pfahlwurzeln aufwiesen. Ein Motivierungsversuch blieb erfolglos. Der Patient bestand darauf, daß alle Bundeswehrzahnärzte keine Ahnung hätten. Die unteren Weisheitszähne seien ihm bei einem anderen Truppenarzt gezogen worden. Dieser sei ,,ein großer Pfuscher'', denn nach der Operation habe er noch einen Tag lang Beschwerden gehabt. Auch ein

weiterer Truppenzahnarzt, der er dann aufsuchte, sei ,,ein Trottel'' gewesen, meint der Patient, denn dieser befand, daß alles in Ordnung sei. Der Patient wollte mindestens zu einem Zahnarzt in einem Bundeswehrkrankenhaus; draußen sei er schließlich auch Privatpatient. Die Extraktion wurde schließlich in einem Bundeswehrkrankenhaus durch einen oralchirurgisch ausgebildeten Oberstabsarzt vorgenommen. Im Arztbrief berichtete der Kollege von einer leichten Zangenextraktion in wenigen Minuten. Der Patient dagegen sprach von einer Katastrophe. Der Truppenzahnarzt im Bundeswehrkrankenhaus habe seiner Meinung nach überhaupt keine Ahnung. Obwohl der klinische Befund zwei gut heilende, kaum noch sichtbare Extraktionswunden zeigte, meldete sich der Patient mit den beängstigenden Symptomen krank. Diese vergingen erst wieder, als ihm die Zivilüberweisung zu seinem alten Hauszahnarzt ausgestellt wurde.

Der Fall zeigt deutlich, daß der Verzicht auf die freie Arztwahl bei einem von vornherein voreingenommenen Patienten leicht zu einer für alle Seiten unbefriedigenden Situation führen kann.

Außerdem macht der häufige Dienstpostenwechsel der Ärzte und Patienten ein längeres vertrauensvolles Verhältnis der Soldaten zu ihrem ständigen Truppenzahnarzt sehr schwierig. Kaum hat sich ein Patient richtig an seinen neuen Behandler gewöhnt, schon wird entweder dieser, oder er selbst versetzt. Die Routineversetzung der Offiziere im Abstand von 2 bis 3 Jahren, die auch im sozialen und familiären

Tab. 1 Häufigkeitsverteilung angstauslösender Momente bei Soldaten.

	Anzahl	Prozent
1. Traumatische Kindheits- oder Jugenderlebnisse beim Zahnarzt	20	76,9
2. **Dauernd wechselnde Zahnärzte bei der Bundeswehr**	**7**	**26,9**
3. Wurzelkanalbehandlung	5	19,2
4. Angst vor dem Zahnarzt selbst	4	15,4
5. Zahnschmerzen	3	11,5
6. Extraktion	3	11,5
7. Bohren	2	7,7
8. Anblick der zahnärztlichen Instrumente	2	7,7
9. Gedanke an den Zahnarztbesuch tags zuvor	2	7,7
10. Spritze	1	3,8
11. Geruch in der Zahnarztpraxis	1	3,8

Umfeld dieser Menschen zu Problemen führt, erzeugt auch in der Arzt-Patientenbeziehung große Schwierigkeiten. Eindrucksvoll läßt sich dieses an Umfrageergebnissen zeigen: Gleich hinter den traumatischen Kindheits- und Jugenderlebnissen ist der dauernde Wechsel der Zahnärzte bei der Bundeswehr die am meisten genannte Ursache für die Zahnarztängste der Soldaten (Tab. 1). Durch ihre „Versetzungslust" erzeugt die Bundeswehr Probleme, die durchaus vermeidbar wären.

Die Problematik der Überschneidung von Arzt-Patienten-Verhältnis und Vorgesetztenverhältnis ist vielleicht für Außenstehende nicht auf den ersten Blick greifbar. Die dienstgradmäßig richtige Gleichung Stabsarzt = Hauptmann, Oberstabsarzt = Major entspricht zwar der militärischen Realität und mag auch bei Dienstgradniedrigeren zu einer Verstärkung von Autorität und Vertrauen führen, beinhaltet aber bei der Behandlung höherer Dienstgrade gewisse Gefahren. Besonders gilt dieses bei Erkrankungen, die nicht nur somatische, sondern auch psychogene Ursachen haben, wie zum Beispiel bei den Myoarthropathien. Wenn es bei der Behandlung solcher Patienten oder auch

im Arzt-Patienten-Gespräch nicht gelingt, das militärische Vorgesetztenverhältnis für die nötige Zeit hinter das Arzt-Patienten-Verhältnis zurücktreten zu lassen, kann die gesamte Behandlung sehr schwierig werden. In solchen sicher nicht seltenen Fällen wird der Patient kaum bereit sein, genaue Angaben zur biographischen Anamnese zu machen. Besonders von dienstgradhohen Myoarthropathiepatienten erhält man oftmals Antworten wie: „Ich knirsche niemals, das weiß ich genau!" oder: „Vielleicht knirsche ich mit meinen Zähnen, aber das geht nur mich etwas an!"

Die unentgeltliche truppenzahnärztliche Versorgung würde vielleich mancher zu den Vorteilen zählen, denn sie befreit schließlich den Truppenzahnarzt von Auseinandersetzungen mit den Krankenkassen und der Gebührenordnung; den Soldaten erspart sie einen Eigenanteil an ihrer zahnärztlichen Versorgung. Sie bringt jedoch zwei große Nachteile mit sich, die man nicht unterschätzen darf. Die kostenlose prothetische Sanierung fördert ein grenzenloses Anspruchsdenken und wirkt sich eher negativ auf die Prophylaxe und die Mitarbeit der Soldaten aus. Mit der Antwort: „Dann kriege ich in ein paar Jahren eben wieder alles neu!" entziehen sich manche der Motivation zur Mundhygiene im Arzt-Patienten-Gespräch. Ein weiterer Nachteil der unentgeltlichen truppenzahnärztlichen Versorgung besteht darin, daß sie bei der Entlassung bzw. der Pensionierung abrupt endet. Um noch in den letzten Dienstwochen die Vorteile der kostenlosen Versorgung voll auszunutzen, belasten viele Soldaten in einer durch die Entlassung ohnehin schon schwierigen Situation ihre Gesundheit mit der Adaptation eines neuen Zahnersatzes. Bei einer Untersuchung an 450 Luftwaffensoldaten auf psychosomatische Erkrankungen[3] zeigten sich sechs Fälle mit psychogener Prothesenunverträglichkeit. Bei fünf dieser sechs Patienten stand die Prothesenunverträglichkeit in direktem Zusammenhang mit den stets bei Entlassung und Pensionierung auftretenden persönlich-situativen Schwierigkeiten (Abb. 9). Es wäre besser, wenn die zu entlassenden Patienten durch den Dienstherrn schon sechs Monate vor der Entlassung zu einer Abschlußuntersuchung befohlen würden, oder wenn man den Anspruch auf unentgeltliche truppenärztliche Versorgung noch um einige Monate

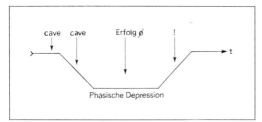

Abb. 9 Vorschlag zur Terminierung zahnärztlicher Maßnahmen bei phasischer Depression; die Behandlung sollte erst mit dem Abklingen der Depression begonnen werden (nach *Müller-Fahlbusch, Marxkors* 1981[1]).

nach der Entlassung ausdehen würde, um die notwendige Behandlung in eine Zeit ohne emotionale Belastung legen zu können.

Die Bundeswehr ist ein großes öffentliches Unternehmen, in dem es für fast jeden Handlungsablauf eine Vorschrift gibt. Flexibilität ist durchaus erwünscht. Engagement kann aber leicht in Widerspruch zu bereits Bestehendem kommen. Dennoch steht und fällt das Arzt-Patienten-Verhältnis in der Bundeswehr letztlich mit dem Engagement des jeweiligen Truppenzahnarztes. Gelingt ihm, nicht zuletzt mit Unterstützung seiner Patienten, die Durchsetzung seines Engagements, so hat er die Möglichkeiten, ein optimales Arzt-Patienten-Verhältnis zu erzeugen.

aus, Patienten in seine Praxis zu bekommen, die sonst wohl nicht zum Zahnarzt gegangen wären. Der Truppenzahnarzt kann mehr Zeit für seine Patienten aufwenden.

Leider gibt es auch Nachteile, die das Zahnarzt-Patienten-Verhältnis bei der Bundeswehr belasten. Das Fehlen der freien Arztwahl und der häufige Wechsel der Ärzte machen es den Patienten nicht leicht, Vertrauen in den Behandler aufzubauen. Die Überschneidung des Arzt-Patienten-Verhältnisses mit dem Vorgesetzten-verhältnis und die besonderen Ansprüche, die die unentgeltliche truppenärztliche Versorgung verursacht, machen es auf der anderen Seite dem Truppenzahnarzt schwer, ein gutes Verhältnis zu seinen Soldaten zu gewinnen.

Ausschlaggebend für die Qualität des Zahnarzt-Patienten-Verhältnisses in der Bundeswehr ist im besonderen Maße das Engagement des jeweiligen Truppenzahnarztes.

Korrespondenzanschrift

Dr. Th. Wietzorke, OSA
Truppenzahnarzt
Luftwaffensanitätsstaffel
Luftwaffenunterstützungs-Gruppenkommando Nord
Manfred-von-Richthofen-Straße 8
D-4400 Münster

Zusammenfassung

Beim Aufbau eines guten Arzt-Patienten-Verhältnisses in der Bundeswehr sind die Vorteile und die Nachteile gegenüber der zivilen Praxis etwa gleich groß.

Die enge Verbundenheit des Truppenzahnarztes mit seinen Patienten gibt ihm die Möglichkeit, die Rolle des alten Hausarztes einzunehmen. Durch die befohlenen Routinekontrollen gelingt es dem Truppenzahnarzt, darüber hin-

Literatur

1. *Müller-Fahlbusch H, Marxkors R:* Zahnärztliche Psychagogik, Hanser, München/Wien 1981.

2. *Weiskirch W:* Unterrichtung durch den Wehrbeauftragten. Jahresbericht 1988.

3. *Wietzorke Th:* Welche psychosomatischen Störungen in der Zahnheilkunde bekommt ein Truppenzahnarzt zur Diagnostik und Therapie? Med. Diss. Münster 1988.

Erfahrungen im Umgang mit psychiatrischen Patienten

Das Wiener Konzept der Integrativen Anxiolyse

G. Kreyer, Wien

Einleitung

Das Krankengut einer großen psychiatrischen Anstalt eignet sich, einerseits aufgrund der vielschichtigen psychopathologischen Einzeldiagnosen, welche es umfaßt, andererseits aber auch, weil es sich um eine in hohem Maße selektierte Patientenklientel handelt, in besonderer Weise dazu, zahnärztliche Konzepte für den Umgang mit Problempatienten zu entwickeln und zu erproben. Es ist das Ziel dieser Arbeit, neben den im wesentlichen für stationär zu betreuende psychiatrische Patienten entwickelten zahnärztlichen Behandlugsgrundlagen ein Konzept des Angstabbaues für den ambulanten Bereich, also auch für die zahnärztliche Allgemeinpraxis vorzustellen. Dieses beruht auf der Auswertung der Erfahrungen, die bei der Zahnbehandlung psychiatrischer Patienten mit dominierender Angstsymptomatik in den letzten eineinhalb Jahrzehnten gemacht wurden.

Zum Unterschied vom Vorgehen bei gravierenden psychischen Störungen, welche einer fachpsychiatrischen Behandlung bzw. einer Hospitalisierung bedürfen und bei welchen ein **diagnose-spezifisches** zahnärztliches Vorgehen (*Kreyer* 1980[21], 1982[23, 24, 25], 1984[26]) gefordert wird, sollte im Bereich der abmulanten zahnärztlichen Praxis für die Behandlung von ,,Angstpatienten'' ein nicht **diagnose-spezifisches Konzept** erarbeitet werden.

Begriffe wie ,,Zahnarztangst'', ,,Dentophobie'', ,,Dental anxiety'' haben nunmehr auch in die zahnärztliche Literatur allmählich Eingang gefunden (*Pillard* und *Fisher* 1970[42], *Rankin* und *Harris* 1984[47], *Kreyer* 1988[34], *Scott* und *Hirschmann* 1982[53], *Walsh* 1962[58]). Neben allgemein gehaltenen Überlegungen wurden vereinzelt spezielle Empfehlungen, gelegentlich sogar konkrete Konzepte publiziert (*Bochner* 1988[5], *Ingersoll* 1987[16], *Kent* 1984[19], *Kreyer* 1986[32], 1989[35], *Müller-Fahlbusch, Marxkors* 1981[39], *Winnberg, Forberger* 1983[63], *Sergl, Müller-Fahlbusch* 1989[54], *Wetzel* 1982[39], *Raith* und *Ebenbeck* 1986[46]).

Jedenfalls stellt der Begriff ,,Angstpatient'' einen oberflächlichen Sammelbegriff sehr unterschiedlicher psychiatrischer Differentialdiagnosen dar, deren Abklärung dem praktizierenden Zahnarzt wohl nur in Ausnahmefällen zugemutet werden kann.

Das Konzept der **Integrativen Anxiolyse** soll den Zahnarzt in die Lage versetzen, möglichst unabhängig von einer psychiatrischen Diagnose und möglichst unabhängig von einer Psychopharmakotherapie möglichst rasch und unkompliziert zu einem zahnärztlichen Behandlungserfolg bei einem psychisch auffälligen Patienten zu kommen.

Material und Methode

Am ,,Psychiatrischen Krankenhaus der Stadt Wien'' wurden in den letzten beiden Jahrzehnten an Patienten mit psychiatrischen Diagnosen nach den ICD-Klassifikationen Nr. 290—319 systematisch verschiedenste zahnärztlich-psychologische Vorgehensweisen bei einzelnen Patientengruppen erprobt, modifiziert und verbessert sowie die erhaltenen Ergebnisse jeweils publiziert (*Kreyer* 1980[21], 1982[22, 23, 24, 25], 1984[26], 1986[29, 32], 1988[34], 1989[35]).

So war es möglich, ein allgemeines Konzept der Zahnbehandlung psychisch Behinderter vorzustellen (*Kreyer* 1982[24]), welches — fußend auf einer exakten psychiatrischen Diagnostik — ein diagnose-spezifisches zahnärztliches Vorgehen vorsieht und der Zwischenfalls- und Komplikationsvermeidung durch gezielte **Prävention** große Bedeutung beimißt:

1. Erstellung einer exakten psychiatrischen Diagnose

2. Diagnose-spezifisches zahnärztliches Vorgehen
3. Zwischenfalls- und Komplikationsvermeidung durch gezielte

Prävention:

a) Exakte Anamnese
b) Medikation, Prämedikation
c) Spezielle Anästhesieformen (vasokonstrikorfreie Hyaluronidase-Anästhesie (Kreyer 1980[21]), Neuroleptika-Kombinationen, Allgemeinanästhesie, etc.)
d) Psychische Führung und psychologische Techniken („Integrative Anxiolyse")
4. Recallsystem mit kurzen Intervallen (viermal jährlich)

Obwohl es im Einzelfall ein gewisses Fingerspitzengefühl erfordert, den jeweils richtigen „Modus procedendi" zu finden, kann man doch grundsätzlich drei verschiedene Gruppen von zahnärztlichen Behandlungsprinzipien unterscheiden:

1. Versorgung wie bei „Normalpatienten"
2. Allmähliche Heranführung an die Totalprothese
3. Beschränkung auf die Sorge für Schmerz-, Entzündungs- und Fokusfreiheit — Prothetische Resignation

Es ist eines der großen Anliegen der psychiatrischen Zahnheilkunde bzw. der Dentalpsychologie, die Gruppe jener Patienten, welche — unabhängig von ihrer psychischen Störung — zahnärztlich so behandelt werden können, als seien sie „Normalpatienten", ständig zu vergrößern. Zu dieser Gruppe, die zahnärztlich zu sanieren sind, als wären sie „**Normalpatienten**", gehören im wesentlichen:

1. Manisch-depressiver Formenkreis im Intervall, milde bzw. larvierte Formen des MDK auch während der Phase
2. Leichter Schwachsinn (IQ —70)
3. Milde Formen der Schizophrenie
4. Epileptiker
5. Alkoholiker
6. Drogenabhängige
7. Neurotiker
8. Sonstige

Über die spezielle Problematik der Zahnbehandlung von Epileptikern bzw. Drogenabhän-

gigen darf auf frühere Arbeiten zu diesen Themenkreisen verwiesen werden (Kreyer 1984[26], 1987[33], 1988[34]).

Die zweite, zahlenmäßig große Gruppe steht unter dem Aspekt der **allmählichen Heranführung an die Totalprothese**:

1. Mäßiggradiger Schwachsinn (leichte Oligophrenie: IQ 50—70, mittelgradige Oligophrenie: IQ 20—50)
2. Arteriosklerotische Demenz
3. Senile Demenz
4. Morbus Alzheimer, Morbus Pick
5. Schwere Psychosen
6. Sonstige

Abgesehen von den — in unserem Patientengut seltenen — Fällen, bei welchen die Angehörigen bzw. die Kuratoren der Patienten den doch erheblichen medizinischen und insbesondere auch finanziellen Aufwand für hochwertige festsitzende prothetische Lösungen zu tragen bereit sind, stehen hier zumeist die zahnärztlich-therapeutischen Bemühungen unter dem Aspekt der allmählichen Heranführung an die Totalprothese.

Das heißt, man versucht mit relativ großem Aufwand die wesentlichen, im Einzelfall noch vorhandenen Zähne zu erhalten — meist handelt es sich dabei um die oberen und unteren Eckzähne, wenn möglich auch die ersten Molaren — und diese als Pfeilerzähne zunächst für eine partielle Prothese zu verwenden.

Es ist hier von ganz wesentlicher Bedeutung, den Umweg über die **Partialprothese** zu wählen und die Totalprothese erst **durch Ersatz des letzten Zahnes** und Unterfütterung entstehen zu lassen. Die Adaption an die Totalprothese gelingt bei einem derartigen Vorgehen sehr viel leichter als bei primär angefertigter Totalprothese.

Bei der dritten Gruppe beschränken wir uns darauf, Sorge zu tragen für **Schmerz-, Entzündungs- und Fokusfreiheit**, müssen aber — wiederum abgesehen von Einzelfällen, bei welchen in Vollnarkose hochwertiger festsitzender Ersatz angefertigt werden kann — in Hinblick auf die **prothetische Versorgung resignieren**.

Dazu gehören:

1. Höchstgradiger Schwachsinn (Schwere Oli-

gophrenie: IQ unter 20 bzw. nicht bestimmbar)
2. Schwerste Formen der Schizophrenie, insbesondere autistische Formen
3. Sonstige

Beim höchstgradig Schwachsinnigen bleibt in manchen Fällen nur die **Resignation**, das heißt, nach Jahren durch nahezu völlige Absenz jeglicher Mundhygiene langfristig zum Scheitern verurteilter Konservierungsversuche das Hinnehmen der prothetisch unversorgten zahnlosen Kiefer.

Allerdings handelt es sich dabei um relativ seltene Ausnahmeerscheinungen. Meist ist die prothetische Versorgung auch höhergradig Schwachsinniger überraschend effizient möglich.

Zum Unterschied von diesem Konzept der zahnärztlichen Versorgung schwer und schwerst psychisch Behinderter, die fast ausschließlich der **stationären Betreuung** in einer Spezialanstalt bedürfen, sieht das Verfahren, welches wir — aufbauend auf den Erfahrungen mit sogenannten ,,Angstpatienten'' einer Spezialambulanz — vorwiegend für den **ambulanten Bereich**, insbesondere aber auch für die **zahnärztliche Allgemeinpraxis** entwickelten, ein weitgehend standardisiertes Vorgehen vor. Bewegte sich in den Jahren von 1973 bis 1977 der Prozentsatz von Patienten unserer Ambulanz, die nur unter Vollnarkose zu behandeln waren, etwa um 2 % bzw. etwas darüber, war es möglich, mit der Entwicklung und konsequenten Anwendung des Konzeptes der ,,Integrativen Anxiolyse'' nach Kreyer (*Kreyer* 1988[34], 1989[35]), diesen Prozentsatz in der Folgezeit kontinuierlich zu senken. Bei den in den Jahren von 1977 bis 1987 in der Zahnambulanz des ,,Psychiatrischen Krankenhauses der Stadt Wien'' durchgeführten 29 279 zahnärztlichen Eingriffen war es möglich, mit 211 Vollnarkosen auszukommen. Das entspricht einem Prozentsatz von etwa 0,7 %. Daraus geht hervor, daß das Konzept der ,,Integrativen Anxiolyse'' in der Lage war, den Prozentsatz von Patienten, welche nur unter Vollnarkose zahnärztlich zu behandeln waren, auf weniger als ein Drittel zu reduzieren. Unter stationären oder semi-stationären Bedingungen umfaßt diese **Integrative Anxiolyse** alle zur Angstdämpfung und Angstkompensation zur Verfügung stehenden

Möglichkeiten, einschließlich einer fallspezifischen Psychopharmakotherapie in Abhängigkeit von der jeweils gestellten psychiatrischen Diagnose (siehe oben).

Für den **ambulanten** Betrieb, wie er in einer zahnärztlichen Praxis gegeben ist, reduziert sich das therapeutische Spektrum, von gelegentlich indizierter leichter Sedierung — etwa durch einen Tranquillizer vom Benzo-diazepin-Typ — abgesehen, im wesentlichen auf einige als wirkam erkannte, nicht medikamentöse Techniken der Anxiolyse, wie wir sie bei unseren Angstpatienten routinemäßig anwenden.

Aufbauend auf der seit dem Altertum bekannten psychotherapeutischen Erkenntnis, daß Angstlösung grundsätzlich auf mehreren, völlig verschiedenen Wegen erzielbar ist, nämlich einerseits durch Abreagieren von Affekten, andererseits durch Zuführen gewisser beruhigender Drogen oder aber auch durch bewußte Anwendung von Ruhe und Entspannung, geht das Konzept der ,,Integrativen Anxiolyse'' davon aus, ohne irgend einer speziellen Schule den Vorzug zu geben, alle bekannten psychotherapeutischen, psychosomatischen und psychologischen Techniken in das zahnärztliche Behandlungskonzept in sinnvoller Weise einzubinden und sie für die Bedürfnisse der Zahnmedizin zu optimieren.

Dieses Konzept wurde nunmehr an rund 30 000 Patienten entwickelt, erprobt, modifiziert und schließlich mit relativ gleichbleibendem Erfolg angewendet, so daß wir glauben, es für die routinemäßige Anwendung in der Zahn-, Mund- und Kieferheilkunde empfehlen zu können.

Wir gehen nach folgendem stufenweisen Schema vor:

1. Psychokonkordante Terminisierung
2. Gesprächstherapie
   a) passiv
   b) aktiv
3. Verhaltenstherapie
4. Positive Reiztherapie
5. Allgemein entspannende Therapieverfahren
6. Milieutherapie
7. Pharmakotherapie
8. Vollnarkose

Psychokonkordante Terminisierung

Die psychokonkordante Terminisierung (*Kreyer* 1982[24, 25]) sollte Grundlage jeglicher Behandlungsplanung bei Angstpatienten sein. Sie basiert auf der Erkenntnis, daß die psychische Belastbarkeit des Menschen eine erhebliche Variabilität in Abhängigkeit vom jeweils gewählten Zeitpunkt eines Eingriffs aufweist. Diese Tatsache macht sich die „Integrative Anxiolyse" zunutze.

Der Zahnarzt sollte die mit der Termineinteilung befaßte Helferin anleiten, im Sinne der „Psychokonkordanz" die Termine zu vergeben. Dies hat so zu geschehen, daß wesentliche Behandlungsschritte ins beschwerdearme bzw. beschwerdefreie Intervall verlegt werden (*Kreyer* 1982[24, 25]).

Von besonderer Bedeutung ist dies bei allen phasen- bzw. schubweise verlaufenden psychischen Störungen.

Die endogene Depression, eine relativ weitverbreitete Erkrankung, die sich häufig als sogenannte „larvierte Depression" hinter einer Maske körperlicher Beschwerden verbirgt, ist solch ein Geschehen, dessen Zyklus man im Sinne der „Intervallbehandlung" bei der Terminisierung berücksichtigen sollte. Grundsätzlich das gleiche gilt auch für die schubweise verlaufenden Prozeßpsychosen des schizophrenen Formenkreises. Auch die Tagesschwankungen, das morgendliche Pessimum des Depressiven, des Alkoholikers (Vomitus matutinus), das abendliche des Neurotikers, sowie auch das individuelle Tagesoptimum jedes einzelnen (Biorhytmus), gehören in die Planung sensibler Behandlungsschritte einbezogen. Da die meisten in solchen Fällen relevanten vegetativen Funktionsgrößen ihr Minimum in den frühen Nachmittagsstunden — etwa gegen 15.00 Uhr — haben, sollten Patienten mit ausgeprägten Brech-, Schluck- oder Würgereflexen (z. B. Alkoholiker, manche Neurotiker) sinnvollerweise für Röntgenaufnahmen, Abdrucknahmen oder Beschleifen im Seitenzahnbereich nicht für den frühen Vormittag bestellt werden. Oft genügt bei sensiblen Patienten eine Terminverschiebung um ein paar Tage und es stellt sich eine sehr viel günstigere Behandlungssituation dar.

Man denke auch an die Wetterfühligkeit (Föhn) bzw. die Migräneneigung mancher Patienten.

Die Wissenschaft der Biometeorologie befaßt sich mit diesen Phänomenen. Die Tage kurz nach einem Migräneanfall erscheinen relativ günstiger für zahnärztliche Interventionen, die Tage kurz vor einem Migräneanfall ausgesprochen ungünstig.

Eine optimale Behandlungsplanung wird darüber hinaus auch noch gewisse hormonelle Besonderheiten, wie etwa den weiblichen Zyklus, Gravidität, Laktation, Klimakterium sowie eine eventuelle Hormontherapie berücksichtigen.

Wenn möglich, sollte man beim Angstpatienten auch sonstigen exogenen, physischen oder psychischen Belastungen, wie z. B. Tod naher Verwandter, Begräbnisse, Gerichtsverhandlungen, Prüfungen, Operationen, etc., bei der Terminplanung aus dem Weg gehen.

Gesprächstherapie

Die Gesprächstherapie stellt den primären Schwerpunkt unseres Anxiolysekonzeptes dar. Obwohl es sich in einer zahnärztlichen Praxis wohl zumeist nur um eine kurze und relativ oberflächliche handeln kann, werden dennoch oft massive Interaktionsmechanismen im Sinne von „Übertragung" vom Patienten auf den Arzt, aber auch von „Gegenübertragung" in umgekehrter Richtung, aktiviert. Bei länger dauernden, kontinuierlich aufrechterhaltenen Zahnarzt-Patient-Beziehungen, wie dies z. B. in der Kieferorthopädie der Fall ist, können daraus erhebliche, manchmal nur schwer zu beherrschende Lösungsprobleme entstehen.

Es erscheint dem Autor wesentlich, diesen Aspekt in die zahnmedizinische Diskussion einzubringen (*Kreyer* 1988[34], 1989[35]). Der Schwerpunkt der Gesprächstherapie sollte auch in der unter Zeitdruck stehenden zahnärztlichen Praxis vor allem auf der passiven Form der Gesprächstherapie, dem „lenkenden Zuhören" liegen.

Ziel dieser weitgehend passiven Gesprächstherapie ist neben dem Abbau der primären Schwellenangst und neben einer gewissen kathartischen Wirkung, der eigentlichen Anxiolyse, vor allem auch die Aufdeckung angstauslösender Faktoren.

Diese Aufdeckung von sogenannten „**Angsttriggern**" kann mithelfen, die zunächst unbewußte neurotische Angst des Patienten allmählich in Furcht umzuwandeln, mit der der Patient in der Lage ist, sehr viel besser umzugehen und die er vor allem auch selbst bekämpfen kann.

Darüber hinaus ist die Aufdeckung primärer Angstauslöser für unser weiteres zahnärztliches Vorgehen auch insofern wertvoll, als sie verhaltenstherapeutische Methoden, die Teil des Angstkompensations- bzw. Angstabbaukonzeptes sind, erleichtert.

Dies trifft insbesondere auf das Verfahren der **gezielten Vermeidung von Angsttriggern** (*Kreyer* 1985[28]) sowie auf die gezielte **Desensibilisierung** zu.

Bei der Gesprächstherapie selbst werden — wie bereits erwähnt —, auch wenn es sich beim Zahnarzt nur um eine kurze, relativ oberflächliche handeln kann, Mechanismen der Übertragung sowie der Gegenübertragung aktiviert.

Die gelegentlich ebenfalls vorhandene Angst des Arztes vor seinem schwierigen Patienten kann im Sinne einer solchen Gegenübertragung ein konstruktives Arzt-Patient-Verhältnis bzw. eine entspannende Behandlungssituation unmöglich machen (*Kreyer* 1989[35], *Augustiny* 1983[1], *Ringel* und *Kropiunigg* 1988[48], *Balint* und *Novell* 1975[2], *Balint M* 1965[3], *Kreyer* 1986[32], *Fleischer-Peters* 1988[8], *Roth* 1984[50], *Weinstein* et al. 1982[59], *Cooper* et al. 1980[6], *Neuhauser* 1984[40], *Heim* 1983[14], *Radanov* 1983[45], *O'Shea-Corha* et al. 1984[41], *Micheelis* und *Herber* 1985[38], *Kastenbauer* 1987[18], *Graber* 1989[12]). Es ist das große Verdienst von *Balint* (*Balint* 1968[4]), hier einen, für alle gangbaren Weg gewiesen zu haben. Es ist zu wünschen, daß die Arbeit in ,,Balintgruppen'' in zunehmendem Maße in die zahnärztliche Fortbildung Eingang halten wird (*Roth* 1984[50]).

Die psychoanalytisch-konfliktzentrierten Gesprächstherapien kommen für die Anwendung in der zahnärztlichen Praxis wohl nur in seltenen Ausnahmefällen zur Anwendung.

Von den nicht-psychoanalytischen, konfliktzentrierten Therapien ist die am weitesten verbreitete und auch empirisch-wissenschaftlich wohl am besten fundierte, die Gesprächspsychotherapie, wie sie Rogers und seine Schule entwickelte (*Rogers* 1972[49]).

Im Gegensatz zur Psychoanalyse, die auf den Therapieschritten Konfrontation, Klarifikation, Interpretation und Durcharbeiten beruht, verzichtet die Gesprächspsychotherapie auf die Interpretation völlig und auf das Durcharbeiten weitgehend.

Rogers, der den Selbstheilungskräften des Individiums ein sehr großes Vertrauen entgegenbringt, ist der Überzeugung, daß die Schritte der Konfrontation und der Klarifikation, die er als Spiegelung des Erlebens und Verhaltens des Patienten bezeichnet, genügen, um dem Patienten den Anstoß bzw. die Möglichkeit zu geben, seine Konflikte zu lösen, sein Verhalten und damit auch sein Erleben selbst zu ändern. Rogers konnte nachweisen, daß der Therapieerfolg im wesentlichen von drei Verhaltensweisen des Arztes abhängt:

1. daß es dem Arzt gelingt, die Emotionen des Patienten zu verbalisieren.
2. daß der Arzt dem Patienten emotionale Wärme, Einfühlungsvermögen, ,,Empathie'' entgegenbringt, wobei der ,,Empathie'-Begriff über den der ,,Sympathie'' hinausgeht, welche das bloße ,,Mitfühlen'', Empathie aber darüber hinaus das ,,Sich in jemanden hineinfühlen können'' meint.
3. daß sich die Echtheit bzw. Aufrichtigkeit des Arztes nicht hinter der Fassade einer professionellen Technik versteckt.

Es handelt sich hier im Prinzip um genau die gleiche Technik, wie sie vor 2500 Jahren im alten Athen so außerordentlich erfolgreich vom Philosophen Sokrates angewendet wurde, wie uns sein Schüler Platon berichtet hat (*Platon* um 380[43]).

Mit seiner **Meieutiké-Téchne**, der sogenannten ,,Hebammenkunst'' der Gesprächsführung, bemühte sich Sokrates, nichts selbst in den Patienten hineinzulegen, sondern ihn durch **lenkendes Zuhören** selbst zu einer neuen Sicht der ihn bewegenden Probleme zu bringen (Geburtshilfe leisten = *meieusis*). Es handelt sich hier um eine psychotherapeutische Technik der Gesprächsführung, die bis heute nichts von ihrer Aktualität eingebüßt hat.

Ob eine anxiolytische Gesprächstherapie im zeitlich limitierten Rahmen einer Zahnpraxis erfolgreich ist, hängt nach unserer Erfahrung zu allererst von der Persönlichkeit des Arztes ab.

Auch *Huber* (1987)[15] weist darauf hin, daß der Erfolg psychotherapeutischer Maßnahmen in höherem Maße vom Therapeuten als von der verwendeten Technik abhängt.

Die eigentliche Gesprächstherapie, wie wir sie handhaben, beginnt nach Möglichkeit mit Ergänzungsfragen, also mit solchen, die der Patient nicht mit „ja" oder „nein" beantworten kann. („Was kann ich für Sie tun?", „Wovor haben Sie Angst?", „Haben Sie eine Erklärung dafür?" etc.)

Nach Abbau der primären Distanzschwelle sollte man den Patientenbericht dahingehend unterstützen, daß man mit sichtbaren Zeichen von Interesse zuhört und immer wieder versucht, aus der letzten Aussage des Gesprächspartners etwas Wesentliches aufzugreifen und mit anderen Worten zu wiederholen, wobei man dann gezielt auf die als wesentlich erachteten Informationen lossteuert. Es steht außer Zweifel, daß gerade in einer zahnärztlichen Praxis, einer Einrichtung der „Vorfeld-Psychiatrie", wie man sie nennen könnte, die Zeit, die man anläßlich der ersten Begegnung für „einsichtsvolles Hinhören" aufwendet, in den nachfolgenden Sitzungen wieder eingebracht werden kann. So gesehen gibt es also auch eine ökonomische Rechtfertigung dafür.

Voraussetzung dieser Gesprächstherapie der Angst ist allerdings, daß sich der Patient verstanden fühlt, daß er sich beim Arzt aussprechen, aber auch affektiv entladen und seine Aggressionen verbalisieren kann.

Ein Gedicht, welches *Peter Turrini* im Anschluß an seine eigene Psychoanalyse verfaßte, bringt dies in treffender Weise zum Ausdruck:

Das Nein,
das ich endlich sagen will,
ist hundertmal gedacht,
still formuliert,
nie ausgesprochen.
Es brennt im Magen,
nimmt mir den Atem,
wird zwischen meinen Zähnen zermalmt
und verläßt
als freundliches „Ja"
meinen Mund.

Auch die Problematik des Stotterns, welches ja in der überwiegenden Zahl der Fälle neurotischen Ursprungs ist, gehört in diesen Zusammenhang. Hier ist es die enorme Ambivalenz, unter welcher der Stotterer leidet, einerseits seine Aggressionen nach außen schreien zu wollen, dies andererseits aber nicht zu dürfen,

die zu dieser Zerhackung und Verstümmelung der Sprache führt.

Darüber hinaus sind auch **nonverbale Signale** von großer Bedeutung, und zwar nicht nur beim Patienten, sondern auch beim Arzt selbst. Nonverbale Signale können ein sehr hilfreicher, integrierender Bestandteil eines solchen Gespräches sein, können es aber andererseits auch durch Unkenntnis oder Gleichgültigkeit verhindern bzw. nutzlos machen. Man achte auf das Auftreten des Patienten, seine Haltung, seinen Gang, auf Stimmlage und Tonfall und eventuell auch auf seine Kleidung.

Die **unbewußte Mitmotorik** („Körpersprache"), wie Mimik, Blickrichtung, Weite der Pupille, Lidschlag, Lage der Mundwinkel, Hand- und Fingerbewegungen, Tremor, motorische Unruhe, Gestik, Haltung des Kopfes, Sitzhaltung, Haltung der Beine usw., sind wesentliche diagnostische Hinweise.

Die Körpersprache ist international, mit ihr wird am wenigsten gelogen. Es ist nahezu unmöglich, mehr als zwei voneinander unabhängige körpersprachliche Signale absichtlich zu simulieren.

Andererseits sollte man auch daran denken, wie es auf den Gesprächspartner wirkt, wenn man während der Unterhaltung z. B. auffallend gähnt oder gelangweilt in den Papieren des nächsten Patienten nachzulesen beginnt oder gar ein Parallelgespräch mit einer Helferin aufnimmt.

Das gefürchtete Ausufern des Gesprächs lenkt man mit Sätzen wie: „Entschuldigen Sie, daß ich Sie unterbreche, aber mich würde jetzt folgendes interessieren..." Ganz wichtig ist auch ein klar definierter, vom Arzt gesteuerter Abschluß des Gespräches.

Man sollte sich hier nicht des Tricks mit der Helferin bedienen („Herr Doktor, ein dringender Anruf!" etc.), sondern es bewußt und in diesem Falle aktiv beenden, indem man die Quintessenz des Gesagten in wenigen Sätzen zusammenfaßt und dem Patienten kurz die ins Auge gefaßten weiteren Behandlungsschritte mitteilt und dann den nächsten Termin vereinbart. So sollte es durch die oft gar nicht einfache Klärung primärer Angstmotive gelingen, dem Patienten die nötige Distanz zu verschaffen, diese Angst in Furcht umzuwandeln, die der Betroffene dann selbst verarbeiten und bekämpfen kann.

Verhaltenstherapie

Führt die Gesprächstherapie allein zu keinem befriedigenden Erfolg, treten ihr zur Seite verhaltenstherapeutische Maßnahmen.

Mit den verhaltenstherapeutischen Möglichkeiten, in das komplexe Geschehen von Angst, Furcht und Phobie modifizierend einzugreifen, setzen wir in unserem Konzept drei Schwerpunkte:

1. Gezielte Desensibilisierung
2. Verhaltensmodifikationen nach dem Verstärkerprinzip
3. Aufdeckung und primär bewußte Vermeidung von Angsttriggern

Kinder — etwa ab dem 2. Lebensjahr — dürfen ihre Eltern zur Zahnbehandlung begleiten. Die Rolle des — zunächst unbeteiligten — Zuschauers ist eine sehr hilfreiche und wirksame primäre Desensibilisierungsmethode. Später kommen dann „Spazierfahrten" mit dem Behandlungsstuhl und Mundinspektionen unter aktiver Mithilfe des Kindes dazu. Gegebenenfalls ebnen auch gelegentlich kleine Geschenke den Weg zum späteren Vertrauen der jungen Patienten.

Sehr wichtig erscheint in diesem Zusammenhang auch die Bedeutung der ärztlichen **Beeinflußung des elterlichen Erziehungsverhaltens**. Es sollte dem Kind ermöglicht werden, allmählich eine möglichst emotionsfreie, positive Einstellung zum Kauorgan aufzubauen. In diesem Sinne einer frühen Prägung wesentlicher Verhaltensmuster kommt auch der rechtzeitigen, entsprechenden Motivation zur Mundhygiene ein hoher Stellenwert zu.

Das Hinausschieben des Zeitpunktes der Entstehung einer ersten Kariesläsion ist ein wesentlicher Beitrag zur Angstprävention.

In Fällen, bei denen die allmähliche Heranführung an die Situation, zunächst in der Rolle des Zuschauers, nicht durchführbar ist, beginnen wir mit einem möglichst angstreizarmen, stufenweisen Aufbau des Behandlungsablaufes, wobei aber stets auf individuelle Besonderheiten eingegangen wird. Dies geschieht im Rahmen einer **Desensibilisierungs-Angstreiz-Folge:**

- Begrüßung und Befragung durch die Helferin
- Begrüßung und Befragung durch den Arzt
- Ärztliches anxiolytisches Gespräch:
  a) im Besprechungszimmer
  b) im Behandlungszimmer
- Kontakt mit dem Behandlungsstuhl:
  a) in Ruhe
  b) in Funktion
- Inspektion und Palpation
- Verwendung einfacher Instrumente:
  a) Rund: Spiegel
  b) Spitz: Sonde, Pinzette
- Verwendung einfacher Materialien: Wattetupfer, Speichelrolle
- Verwendung einfacher Geräte: Luftbläser, Lichtsonde
- Fotos, Röntgenaufnahmen
- Einsatz von Materialien: Abdrücke
- Einsatz von Instrumenten: Konkremententfernung mit Handinstrumenten
- Einsatz von Geräten:
  a) maschinelle Zahnsäuberung: Gumminapf, Bürste
  b) Ultraschall
  c) Fissurenversiegelung
  d) Caridex®-System
- Füllungstherapie ohne Turbine und Absaugkanüle
- Anästhesie und Extraktion
- Anästhesie und Turbinenpräparation

Am Anfang steht die rein verbale Kommunikation, Begrüßung und Befragung, das anxiolytische Gespräch. Sehr oft ist bereits der erste Eindruck, den ein Patient von Arzt und Praxis, d. h. auch vom Praxispersonal bekommt, („Die Helferin ist so nett, wie nett wird dann erst der Herr Doktor sein"), mitentscheidend für das künftige Arzt-Patient-Verhältnis.

Der zweite Schritt verzichtet ebenfalls noch auf Instrumente: ausgiebige Inspektion und Palpation (mit warmen Händen). Dann kommen einfache runde Instrumente, wie Mundspiegel, Spatel, evtl. Speichelrollen, erst danach die spitzen Instrumente wie Sonde und Pinzette.

Der nächste Schritt besteht in dem, was wir als **Übergangsblock** bezeichnen: Fotos, Röntgenaufnahmen. Abdrücke für Modelle sollten — falls erforderlich — jetzt gemacht werden.

Eine gute „Heranführung an die Füllungstherapie" bietet das Erklären, Ausprobieren und Berühren lassen von Turbine und Mikromotor, zunächst **ohne** Bohrinstrumente. Hier sollte man sich ausgiebig Zeit lassen und der „Tell-Show-Do-Methode" ausreichend Platz einräumen. Im Mund selbst bietet sich zunächst die **maschinelle Zahnsäuberung**, anfangs am besten mit Bürste, dann mit Gumminapf, später auch mit Ultraschall an, zunächst nur angedeutet, dann allmählich steigernd.

Eine Stufe höher steht das Verfahren der **Fissurenversiegelung** und in neuerer Zeit — allerdings mit erheblichen Einschränkungen — das chemische Kariesentfernungssystem **Caridex®**.

Bei der **Füllungstherapie** selbst verzichten wir, wenn irgendmöglich, zunächst auf die Turbine und die relativ große und lautstarke Absaugkanüle.

Darauf folgen erforderliche Extraktionen (stets objektiv schmerzfrei).

Anästhesie und Turbinenpräparation bilden dann den Schlußpunkt des so aufgebauten Angst-Vermeidungskonzeptes.

Psychologisch gesehen haben wir hier den großen Vorteil, damit gleichzeitig einen „Vermeidungstest" durchzuführen, der uns aufzeigt, welche unserer Aktivitäten in welchem Ausmaß angstinduzierend wirken und bis zu welchem Grade die Toleranz unserer Patienten beansprucht werden kann.

Es handelt sich hier, wie auch *Wetzel* (1982)[60] betont, um die Erstellung einer **Angsthierarchie**.

Als potenteste Angsttrigger fanden wir in erster Linie* Injektionsspritzen, Nadeln, Bohrinstrumente, Zangen und Absaugkanülen. Diese Reihenfolge trifft für die Mehrzahl der Fälle zu, kann aber sehr differieren.

Daneben kommen andere wesentliche Angstauslöser, wie z. B. Geräusche der Turbine, bzw. der Absauganlage in Frage, sowie die Blendung durch die OP-Leuchte (chinesische Folter!) oder eine liegende Behandlungsposition, welcher vor allem bei Kindern besondere Bedeutung zukommt.

Die systematische Desensibilisierung beginnt in allen Fällen mit einem kurzen anxiolytischen Gespräch, nicht zuletzt, um die immer wieder auftretende Schwellenangst abzubauen, und steigert dann den Grad der Belastung, der individuellen Angsthierarchie folgend, unter ständiger genauer Kontrolle der Reaktionen des Patienten.

Im Sinne des „operanten Konditionierens" nach Skinner (*Skinner* 1938[55]), beziehen wir

nach Möglichkeit eine Verhaltensmodifikation durch Verstärkung von positiven Erfahrungen mit ein: Überwinden einer Stufe in der Angsthierarchie wird ausgiebigst gewürdigt, gelobt und gegebenenfalls mit einem kleinen Geschenk belohnt.

Fallweisen Erpressungsversuchen nach dem Motto „Tausche Wohlverhalten gegen Fahrrad" sollte man allerdings von Anbeginn an einen Riegel vorschieben. Der Vorteil dieser, im wesentlichen symptomzentrierten Verhaltenstherapie liegt für den Zahnarzt darin, daß damit bei einem hohen Prozentsatz ängstlicher Patienten relativ rasch und unkompliziert Behandelbarkeit erzielt werden kann.

Vereinzelt bringen wir „Biofeedback"-Verfahrung zum Einsatz, verfügen jedoch zur Zeit über zu geringe Erfahrung, um hierüber Aussagen machen zu können.

Die positive Reiztherapie

Die positive Reiztherapie hat in unserem Anxiolysekonzept ihren Platz als zusätzliches, jederzeit verfügbares, rasch und unmittelbar einzusetzendes therapeutisches Adjuvans.

Es geht uns hier darum, durch bewußt und gezielt eingesetzte positive Sinnesreize negative abzuschwächen bzw. zu blockieren.

Bewährt haben sich, insbesondere auch bei psychisch behinderten Patienten, bei denen ein sprachlicher Zugang nicht oder allenfalls nur über die **Sprachmelodie** gefunden werden kann, **haptisch-taktile** beruhigende Maßnahmen, wie z. B. Händehalten oder Streicheln, bei welchen man darauf achten sollte, daß es nicht gegen den „Strich" der Haare gschieht. Es kann hier zu bioelektrischen Phänomenen kommen, welche bisweilen außerordentlich unangenehm empfunden werden.

Über eine Palette von olfaktorischen und Geschmacks-Reizstoffen gelingt der Zugang zum **Geruchs- bzw. Geschmacksorgan**. Wir setzen hier unter anderem Ammoniak, Alkohol, Menthol, Eukalyptusöl, Lavendelöl, aber auch verschiedene Arten von Parfüms ein („**Aromatherapie**"). Zur Zeit ist die bevorzugte Indikation die Kupierung von Schluck-, Würge- und Brechreflexen. Angesichts der Rolle, die Duftstoffe in der Tierwelt spielen, scheint hier noch ein erhebliches Potential für einen weiterreichenden therapeutischen Einsatz zu liegen.

Als Zugang zum **Gesichtsorgan** bietet sich unter anderem eine farbpsychologische Abstimmung des Behandlungsfeldes an. Es ist hier das ,,**angstreizarme Ambiente**'', welches bei der Gestaltung unserer Behandungs- und Warteräumlichkeiten zum Tragen kommen soll. Im Vordergrund stehen zarte Beige-, Gelb- oder — interessanterweise — auch Rosa-Töne. Die Raumbeleuchtung sollte einen warmen Farbton haben, die Raumgestaltung eine Atmosphäre von Geborgenheit und ,,Nestwärme'' ausstrahlen. Wenn möglich, sollte man Südfenster bevorzugen und den Behandlungsräumlichkeiten den Zutritt von Tageslicht, Sonne und — wenn möglich — auch einen Ausblick etwa auf eine Grünlandschaft ermöglichen.

Wir wissen um die große Bedeutung der nunmehr entdeckten ,,Lichttherapie'' bei depressiven Verstimmungen. Die OP-Leuchte darf den Angstpatienten auf keinen Fall blenden, die Behandlungseinheit ist so zu gestalten — und auch die Instrumentierung sollte so erfolgen —, daß der Blick des Patienten nicht auf die als bedrohend empfundenen Bohrantriebe, Instrumente, etc fällt.

Ein angemessenes, wohltemperiertes Raumklima trägt zur Entspannung des Patienten ebenso bei wie ein Personal, das eine Atmosphäre von Kompetenz, Freundlichkeit und Ruhe verbreitet.

Den wesentlichen Schwerpunkt bei der positiven Reiztherapie setzen wir allerdings mit der Anwendung von **Musik** zur psycho-physischen Stabilisierung unserer Patienten.

Bereits 1954 konnten *Ellis* und *Brighouse*[7] die respirationsfördernden Qualitäten insbesondere von rhythmischer Musik nachweisen und darüber hinaus zeigen, daß vor allem melodische Musik zu einer Abnahme der Atemfrequenz führt.

Diese Befunde wurden kürzlich anhand psychophysiologischer Meßmethoden objektiviert (*Saletu* et al. 1984[51]).

Wir verwenden seit über einem Jahrzehnt Musik zur Angstdämpfung, nicht zuletzt auch zur Kupierung der Bohr- und Absauggeräusche. Um mit dieser Methode der ,,**Audio-Analgesie**'' bestmögliche Resultate zu erzielen, erscheint es angeraten, dem Patienten mehrere Arten von Musik anzubieten und dann gegebenenfalls darunter auswählen zu lassen. Nach Möglichkeit sollte der Patient in das Mu-

sikerlebnis emotional engagiert werden, wobei der analgetische Effekt um so größer wird, je größer die Lautstärke ist. Allerdings gibt es auch hier eine Obergrenze. Die Lautstärke darf unter keinen Umständen 90 Dezibel überschreiten. Das Prinzip der Audio-Analgesie beruht letzten Endes auf der Blockade negativer Sinneseindrücke durch dominierende, bewußt herbeigeführte positive Eindrücke.

Diese der menschlichen Psyche eigene Reaktionsweise benutzen *Gardner* und *Licklider* (1983)[10], indem sie mit Hilfe emotional positiv besetzter Musik oder einem sogenannten ,,**weißen Laut**'', d. h. einem brausenden Geräusch aus allen für das menschliche Ohr faßbaren Frequenzen eine Analgesie unterschiedlichen Ausmaßes erreichen konnten. Bei einem hohen Prozentsatz der Patienten war der ,,weiße Laut'' in der Lage, die Aufmerksamkeit des Patienten so weit in Anspruch zu nehmen, daß die Reizung von Rezeptoren in den Pulpen zwar wahrgenommen, aber weitgehend nicht mehr als Schmerz empfunden wurde (,,White noise therapy'').

Widmalm (1965)[61] hat diese Methode nachgeprüft und konnte einen begrenzten analgetischen Effekt ebenfalls bestätigen.

Beim praktischen Einsatz in der Zahn-, Mund- und Kieferheilkunde steht der Verwendung — an sich erwünschter — Kopfhörer-Anlagen die Notwendigkeit entgegen, den Kopf des Patienten den verschiedenen Behandlungspositionen anpassen zu müssen.

Kleinere Anlagen, im Sinne des sogenannten ,,Walk-man®'', erscheinen praxisnäher, zumal bei diesen auch das Problem der Stromzuführung zu den Kopfhörern passabel gelöst ist. Das Optimum wären in die Kopfstützen des Behandlungsstuhles integrierte kleine Lautsprecher mit vom Patienten individuell zu regelnder Lautstärke.

Wir unterscheiden in der Praxis zwischen **trophotrop** und **ergotrop** wirkender Musik. Bei der in der Zahnmedizin im Vordergrund stehenden Indikation zur Angstdämpfung kommt in erster Linie trophotrop wirkende melodische Musik zum Einsatz. Dadurch soll es auch im Sinne eines Bio-feedback zu einer Verringerung der Atemfrequenz und zu psycho-physischer Entspannung kommen.

Dies ist in erster Linie dann der Fall, wenn es gelingt, dem Patienten Musikstücke anzubieten, die bei ihm eine besondere positive, emotionale Besetzung aufweisen. Es besteht auch die Möglichkeit, daß der Patient diese Musikstücke in Form von Kassetten selbst mitbringt, eine Variante, die sich bei uns sehr bewährt hat. Andererseits kann rhytmische, ergotrope „Disco-Sound"-Musik, vor allem wenn sie negativ besetzt ist und vom Patienten abgelehnt wird, zu einer Zunahme der Atemfrequenz führen, zu einer Tonuszunahme der Skelettmuskulatur, ja sogar zu nachweisbaren Veränderungen im EEG („Arousal reaction" *Willms* 1975[62]).

Interessanterweise gibt es aber bestimmte Patientengruppen, unter den Neurotikern z. B. die Phobiker, bei denen die sogenannte „ergotrope", rhythmische Musik zu einer hochsignifikanten Abnahme der Erregtheit führen kann (*Harrer* 1968[13]). Ein Deutungsversuch geht dahin, daß das Rhythmuserleben als Urempfindung, als archetypische Erinnerung an den mütterlichen Herzschlag, zu einem Gefühl der Sicherheit der Regression in die Geborgenheit führt. Es konnte nachgewiesen werden (*Teufel* und *Enke* 1987[57]), daß starke Affekte bzw. Emotionen in der Gruppe zu einer Synchronisierung des Herzschlages führen.

Allgemein entspannende Therapieverfahren

Allgemein entspannende Therapieverfahren sezten beim Patienten ein erhebliches Maß an Kooperationsbereitschaft voraus. Nicht immer wird es beim Patienten, sei es aufgrund geographischer Schwierigkeiten oder infolge anderer Gegebenheiten, möglich sein, eine entsprechende Technik zu erlernen. Wenn aber Gelegenheit besteht, sollte man, insbesondere dann, wenn sich die zahnärztliche Sanierung des Angstpatienten über einen längeren Zeitraum erstreckt, keinesfalls auf diese teilweise außerordentlich hilfreichen Methoden verzichten. Neben dem zahnärztlichen Anxiolyseaspekt kann dem Patienten damit auch bei der Bewältigung seiner Alltagsprobleme oft entscheidend geholfen werden.

Während eingreifende suggestive Techniken, wie z. B. die Hypnose, für die Routineanwendung in der zahnärztlichen Praxis meiner Ansicht nach nicht vorbehaltlos empfohlen werden können, gilt für die Entspannungstechnik des „autogenen Trainings" (*Schultz* 1976[52]) eher das Gegenteil. Bei uns bewährt sich das autogene Training insbesondere in der Modifikation, die *Prokop* (1979)[44] angegeben hat.

Darüber hinaus gibt es die „gestufte Aktivhypnose" nach *Kretschmer* (1946)[20], die auf dem autogenen Training aufbaut bzw. das „katathyme Bilderleben" nach *Leuner* (1955, 1987)[36, 37], einer sehr anspruchsvollen Methode von Grund-, Mittel- und Oberstufe, welche mit optischen Imaginationen und Tagtraumerlebnissen arbeitet, allerdings unbedingt eines entsprechend geschulten Therapeuten bedarf.

Einem breiteren Patientenkreis zugänglich und relativ leicht erlernbar ist die Technik der „funktionellen Entspannung" nach *Fuchs* (1984)[9], die wir im Rahmen der Kieferorthopädie in letzter Zeit neben der Myofunktionstherapie (*Garliner*, 1976[11]) bei myofunktionellen Störungen einsetzen, bei welchen es sich, wie wir wissen (*Kreyer* 1987[33]), wenigstens zum Teil um Somatisierung verdrängter Ängste handelt.

Als besonders praxisnahes, einfach zu handhabendes, gut wirksames und in der Zahnpraxis bestens einsetzbares Entspannungsverfahren gehört zu unserem Anxiolysekonzept die Methode der „progressiven Muskelrelaxation" nach *Jacobson* (1925)[17], bei welcher — eigentlich im Sinne eines Bio-feedback-Mechanismus — tatsächlich erzielte Muskelentspannungen zu psychophysischer Entspannung genutzt werden.

Milieutherapie

In einem umfassenden Anxiolysekonzept wird man bemüht sein, möglichst alle in Betracht kommenden Faktoren mit einzubeziehen. So gesehen, hat auch eine Milieutherapie, evtl. auch eine begleitende Soziotherapie, ihren Platz, wobei allerdings durch den in einer zahnärztlichen Praxis zur Verfügung stehenden Rahmen enge Grenzen gesetzt sind.

Pharmakotherapie

Gelegentlich ist vor allem in der Anfangsphase einer Therapie als Einstiegshilfe eine milde Pharmakotherapie mit Tranquillizern, etwa vom Benzo-diazepin-Typ, vorteilhaft.

Die Indikation dazu sehen wir in erster Linie bei

unaufschiebbaren Akut-Interventionen und hier vor allem bei Kindern. Vor gehäuftem, besonders auch längerdauerndem Einsatz ist wegen der erheblichen suchtmachenden Potenz der in Frage kommenden Präparate dringend abzuraten. Darüber hinausgehende, z. B. antidepressive Psychopharmakotherapie sollte nur in Abstimmung mit einem Facharzt für Psychiatrie nach exakter Diagnostik ins Auge gefaßt werden.

Vollnarkose

Erst wenn alle Möglichkeiten des Konzeptes der integrativen Anxiolyse erfolglos ausgeschöpft wurden, bleibt als ultima ratio die Vollnarkose.

In unserem Patientengut war es in den letzten Jahren allerdings nicht einmal mehr bei einem Prozent der Fälle erforderlich, eine entsprechende Indikation zu stellen. Dabei handelt es sich im wesentlichen um höchstgradig Schwachsinnige, schwachsinnige Kinder und in Einzelfällen um Drogenabhängige, bei denen in der Akut- oder Hypersensibilitätsphase des Entzuges zahnärztliche Interventionen notwendig wurden.

Zusammenfassung

Es wird ein Konzept der zahnärztlichen Versorgung psychisch behinderter Patienten vorgestellt, welches auf einer exakten Psycho-Diagnostik aufbaut. Ein diagnosespezifisches zahnärztliches Vorgehen nimmt auf die spezielle Problematik der einzelnen Patientengruppen Rücksicht. Für den ambulanten Bereich, insbesondere aber für die Behandlung sogenannter ,,Angstpatienten'' in der zahnärztlichen Allgemeinpraxis, kommt das Verfahren der sogenannten ,,Integrativen Anxiolyse'' zur Anwendung. Dabei handelt es sich um ein umfassendes dentalpsychologisches Konzept der Angstprävention, der Angstkompensation und des Angstabbaues, welches auf eine psychiatrische Differentialdiagnostik verzichtet und davon ausgeht, alle im Rahmen einer Zahnarztpraxis praktikablen psychiatrischen, psychosomatischen und psychologischen Erkenntnisse und Techniken aufzugreifen und dergestalt in das zahnärztliche Behandlungskonzept zu integrieren, daß bei einer möglichst großen Zahl von ,,Angstpatienten'' möglichst rasch und möglichst unkompliziert ein zahnärztlicher Behandlungserfolg erzielbar wird. Es handelt sich dabei um ein an einer großen Zahl von Patienten erprobtes, systematisches, stufenweises Vorgehen, welches auch vom nicht psychiatrisch-psychologisch geschulten Zahnarzt in relativ kurzer Zeit erlernt werden kann und diesen in die Lage versetzen soll, bei möglichst jedem Angstpatienten eine entsprechende zahnärztliche Sanierung unter vertretbarem Zeitaufwand in einer für Patient und Arzt gleicherweise problemlosen Art und Weise durchzuführen.

Korrespondenzanschrift

Prim. Dr. Gerhard Kreyer
Hans-Sachs-Gasse 5/2
A-1180 Wien

Literatur

1. *Augustiny KF:* Beruflicher Streß und seine Bewältigungsformen. Eine Untersuchung an Schweizer Zahnärzten. Schweiz. Mschr. Zahnheilk. 93: 786 (1983).

2. *Balint E, Novell JS:* Fünf Minuten pro Patient. Suhrkamp, Frankfurt 1975.

3. *Balint M:* Der Arzt, sein Patient und die Krankheit. Klett, Stuttgart 1965.

4. *Balint M:* Erfahrungen mit Ausbildungs- und Forschungsseminaren. Psyche 22: 9—11 (1968).

5. *Bochner S:* The Psychology of the Dentist-Patient-Relationship. Springer, Berlin — Heidelberg — New York — London — Paris — Tokio 1988.

6. *Cooper CL, Mallinger M, Kahn RL:* Dentistry: What causes it to be a stressful occupation? Intern. Rev. Appl. Psychol. 29: 307—319 (1980).

7. *Ellis DS, Brighouse G:* Effects of Music upon Respiration and Heartrate. In: *Podolsky E:* Music Therapy, Philosophical Library, New York 1954, pp. 158—169.

8. *Fleischer-Peters A:* Die Angst des Arztes in der Konfrontation mit Problempatienten. Vortrag, gehalten am 16. 1. 1988 in Mainz.

9. *Fuchs M:* Funktionelle Entspannung. 3. Aufl., Hippokrates, Stuttgart 1984.

10. *Gardner WJ, Licklider JOR:* Audio-analgesia in dental operations. J. Am. Dent. Ass. 59: 1144—1145 (1959), zit. in *Winnberg G, Forberger E:* Psychologie in der Zahnarztpraxis. Hüthig, Heidelberg 1983.

11. *Garliner D:* Myofunctional Therapy. Saunders, Philadelphia — London — Toronto 1976.

12. *Graber G:* Der Einfluß von Psyche und Streß bei dysfunktionsbedingten Erkrankungen des stomatognathen Systems. In: Praxis der Zahnheilkunde. Bd. 8, Funktionsstörungen des Kauorgans. Urban & Schwarzenberg, München — Wien — Baltimore 1989.

13. *Harrer G:* Grundlagen der Musiktherapie und Musikpsychologie. Fischer, Stuttgart 1968.

14. *Heim E:* Bewältigung von Streßsituationen. Schw. Mschr. Zahnheilk. 93: 804 (1983).

15. *Huber G:* Psychiatrie. 4. Aufl., Schattauer, Stuttgart — New York 1987.

16. *Ingersoll B:* Psychologische Aspekte der Zahnheilkunde. Quintessenz, Berlin 1987.

17. *Jacobson E:* Progressive Relaxation. Amer. J. Psychol. 36: 73—87 (1925).

18. *Kastenbauer J:* Zahnarzt — Ein Risikoberuf? Quintessenz, Berlin 1987.

19. *Kent G:* The Psychology of Dental Care. Wright, Bristol 1984.

20. *Kretschmer E:* Über gestufte Aktivhypnoseübung und den Umbau der Hypnosetechnik. Dtsch. med. Wschr. 71: 281—283 (1946).

21. *Kreyer G:* Zwischenfälle bei der zahnärztlichen Betreuung psychiatrischer Patienten. Z. Stomat. 77: 328—333 (1980).

22. *Kreyer G:* Gefahren und Risiken der Zahnbehandlung psychisch Behinderter. Zahnärztl. Tonbandz. 23: 3 (1982).

23. *Kreyer G:* Zahnärztlicher Behandlungsplan bei psychisch behinderten Patienten. Zahnärztl. Tonbandz. 23: 4 (1982).

24. *Kreyer G:* Konzept der zahnärztl. Versorgung psychisch behinderter Patienten. Z. Stomat. 79: 6, 217—222 (1982).

25. *Kreyer G:* Der psychiatrische Patient in der Zahnmedizin. Z. Stomat. 79: 9, 329 (1982).

26. *Kreyer G:* Zahnprothetik bei geistig Behinderten. Z. Stomat. 81: 6, 377—383 (1984).

27. *Kreyer G:* Psychosomatik in der Zahnheilkunde. Öst. Dent. Z. 37: 7/8, 124—128 (1985).

28. *Kreyer G:* Psychosomatische Aspekte in der Zahnmedizin. Öst. Z. Z. 36: 11, 494—495 (1985).

29. *Kreyer G:* Angstprävention in der Zahnmedizin. Öst. Z. Z. 37: 4, 12—15 (1986).

30. *Kreyer G:* Somatisierte Angst und Depressivität. Coll. med. dent. 30: 7, 385—388 (1986).

31. *Kreyer G:* Die Angst vor dem Zahnarzt. Öst. Dent. Z. 38: 7/8, 175—180 (1986).

32. *Kreyer G:* Der ängstliche Patient. Ein Präventions- und Therapiekonzept für die zahnärztliche Praxis. Coll. med. dent. 30: 9, 487—492 (1986).

33. *Kreyer G:* Zur Problematik der zahnärztlichen Versorgung von Drogenabhängigen. Öst. Z. Z. 38: 7/8, 18—20 (1987).

34. *Kreyer G:* Die Gefährdung des Zahnbehandlers durch Süchtige und Drogenabhängige. Grundsätzliches und therapeutische Konsequenzen. Öst. Dent. Z. 40: 12, 278—285 (1988).

35. *Kreyer G:* Zahnmedizinische Psychotherapie. Öst. Dent. Z. 41: 4, 100—110 (1989).

36. *Leuner H:* Experimentelles katathymes Bilderleben als ein klinisches Verfahren der Psychotherapie. Z. Psychoth. med. Psychol. 5: 185 und 233 (1955).

37. *Leuner H:* Lehrbuch des katathymen Bilderlebens, 2. Aufl., Huber Bern — Stuttgart — Toronto 1987.

38. *Micheelis W, Herber R:* Der Arbeitsstreß des Zahnarztes hat ganz verschiedene Gesichter. Zahnärztl. Mitt. 75: 351 (1985).

39. *Müller-Fahlbusch H, Marxkors R:* Zahnärztliche Psychagogik. Carl Hanser, München — Wien 1981.

40. *Neuhauser W:* Die psychische Situation des Zahnarztes. Dental Magazin 1: 3, 6—10 (1984).

41. *O'Seah RM, Corha NL, Ayer WA:* Sources of dentist's stress. J. Amer. Dent. Ass. 109: 48—51 (1984).

42. *Pillard RS, Fisher S:* Aspects of anxiety in dental clinic patients. J. Amer. Dent. Ass. 80: 1331—1334 (1970).

43. *Platon:* Theaitetos 149 a — 151 d, um 380 v. Chr., Oxford Classical Texts, 18. Aufl., Oxford 1987.

44. *Prokop H:* Autogenes Training. Perlinger, Wörgl 1979.

45. *Radanov B:* Problempatienten in der zahnärztlichen Praxis. Schweiz. Mschr. Zahnheilk. 93: 812 (1983).

46. *Raith E, Ebenbeck G:* Psychologie für die zahnärztliche Praxis. Thieme, Stuttgart 1986.

47. *Rankin JA, Harris MB:* Patient's preferences for dentist's behaviors. J. Amer. Dent. Ass. 110: 323—327 (1985).

48. *Ringel E, Kropiunigg U:* Medizinische Psychologie. Facultas, Wien 1988.

49. *Rogers CR:* Die klientzentrierte Gesprächstherapie. Fischer, München 1978.

50. *Roth JK:* Hilfe für Helfer: Balint-Gruppen. Piper, München — Zürich 1984.

51. *Saletu B, Schultes M, Grünberger J, Gathmann P, Mlczoch J:* Zur Organpräponderanz des Herzphobikers: Psychometrische, neurophysiologische und psychophysiologische Studien unter Musik. Aus: Somatisierte Angst und Depressivität. Karger, Basel 1984, pp. 69—104.

52. *Schultz JH:* Das autogene Training. 15. Aufl., Thieme, Stuttgart 1976.

53. *Scott DS, Hirschmann R:* Psychological aspects of dental anxiety in adults. J. Amer. Dent. Ass. 104: 27—31 (1982).

54. *Sergl HG, Müller-Fahlbusch H:* (Hrsg): Angst und Angstabbau in der Zahnmedizin. Quintessenz, Berlin 1989.

55. *Skinner BF:* The Behavior of Organism. An Experimental Analysis. Appleton-Century-Crofts, New York 1938.

56. *Söder PÖ, Koch B:* Distraktionsanestesie. Sveriges tandl. förb. tidn. 56: 39 (1962), zit. in *Winnberg G, Forberger E:* Psychologie in der Zahnarztpraxis. Hüthig, Heidelberg 1983.

57. *Teufel R, Enke H:* Affektive Erlebnisähnlichkeit und Herzfrequenz-Kovariation. Gruppenpsychotherapie und Gruppendynamik 23: 72—78 (1987).

58. *Walsh JP:* Psychostomatology. New Zealand Dent. J. 58: 13—21 (1962).

59. *Weinstein P, Getz T, Ratener P, Domoto P:* Dentist's responses to fear — and nonfear-related behaviors in children. J. Amer. Dent. Ass. 104: 38—40 (1982).

60. *Wetzel WE:* Die Angst des Kindes vor dem Zahnarzt. Hanser, München — Wien 1982.

61. *Widmalm SE:* Den analgetiska effekten vid audio-analgesie mätt med en psykofysik metod. Sven. tandl. Tidskr. 58: 419—425 (1965).

62. *Willms H:* Musiktherapie als Sozialtherapie. Musik und Medizin. 1: 29—41 (1975).

63. *Winnberg G, Forberger E:* Psychologie in der Zahnarztpraxis. Hüthig, Heidelberg 1983.

Der „Schmerzalarmknopf"

Ein akustischer, elektronischer Signalgeber zur Förderung und Erleichterung des Zahnarzt-Patienten-Verhältnisses während der zahnärztlichen Behandlung

Hasso M. Warmuth, Berlin

Einführung

Bei den meisten zahnärztlichen Behandlungen ist die Kommunikation zwischen den Patienten und dem Behandler oft stark eingeschränkt. Da die zahnärztlichen Behandlungen im oralen Gebiet stattfinden, ist der Patient während der Behandlung teilweise oder sogar ganz gehindert, sich verbal mitzuteilen. Die Kommunikationsfähigkeit ist reduziert, er fühlt sich hilflos und ausgeliefert.

Wie kann der Patient sich während der Behandlung besser mitteilen?

Beim Empfinden von Schmerz werden die Patienten häufig gebeten, die linke Hand zu heben oder sich durch einen Laut zu äußern, um dem Zahnarzt zu signalisieren, daß die Behandlung unterbrochen werden soll. Beim konzentrierten Arbeiten im Mund des Patienten ist der Behandler oft über den Patienten gebeugt und kann das Handsignal nicht optimal registrieren. Auch Geräusche oder einen Laut wie „Aua" äußern, wird z. B. bei chirurgischen Eingriffen, wo eine Vielzahl von Instrumenten und die Hände von Behandler und Zahnarzthelferin die Mundhöhle ausfüllen, unmöglich gemacht.

Hier bietet es sich an, dem Patienten ein Kommunikationsinstrument in die Hand zu geben, das ihn in die Lage versetzt, sich unmittelbar, direkt und verständlich zu äußern.

Ursprünglich war der „Schmerzalarmknopf", ein akustischer, elektronischer Signalgeber, aus dem Gedanken heraus entwickelt worden, als „Schmerznotbremse" zu dienen. Die Erfahrungen mit dem akustischen Signalgeber haben aber auch einige andere wichtige Aspekte an die Oberfläche gebracht. So stellte sich der akustische Signalgeber als ein sinnvolles Interkommunikationsinstrument zur Förderung und Erleichterung der Zahnarzt-Patient-Beziehung während der zahnärztlichen Behandlung heraus. Dieses Instrument hilft dem Patienten, der sich der Behandlung des Zahnarztes ausgeliefert fühlt und ein wehrloses Opfer darstellt, seine Rolle zu der eines aktiven, mitkommunizierenden, mitentscheidenden und mitgestaltenden Partners des zahnärztlichen Teams zu wandeln.

Der „Schmerzalarmknopf" führt den Patienten aus seiner passiven Rolle heraus. Der Patient ist jetzt in der Lage, in die Therapie aktiv einzugreifen, er kann das Behandlungsgeschehen mitentscheiden und seine Schmerztoleranz und Therapietoleranz selbst ausdrücken.

Wöller[2] stellte bei einer Befragung von Patienten über „die Angst vor dem Zahnarzt" fest: „Das vorrangige Ziel des Umgangs mit der Angst sollte daher die Minderung des Gefühls der Ungewißheit sein und des Gefühls, einer unklaren, bedrohlichen Situation ausgeliefert zu sein."

Der Patient fühlt sich einer bedrohlichen Situation nun nicht mehr so ausgeliefert, er kann mit dem akustischen Signalgeber immer in das Behandlungsgeschehen eingreifen, das Gefühl der Ungewißheit und Unsicherheit wird dadurch gemindert.

Tönnies und *Heering-Sick*[1] stellten bei ihren Untersuchungen über die „Patientenangst im Erleben von Zahnärzten mit unterschiedlichen Persönlichkeitshaltungen" einige interessante Aspekte fest. Aus welchen Gründen, so fragten die Autoren, halten Zahnärzte es für wichtig, die Patientenangst zu reduzieren? 73% der Befragten hielten es für sehr wichtig, um die Arzt-Patienten-Beziehung zu verbessern. 52%, etwas mehr als die Hälfte der Befragten also, sahen einen wichtigen Grund darin, daß der Zahnarzt weniger Streß hat.

Bei der Arbeit am Patienten mit dem „Schmerzalarmknopf" konnten wir die Erfahrung sammeln, daß die Zahnarzt-Patienten-Beziehung positiv beeinflußt wurde. Das hatte zur Folge, daß sich natürlich auch die psychische Belastung für das zahnärztliche Team reduzierte.

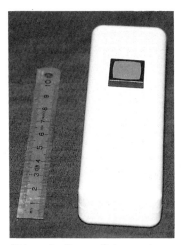 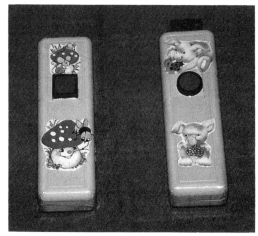

Abb. 1 Der „Schmerzalarm-knopf", ein akustischer, elektronischer Signalgeber.

Abb. 2 Der „Schmerzalarmknopf", kindergerecht mit Bildern beklebt.

Das Behandlungsteam konnte entspannter und streßfreier seine Arbeit durchführen, was zum einen die Verletzungsgefahr herabsetzt und zum anderen die Qualität der zahnärztlichen Leistung verbessert. Dieser vorläufige Eindruck sollte durch eine Patientenbefragung verifiziert werden.

Untersuchungsgut und Methode

Gerätebeschreibung: Der „Schmerzalarm-knopf" (Abb. 1) ist ein akustischer, elektronischer Signalgeber. Das Gehäuse (Abmessungen: 12,5 cm lang, 3,5 cm breit und 2 cm tief) besteht aus Kunststoff. Das Gerät wird mit einer 9-Volt-Batterie betrieben. Der Signalgeber erzeugt einen klaren, hellen Ton mit hoher Frequenz und ausreichender Lautstärke, damit das Signal sich deutlich von den Praxisgeräuschen (z. B. Sauger, Turbine) abhebt. Das Gehäuse läßt sich auch kindergerecht gestalten bzw. mit Abziehbildern bekleben (Abb. 2).
Patienteninstruktionen: Vor der Behandlung werden die Patienten von der Zahnarzthelferin oder dem Behandler über Sinn und Zweck sowie Handhabung des „Schmerzalarmknopfes" aufgeklärt (Abb. 3). Dann wird folgende Instruktion gegeben:

Der Patient kann auf den „Schmerzalarm-knopf" drücken, wenn

1. er eventuell ausspülen möchte
2. er Fragen an den Zahnarzt hat
3. er Schmerzen spürt und meint, daß die Behandlung deshalb unterbrochen werden soll
4. die Behandlung allgemein unangenehm ist
5. er eine Verschnaufpause möchte
6. ein anderer Grund zur Behandlungsunterbrechung vorliegt

Spezielle Instruktionen bei Kindern: Für Kinder gelten zunächst die gleichen Instruktionen wie bei den Erwachsenen (Abb. 4). Zusätzlich kann den Kindern folgendes erzählt werden: „Wenn du auf den ‚Schmerzalarmknopf' drückst, bleibt alles stehen, der Knopf ist eine Fernbedienung, wie beim Fernseher." Die Kinder sind ganz erstaunt, finden aber meist bald heraus, daß wir nur einen Spaß mit ihnen machen. Es hat sich gezeigt, daß es sinnvoll ist, diesen Vorgang den Kindern zu demonstrieren. Wenn das Kind den Alarmknopf drückt, läßt der Behandler den Fußschalter der Turbine los. Das Vertrauen der Kinder ist auf diese Weise oft schnell gewonnen. Es ist hier zu betonen, daß die Behandlung unbedingt sofort unterbrochen werden muß, damit keine Enttäuschung eintritt.

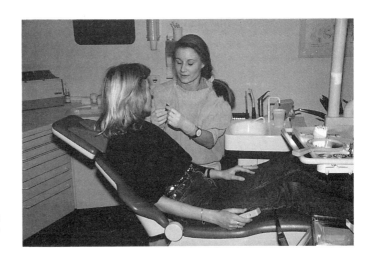

Abb. 3 Der Patient wird mit dem Umgang des „Schmerzalarm-knopfes" vertraut gemacht.

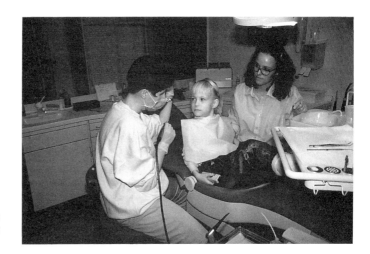

Abb 4 Kinder benutzen den „Schmerzalarmknopf" wie eine Fernbedienung.

Untersuchung

Die Patienten erhielten in der Praxis jeweils nach der Behandlung einen Fragebogen, den sie nach gegebener Instruktion selbständig ausfüllen sollten. Der Fragebogen enthielt Fragen, die sich auf den persönlichen Eindruck des Patienten bei der Anwendung des „Schmerzalarmknopfes" während der zahnärztlichen Behandlung bezogen.

Es wurden bisher 30 Patienten befragt. Es handelte sich um 13 Kinder im Alter von 9—14 Jahren (6 männlich, 7 weiblich) und 17 Erwachsene im Alter von 16—39 Jahren (7 männlich, 10 weiblich).

Ergebnisse

Es wurde zunächst vom Behandler oder der Zahnarzthelferin festgestellt, bei welcher Art von Behandlung der „Schmerzalarmknopf" gegeben wurde.

Bei Kindern wurde in 11 Fällen eine Kavitätenpräparation und in 2 Fällen ein chirurgischer Eingriff vorgenommen (n = 13). Bei den Erwachsenen wurde in 12 Fällen eine Kavitätenpräparation, in einem Fall ein chirurgischer Eingriff und in 4 Fällen eine andere Behandlung (Zahnsteinentfernung, Parodontalbehandlung usw.) vorgenommen (n = 17).

Die folgenden Aufstellungen zeigen die gestellten Fragen, die Antworten, die zur Auswahl standen und jeweils wieviele Patienten (Kinder/Erwachsene) die genannte Antwort gegeben haben.

1. Frage: Haben Sie während der Behandlung auf den Alarmknopf gedrückt?

   Antworten:

   a) Nein, überhaupt nicht (6/6)
   b) Ja, einmal (3/6)
   c) Ja, mehr als einmal (4/5)

2. Frage: Wenn Sie gedrückt haben, warum?

   Antworten (Mehrfachantworten möglich): Weil . . .

   a) ich Schmerzen hatte (7/10)
   b) ich ausspülen wollte (0/1)
   c) ich eine Verschnaufpause wollte (0/1)
   d) die Behandlung unangenehm war (2/1)
   e) ich eine Frage an den Zahnarzt hatte (0/1)
   f) ein anderer Grund vorlag (0/0)

   Kommentar: „Schmerzen" waren der weitaus häufigste Grund für das Knopfdrücken.

3. Frage: (Wenn der Patient in Frage 2 Schmerz als Grund angegeben hatte, wurde jetzt nach der Schmerzqualität gefragt) Wann haben Sie den „Schmerzalarmknopf" gedrückt?

   Antworten: Als die Schmerzen . . .

   a) leicht waren (0/2)
   b) mittelstark waren (4/4)
   c) stark waren (0/3)
   d) nicht mehr auszuhalten waren (3/4)

   Kommentar: Während Kinder nur bei mittelstark empfundenen oder nicht mehr auszuhaltenden Schmerzen drückten, taten dies einige Erwachsene sogar bei leichten Schmerzen.

4. Frage: (An die Patienten, die den Alarmknopf **nicht** gedrückt hatten) Aus welchen Gründen haben Sie den Knopf nicht gedrückt?

   Antwort:

   a) Ich hatte keine Schmerzen (5/4)
   b) Die Schmerzen waren leicht (1/8)
   c) Obwohl es stark schmerzte (0/0)
   d) Ich hatte eine Spritze bekommen (0/3)

   e) Ich wollte die Behandlung nicht stören (0/3)
   f) Aus irgend einem anderen Grund (0/0)

   Kommentar: Meist lag der Grund für die Nichtbenutzung darin, daß keine oder nur leichte Schmerzen verspürt wurden. Erwachsene hatten je dreimal vorher eine Spritze bekommen bzw. wollten die Behandlung nicht stören.

5. Frage (nach dem Eindruck über die Behandlung beim Zahnarzt mit dem „Schmerzalarmknopf")

   Antworten (Mehrfachantworten möglich):

   a) Ich kann besser um Hilfe rufen (11/9)
   b) Er lenkt mich von der Behandlung ab (0/3)
   c) Ich fühle mich sicherer (9/14)
   d) Meine Angst ist nicht so groß (4/3)
   e) Er hilft mir gar nicht (0/0)
   f) Ich fühle mich **ohne** ihn sicherer (0/0)
   g) Er stört mich bei der Behandlung (0/0)

   Kommentar: Hier zeigte sich, daß nur positive Bewertungen gegeben wurden. Hilfe und Sicherheit standen als Argumente im Vordergrund.

6. Frage: Möchten Sie bei der nächsten Behandlung den „Schmerzalarmknopf" wieder benutzen?

   Antworten:

   a) Nein, auf keinen Fall (1/0)
   b) Weiß ich nicht (2/1)
   c) Ja, vielleicht (4/3)
   d) Ja (3/9)
   e) Ja, auf jeden Fall (3/4)

   Kommentar: Es zeigte sich, daß die Mehrzahl der Patienten den „Schmerzalarmknopf" auch in Zukunft haben möchte.

Der Fragebogen für die Patienten enthielt auch eine Frage zur persönlichen Einstellung des Patienten zum Alarmknopf, die mit eigenen Worten beantwortet werden konnte.

Auf die Frage „Was halten sie von dem ‚Schmerzalarmknopf' während der zahnärztlichen Behandlung?", gaben die Patienten folgende Antworten (Es können aus Platzgründen nur einige Beispiele dargestellt werden):

— „Ganz gute Erfindung, modern."

— „Sehr gut, hilft die Behandlung angstfreier zu überstehen."
— „Man fühlt sich nicht so ausgeliefert."
— „Das Gefühl der Beruhigung und Entspannung wird sehr stark durch den Alarmknopf hervorgerufen."
— „Man kann die Behandlung notfalls unterbrechen und Mut sammeln."
— „Man hält etwas in der Hand, das lenkt ab und gibt Sicherheit."

Diskussion

Trotz der relativ geringen Auswahl der bisher ausgewerteten Fragebögen ist eine vorsichtige Interpretation der Ergebnisse durchaus möglich.

Es ließ sich feststellen, daß bei der überwiegenden Anzahl der Patienten Kavitätenpräparationen durchgeführt wurden, was hier wohl mehr zum Ausdruck bringt, daß das Präparieren von Kavitäten die Hauptbeschäftigung des Zahnarztes ist. Der „Schmerzalarmknopf" wurde auch bei chirurgischen Eingriffen von den Patienten benutzt. Hier darf erwähnt werden, daß sich besonders bei schwierigen und zeitfordernden operativen Eingriffen die Anwendung des „Schmerzalarmknopfes" bewährt hat. Der Patient ist in dieser Situation sicher in hohem Maße dem zahnärztlichen Handeln ausgeliefert und seine Kommunikationsmöglichkeiten sind eingeschränkt. Es zeigte sich, daß mit Hilfe des akustischen Signalgebers der Patient in der Lage ist, feinste Schmerzsensationen unmittelbar mitzuteilen. Die Behandlung wurde vom zahnärztlichen Team oft als unkompliziert empfunden. Große Aufmerksamkeit sollte der Tatsache zugewandt werden, daß so unnötiger Schmerz vermieden werden kann.

Der häufigste Grund, den „Schmerzalarmknopf" zu drücken, war das Auftreten von Schmerzen. Aber auch andere Gründe, wie „Ausspülen", die „Frage an den Zahnarzt", oder um eine kleine Pause während der Behandlung zu machen, wurden als Gründe angegeben. Die Hemmschwelle, eine Frage oder einen Wunsch verbal zu äußern, ist für zurückhaltende Personen oft sehr groß; es ist ihnen peinlich oder es fehlt einfach der Mut. Interessant ist die Feststellung, daß Patienten den „Schmerzalarmknopf" eher beim Auftreten **größerer** Schmerzen drücken. Der Patient ist also gezwungen, sich die Frage zu stellen, welchen Schmerz kann ich ertragen und ab welcher Schmerzqualität werde ich „die Notbremse" ziehen. Der Patient definiert seine persönliche Schmerztoleranz. Die bewußte Auseinandersetzung mit dem Schmerz läßt die Grenze der Schmerzempfindung veränderlich erscheinen.

Auch wenn die Patienten während der Behandlung den „Schmerzalarmknopf" nicht gedrückt haben, bestand der Wunsch, den akustischen Signalgeber bei der nächsten Behandlung wieder zu benutzen. Die Patienten fühlten sich nicht so ausgeliefert, und sie fühlten sich sicherer. Die Aussagen traten bei den Ergebnissen der Untersuchung besonders deutlich hervor. Der „Schmerzalarmknopf" suggeriert ein Gefühl „der Sicherheit".

Die Auswertung der Fragebögen zeigte deutlich eine Richtung, die zu weiteren Fragestellungen und Untersuchungen Anlaß gibt. Kommt es zur Veränderung der Schmerzschwelle? Wird die Kommunikation zwischen Zahnarzt und Patient positiv gefördert? Welchen Einfluß haben persönliche, soziale und kognitive Parameter auf den Patienten? Fühlt sich der Patient als Partner einer positiven Zahnarzt-Patient-Beziehung? Gibt es physiologisch meßbare Veränderungen des vegetativen Systems?

Der „Schmerzalarmknopf" ist ein einfaches und praktisches Instrument zur Erleichterung und Förderung einer positiven Arzt-Patient-Beziehung.

Dieser kleine elektronische Signalgeber befreit uns aber nicht von der Verantwortung dem Patienten gegenüber seine Persönlichkeit zu respektieren und seine Probleme wirklich ernst zu nehmen. Das Tor zum Vertrauen öffnet sich nur durch die Bereitschaft, dem Patienten Verständnis entgegen zu bringen.

Zusammenfassung

Der „Schmerzalarmknopf", ein akustischer, elektronischer Signalgeber zur Förderung und Erleichterung der Zahnarzt-Patienten-Beziehung, ist ein Kommunikationsinstrument, das den Patienten die Möglichkeit bietet, sich unmittelbar und direkt durch Auslösen eines akustischen Signals verständlich zu machen. Der Patient verläßt die Rolle des passiven, wehrlosen, der Willkür des Zahnartes ausgelieferten Opfers. Er begibt sich in die Rolle eines aktiv mitentscheidenden, mitgestaltenden Partners des zahnärztlichen Teams, der seine Schmerztoleranz selbst bestimmen lernt, seine Anspannung kontrollieren kann, die Angst vor dem Ungewissen durch Vertrauen zu reduzieren vermag und der das Gefühl, respektiert zu werden, gewinnt.

Vor allem bei chirurgischen Eingriffen konnte aufgezeigt werden, daß unnötige Schmerzsensationen vermieden werden können, die Verletzungsgefahr reduziert wird, die Dosis der Anästhesie herabgesetzt werden konnte.

Kinder lassen sich oft nicht mehr ohne „Schmerzalarmknopf" behandeln. Auch besonders ängstliche Patienten zeigen die Tendenz, vor der Behandlung nach dem „Schmerzalarmknopf" zu fragen. Stellt sich bei dem Behandlungsbeginn heraus, das eventuell ein schmerzhafter Eingriff zu erwarten ist, wird oft unaufgefordert der „Schmerzalarmknopf" verlangt.

Nicht nur der Patient fühlt sich sicherer und entspannter, auch das zahnärztliche Team wird entlastet und kann sich auf die Behandlungsdurchführung konzentrieren. Die Entscheidungskompetenz wird dem Patienten übergeben. Der Patient hat ein Medium, seine Grenzen selbst zu bestimmen, die Verantwortung wird dem Patienten anvertraut. Der Zahnarzt und sein Team können sich auf die Arbeit konzentrieren, was sicher der Qualität der Leistung entgegenkommt. „So gut ein Pelzmantel im Winter vor Kälte schützt, so unnütz ist er in der Sommerzeit". Das Gespräch, das persönliche Eingehen und Ernstnehmen der individuellen Problematik des Patienten steht unbedingt im Vordergrund aller Schmerz- und Angstbewältigungsstrategien. Es nützt nichts, den Patienten eine Fernbedienung in die Hand zu geben, wenn nicht auch die Bereitschaft zur Akzeptanz mitgegeben wird.

Die Ergebnisse der Voruntersuchung zeigen einerseits auf, daß sich die Benutzung eines akustischen, elektrischen Signalgebers als „Schmerzalarmknopf" oder besser als Interkommunikationsmedium, während der zahnärztlichen Behandlung zur Förderung und Erleichterung der Zahnarzt-Patienten-Beziehung bewährt hat, andererseits lassen die Ergebnisse viele Fragen offen, die in weiteren Untersuchungen differenziert werden sollen.

Korrespondenzanschrift

Hasso M. Warmuth
Zahnarzt
Teltower Damm 7
D-1000 Berlin 37

Literatur

1. *Tönnies S, Heering-Sick H:* Patientenangst im Erleben von Zahnärzten mit unterschiedlichen Persönlichkeitshaltungen. In: *Sergl HG, Müller-Fahlbusch H* (Hrsg): Angst und Angstabbau in der Zahnmedizin. Quintessenz, Berlin 1989.

2. *Wöller W, Alberti L, Bachmann M, Birkhoff M:* Die Angst vor dem Zahnarzt — Eine Befragung von Patienten. In: *Sergl HG, Müller-Fahlbusch H* (Hrsg): a. a. O.

Gesprächsführung als Mittel der Exploration und Intervention von Präventivverhalten bei Patienten der Stomatologie

Günther Mladek, Leipzig

1. Vorbemerkungen

Es ist wohl keine Frage, daß mit dem anstehenden Thema ein ganzer Komplex von unterschiedlichen Gegenständen berührt ist, wovon jeder für sich eine eigene Abhandlung beanspruchen könnte, sehr wahrscheinlich auch müßte. Solche Gegenstände wären: Gesprächsführung, Exploration, Intervention, Präventivverhalten und die Psychologie des Patienten in der Stomatologie. Daraus ergibt sich eine Heterogenität der notwendig zu berücksichtigenden Erkenntnisse, die dann themengeleitet sinnvoll zu integrieren wären. Für ein solches Anliegen ist hier aber nicht der Platz. Trotz inzwischen intensiver Forschung bestehen zudem noch z. T. erhebliche Erkenntnislücken im psychologischen Wissenssystem, etwa zur Technologie psychologischer Interventionen zur Herausbildung von Präventivverhalten (Garnatz 1986[1], Strauch 1987)[4] oder zur Entwicklung von präventiv wirksamen Motivationen (Mladek 1988)[3]. Solche Argumente werden den psychologisch interessierten Praktiker jedoch vermutlich wenig berühren. Er hat Erwartungen an die Vermittlung wissenschaftlich gesicherten und praxisnahen Regelwissens. Dieses Regelwissen ist aber erst im Entstehen. Wesentliche Voraussetzung zur Beschleunigung dieses Prozesses ist eine enge klinisch-praktische Kooperation zwischen Zahnarzt(-in) und Psychologen(-in). Das schließt wechselseitiges Lernen ein.

Aus alldem folgt, daß für die vorliegende Abhandlung eine Akzentuierung notwendig ist. Das zentrale Glied wird hier die Gesprächsführung bilden. Dabei ist es das Ziel, auf einige Aspekte hinzuweisen, die sich aus der Perspektive der Persönlichkeitspsychologie ergeben. Zuvor muß aber noch auf einige allgemeine Voraussetzungen des Zahnarzt-Patient-Verhältnisses eingegangen werden.

2. Voraussetzungen einer persönlichkeitsförderlichen Grundhaltung des Zahnarztes gegenüber dem Patienten

Zwei m. E. grundlegende Voraussetzungen sollen hier hervorgehoben werden.

1. Die erste Voraussetzung beinhaltet die positive Lösung eines vermeintlichen Grundwiderspruchs. Dieser Widerspruch läßt sich zugespitzt mit folgendem Satz beschreiben: „Optimales Präventivverhalten bedeutet gesunde Zähne und damit letztlich weniger Patienten."

Jeder Zahnarzt muß sich demnach selbst fragen: Will ich das wirklich?

Der Psychologe fragt den zahnärztlichen Leser weiter:

— Repräsentiert eine Persönlichkeit mit aktivem und effektivem Präventivverhalten für Sie persönlich wirklich einen höheren Wert?
— Ist eine solche Persönlichkeit von Ihnen wirklich mehr akzeptiert?
— Sind Sie wirklich bereit, ein solches Präventivverhalten aktiv mitzuentwickeln und
— können Sie dafür wirkliche und für Sie selbst überzeugende Gründe benennen, d. h. auch
— haben Sie dafür eine ausreichende, stabile und für Sie selbst sinngebende Motivation?
— Sind Sie bereit, Zeit und Mühe zu investieren, auch wenn die „Belohnung" vielleicht schwach ausfällt?

Es sei hier unterstellt, daß sich der Zahnarzt nach seiner Selbstbefragung für die stomatologische Prävention entscheidet. Damit wäre die erste Voraussetzung erfüllt. Unter dieser Bedingung wird der Zahnarzt nur dann präventiv erfolgreich sein, wenn er seine Profession auch

2. als einen Sozialberuf begreift. Das ist die zweite Voraussetzung. Die Auffassung des Zahnarztberufes als Sozialberuf schließt eine Reihe von individuellen Leistungen ein, die als „soziale Handlungsfähigkeit" zusammengefaßt werden können. Folgende ausgewählte Leistungen und Fähigkeiten gehören dazu:

— Der Zahnarzt sucht aktiv Kontakt zum potentiellen Patienten oder Noch-Nicht-Patienten auch außerhalb der Behandlungsstelle.
— Er berät den Patienten in der Behandlungsphase ausdrücklich auch über präventive Maßnahmen auf der Grundlage explorierter individueller Bedingungen des Patienten.
— Er erweitert seine Aufmerksamkeit über die Erkrankung hinaus auf die Persönlichkeit des Betroffenen in seiner bio-psycho-sozialen Einheit mit all ihren Eigenheiten.
— Der Patient wird als Subjekt akzeptiert und nicht als Objekt behandelt.
— Er kontrolliert seine Sympathie und Antipathie-Beziehungen und die damit verbundenen Bevorzugungen bzw. indirekten Ablehnungen gegenüber bestimmten Patienten.
— Er kontrolliert sein Kommunikationsverhalten und verzichtet auf Bemerkungen, die den Patienten diskreditieren.
— Er erweitert seine Aufmerksamkeit auf die Gestaltung der Interaktion zum Patienten.
— Er kennt und analysiert die bio-psychosozialen Besonderheiten verschiedener Zielgruppen z. B. Kindergartenkinder, Jugendliche und Erwachsene mit unterschiedlichem Bildungsstand und individuell sehr unterschiedlichen Motiv- und Wertstrukturen. Dabei kann er damit umgehen, daß in den individuellen Wertestrukturen ein jederzeit sauberes Gebiß und kosmetisch ansprechende Zähne nicht in jedem Fall auch vordere Rangplätze einnehmen.
— Der Zahnarzt begreift sich als Vermittler von Kenntnissen und Fähigkeiten an

Bezugspersonen von Patienten, d. h. er wirkt als Mediator und bezieht das sozialpersonale Umfeld des Patienten in seine Arbeit ein. Hierzu gehören u. a. Kindergärtnerinnen, Lehrer, Berufsausbilder, Eltern und andere Angehörige.

Diese Verhaltensweisen können weiter entfaltet werden. Sie dokumentieren m. E. ausreichend die individuellen Leistungen des Zahnarztes, wenn er seinen Beruf auch als Sozialberuf begreift. Sie sind zugleich Merkmale sozialer Handlungsfähigkeit im Anforderungsfeld der Herausbildung stomatologischen Präventivverhaltens. Diese zweite Voraussetzung zu schaffen, bedeutet im Einzelfall Zusatzausbildung und Einübung einzelner Fähigkeiten. Psychologisch konzipierte und geleitete Trainingsprogramme können für den Zahnarzt dazu eine gute Hilfe und Orientierung sein.

3. Merkmale von Präventivverhalten in der Stomatologie und die Funktion des zahnärztlichen Gesprächs

Nach Makuch (1988)[2] bildet die Kariesprophylaxe den zentralen Gegenstand der Prävention. Damit sind drei Merkmale präventiven Verhaltens bestimmbar:

— Systematische und effektive Zahn- und Mundpflege,
— Fernhaltung schädigender Noxen durch gesunde Ernährung,
— Steigerung der Schmelzresistenz gegenüber dem Säureangriff durch Fluoridgaben.

Darüber hinaus gibt es weitere Merkmale:

— Bereitschaft zu regelmäßigen zahnärztlichen Kontrollen,
— Einhaltung spezieller zahnärztlicher Empfehlungen und
— eine ausreichende Selbstkontrolle des Patienten.

Es ist zu erkennen, daß eine Vielzahl von individuellen Voraussetzungen erfüllt sein müssen, um ein solches Verhalten auch realisieren zu können. Das übergreifende Ziel ist es, stomatologisches Präventivverhalten als ein motiviertes Verhalten mit hohem Stellenwert in der individuellen Wertestruktur des im Idealfall Noch-Nicht-Patienten zu entwickeln und die dazu notwendigen psychischen Regulationsbedingungen auszubilden.

Den zentralen Bereich bildet dabei die Ausformung von Motivstrukturen, die das Präventivverhalten zu einer sinnvollen Tätigkeitsform für den Betreffenden im Kontext seines Lebensprozesses entwickeln. Das ist eine bisher noch wenig zufriedenstellend gelöste Aufgabe. Die interventive Umsetzung motivationspsychologischer Erkenntnisse in das Bedingungsnetz der Praxis bleibt eine permanente Anforderung und ist wohl nur über einzelfallorientierte Forschungen im Sinne kontrollierter Praxis zu bewältigen.

Motivbildende Wirkungen werden, wenn auch in unterschiedlichem Maße, durch verschiedene Mittel und Methoden angestrebt. Zu nennen sind hier z. B. aufklärende Filme und Tonaufzeichnungen, Bildtafeln und Werbung, aber auch Identifikationspersonen, die als Vorbild wirken. Solche Mittel eignen sich häufig aber nur für den Aufbau individueller Wissenssysteme, deren Funktion für die Entwicklung von Motivationen zwar notwendig, häufig aber nicht ausreichend ist. Ohne Zweifel kommt deshalb dem Gespräch zwischen Zahnarzt und Patient eine hohe Bedeutung zu. Dafür stehen u. a. folgende Gründe:

— Mit Hilfe des Gesprächs kann ein enger vertrauensbildender Kontakt hergestellt werden. Das schließt die Chance ein, daß der Zahnarzt zu einer Identifikationsperson für den Patienten wird.
— Die persönliche Meinung des Zahnarztes kann direkt geäußert und zugleich an individuelle Besonderheiten des Patienten angepaßt werden.
— Durch ein effektives Explorationsverhalten sind Einblicke in die Psychodynamik des Patienten möglich, womit dessen Verhalten erklärbar wird.
— Im Gespräch und der damit gegebenen Beobachtungsmöglichkeit werden Verhaltensweisen und Verhaltensbedingungen erkennbar, die veränderungsbedürftig sind und damit Gegenstände für beraterische Interventionen bilden.
— Die Wirkungen verbaler Einflußnahme kön-

nen direkt beobachtet und in ihrem Verlauf bewertet werden.

4. Beziehungsgestaltung zum Patienten und Gegenstände der Gesprächsführung

Damit sind zwei wesentliche Aspekte benannt, die in engem Zusammenhang mit einer erfolgreichen Gesprächsführung zur Entwicklung motivierten stomatologischen Präventivverhaltens stehen.

4.1 Zur Beziehungsgestaltung

Eine positive Beziehung zwischen Zahnarzt und Patient nutzt der angezielten Motivbildung und ist zugleich eine ihrer Voraussetzungen. Dabei gilt, daß der Zahnarzt das Gespräch mit dem Patienten als ein geeignetes Mittel für seine Zielsetzung bewertet und selbst motiviert ist, ein solches Gespräch zu führen, d. h. es muß für ihn selbst sinnvoll sein. Es lassen sich grob fünf Ebenen unterscheiden, mit deren Hilfe sich unterschiedliche Qualitäten von Beziehungen beschreiben lassen.

Psychologisch negativ wirkt auf den Patienten, wenn der Zahnarzt

1. — kühl und distanziert ist,
   — widerwillig oder gar feindselig reagiert,
   — rechthaberisch ist,
   — abwertend reagiert,
2. — sich dem Patienten nur bei solchen Äußerungen zuwendet, in denen der Patient auf Anschauungen und Wertungen des Zahnarztes eingeht (bedingte Zuwendung)

Psychologisch positiv wirkt auf den Patienten, wenn der Zahnarzt

3. — gleichbleibend zugewendet ist, auch wenn es ihm schwerfällt,
4. — die Argumente des Patienten zu verstehen sucht, auch wenn sie ihm unlogisch erscheinen und hinsichtlich ihrer Bedeutung nicht akzeptabel sind,
5. — sich in die Denk- und Erlebensweise des Patienten hineinversetzt und auf dieser Grundlage auch einzelne Ansichten und Verhaltensweisen des Patienten in Frage

stellen kann, so daß dieser im Verlauf des Gesprächs die zahnärztliche Sichtweise erkennt, sie akzeptieren lernt und bereit und fähig wird, sein eigenes Verhalten daran zu orientieren.

4.2 Zu einigen Gegenständen der Gesprächsführung

Das zentrale Thema des Gesprächs ist natürlich das stomatologische Präventivverhalten des Patienten, aber im Kontext dessen individueller Lebensgestaltung. Das Rahmenthema ist jedoch nicht identisch mit den konkreten, psychologisch bestimmten Gegenständen. Für die zahnärztliche Gesprächsführung ist es wichtig, das Verhalten und die verhaltensregulierenden Bedingungen des Patienten als Gegenstände zu betrachten. Solche Gegenstände sind:

— Die subjektiven Wissenbestände des Patienten über stomatologische Prävention, über den Zahnarzt, über Schmerzentstehung usw. Hier geht es um die subjektiven Krankheits- und Gesundheitstheorien des Patienten.
— Die subjektiven Bedeutungen, die der Patient seinen Erkenntnissen zuschreibt
· und die in Abhängigkeit von seinen individuellen Wertorientierungen ihre jeweils konkrete Qualität erlangen. Die Bedeutungszuschreibung aktiviert wesentlich die weitere psychische Regulation.
— Die emotionalen Zustände im Zusammenhang mit der Prävention. Hierzu gehören auch solche Emotionen, die durch Vorwegnahme erfolgreicher Prävention ausgelöst werden.
— Die Motivstrukturen des Patienten und deren Realisierungsmöglichkeiten im Lebensprozeß. Hierzu gehört auch die Bestimmung des Stellenwertes von Präventivverhalten in der Motivhierarchie des Patienten.
— Die Verhaltensprogramme, auch in Form von Vorstellungen und Möglichkeiten, einschließlich der Bedingungen, die der Patient sieht, um sich präventiv verhalten zu können.
— Das Verhalten selbst und die Qualität der Ausführung. Beispiel: Zähneputzen.
— Die Qualität der Selbsteinschätzung des Verhaltens und die Kalkulation von Folgen.

Die Aufgabe des Zahnarztes besteht darin:

— Das jeweilige Niveau und die Charakteristik dieser einzelnen Gegenstände zu erfassen und zu bewerten,
— den Patienten zu befähigen, über diese Gegenstände selbst bewußt zu reflektieren und
— auf dieser Grundlage Schlußfolgerungen zu ziehen, die dann bekräftigt werden.

Auf diese Weise lernt der Zahnarzt am Patienten und kann ihn zum Um- und Neulernen stimulieren. Für den Zahnarzt setzt das die Beherrschung unterschiedlichster Fragetechniken und interventiver Strategien voraus. Hierzu bestehen Weiterbildungsmöglichkeiten, die im Interesse der Patienten und der Zahnärzte genutzt werden sollten.

Zusammenfassung

In der vorliegenden Abhandlung werden die Voraussetzungen und Bedingungen, aber auch die Wirkungsweise motivationsfördernder Gespräche des Zahnarztes mit dem Patienten über dessen Präventivverhalten dargestellt.

Korrespondenzanschrift:

Dr. sc. phil. Günther Mladek
Sektion Psychologie der KMU
Tieckstraße 2
O-7030 Leipzig

Literatur

1. *Garnatz K:* Interventionsmethoden bei der Gesundheitserziehung in der Kinderstomatologie. Dipl. KMU Leipzig, 1986 (unveröff.).
2. *Makuch A:* Stomatologische Gesundheitserziehung als interdisziplinäres Anliegen — Stand, Probleme, Aufgaben. Beiträge zur Theorie und Praxis in der Medizinischen Psychologie für Stomatologen. Wiss. Beiträge der KMU Leipzig, 1988.
3. *Mladek G:* Motivationspsychologische Komponenten der Herausbildung stomatologischen Gesundheitsverhaltens im Vorschulalter. Beiträge zur Theorie und Praxis in der Medizinischen Psychologie für Stomatologen. Wiss. Beiträge der KMU Leipzig, 1988.
4. *Strauch K:* Psychologische Interventionsaspekte bei der stomatologischen Gesundheitserziehung im Vorschulalter. Dipl. KMU Leipzig, 1987 (unveröff.).

Gesundheitsförderung im Vorschulalter — praktische Probleme der Umsetzung

Almut Makuch, Leipzig

Problemlage und Aufgabenstellung

Um einen dauerhaften Erfolg primärpräventiver stomatologischer Maßnahmen im Sinne aktiven und selbstkompetenten Verhaltens zu erlangen, muß man sich verstärkt altersgerechten, inhaltlichen und methodischen Fragen der Umsetzung zuwenden.

Während Inhalt und Zielsetzung der Präventivprogramme bekannt und formuliert sind, werden Fragen der didaktisch-methodischen Umsetzung kaum berührt, vielleicht sogar als bekannt vorausgesetzt. Besonders in der Altersgruppe der Vorschulkinder zeigt sich, daß das tätigkeitsbezogene Entwicklungsniveau der Zielgruppe, vor allem des jüngeren und mittleren Vorschulalters, so gut wie keine Berücksichtigung bei der Umsetzung der Präventivprogramme findet, d. h., es werden kaum kindgemäße Lernformen berücksichtigt. Kindgemäß hieße aber nach Launer (1984)[11], zielgerichtet und planmäßig Spielelemente in den Lehr- und Lernprozeß einzusetzen. Es überwiegen jedoch bislang, von meist unkindgemäßen Demonstrationen an Gebißmodellen abgesehen, die verbalisierten Vermittlungsmethoden wie Belehrung und Instruktion, eventuell unterstützt durch eine Bilderbuchgeschichte oder dem sporadischen Einsatz von viel zu wenig hierzu vorhandenen didaktischen Materialien, wie sie von Graehn (1982)[5] (1983)[6] bereits empfohlen, aber auch von anderen engagierten Gesundheitserziehern in ihrem gesundheitserzieherischen Wert erkannt wurden (Bartsch et al. 1984[1], Bartusch 1968[2], Borutta 1981[3], Garnier 1981[4], Hartlmaier 1978[7], Holzinger 1982[8], Peters 1983[15], Sauer 1970, Sigrist 1981, Witte 1985). Ein systematisches Anregen und Steuern der kindlichen Eigenaktivität über das Spiel erfolgte nicht. Die wissenschaftlich erwiesene und anerkannte Tatsache (Otto 1979)[14], daß dem Spiel der Vorschulkinder die bedeutendste Rolle in der Ausbildung wichtiger motori-scher, kognitiver und motivationaler Strukturen bei der Vorbereitung auf die neue, höhere Entwicklungsstufe zukommt (Leontjew 1964)[12], findet keine Umsetzung. Dabei ist aber gerade das Spiel dadurch gekennzeichnet, daß das Motiv nicht im Ergebnis, sondern im Reiz der Spielhandlung, in der Freude am Spielprozeß selbst liegt (Ljublinskaja 1982[13], Schmidt 1982)[18]. Die damit verbundenen positiven Emotionen sind als Ursache dafür zu sehen, daß Willensvorgänge, Aufmerksamkeitsleistungen, Prozesse des Gedächtnisses und kognitive Operationen sich innerhalb der Spielsituation schneller und auf höherem Niveau vollziehen als außerhalb des Spiels (Hoppe 1983[9], Wygotski 1973)[21]. In Ableitung aus der Problemlage stellte sich deshalb die Aufgabe, das Sujet Spiel gezielt zu nutzen, um erwünschte zahnhygienische und ernährungsmäßige Verhaltensweisen zu entwickeln. Dabei sollte das Spiel der Normvermittlung und der Normbegründung dienen sowie den Prozeß der Normverinnerlichung fördern.

Die Problematik wurde durch die Sektionen Stomatologie und Psychologie der Karl-Marx-Universität Leipzig gemeinsam bearbeitet. Es erfolgten in Leipziger Kindergärten Untersuchungen zur Frage, inwieweit mit ausgewählten Spielverfahren mit stomatologisch-gesundheitserzieherischen Inhalten bei Vorschulkindern das Gesundheitswissen und das Gesundheitsverhalten gegenüber den gegenwärtig dominierenden verbalisierten Vermittlungsmethoden zu verbessern sind.

Probanden

Da sich spezielle Untersuchungen im Vorschulbereich im allgemeinen auf die 5- bis 6jährigen konzentrieren (Kagel 1975[10], Scharf 1984[17], Launer und Jahn 1984)[11], aber gerade die Problematik der adäquaten und altersgerechten Umsetzung gesundheitsfördernder und vermittelnder Erkenntnisse in zur Selbständigkeit führende erwünschte Verhaltensweisen sich viel früher zeigt, wurde die Ansiedelung der Aufgabenstellung und ihre Lösung ganz bewußt auf diesen jüngeren Altersbereich ausgeweitet.

Als Probanden kamen 60 Kinder jüngeren Vorschulalters zweier Leipziger Neubaukindergärten, die sich hinsichtlich räumlicher und sanitärer Voraussetzungen nicht unterschieden, zur Untersuchung. Sie teilten sich zu je 30 Kindern in Spiel- bzw. Kontrollgruppe.

Methodik und Untersuchungsablauf

Bei der Konstruktion entsprechend inhaltlich orientierter Spiele galt es dabei, folgendes zu berücksichtigen:

1. Hinsichtlich des übergeordneten Erziehungszieles ist ein entwicklungsangemessenes Lernziel zu formulieren.
2. Spielinhalt, Spielhandlung und Spielregel müssen den motorischen und psychischen Besonderheiten eines jüngeren Vorschulkindes entsprechen, d. h., der Prozeß der Erkenntnistätigkeit im Spiel muß dabei zunächst dem Niveau der motorisch-taktilen Orientierungsfähigkeit angepaßt sein, aber auch gleichzeitig auf „die Zone der nächsten Entwicklung" orientieren, um entwicklungsfördernd wirken zu können.

Unter Berücksichtigung dieser Aspekte wurden ein Zuordnungsspiel, ein Bewegungsspiel mit Symbolen, „Lustige Übungen zur Körpersensibilisierung", ein „Süßes Puppenfest", ein Puppenspiel sowie ein mit Fehlern durchsetztes Zahnputzlied entwickelt.

Exemplarisch sei an dieser Stelle etwas ausführlicher auf die Spielintervention eingegangen:

Mit „Lustigen Übungen zur Körpersensibilisierung" erleben die Kinder die Funktionen verschiedener Körperteile. Das macht vor allem jüngeren Kindern viel Spaß. Im Zusammenhang mit den Fragen: „Wo sind unsere Zähne?" „Zeigt sie!" „Was macht man damit?" „Was macht unsere Zähne schmutzig?" „Kann man den Schmutz sehen?" „Kann man den Schmutz mit der Zunge fühlen?" — ist die kindgemäße Beschreibung des schädlichen Zahnbelages als „Zahnpelzchen" eine wirksame Hilfe, um die entsprechende Empfindung zu vermitteln.

Beim Zuordnungsspiel „Was tut unseren Zähnen gut?" werden die Kinder zu einfachen Zuordnungsleistungen anhand hervortretender Merkmale befähigt. Die Aufgabe besteht darin, daß die Kinder angeben, welche Nahrungsmittel die Zahngesundheit und welche das Entstehen von Zahnerkrankungen fördern. Jeweils ein Kind darf einen Gegenstand aus einem verdeckten Korb entnehmen, diesen zunächst ertasten und beschreiben. Dann wird der Gegenstand — möglichst Originale, die den Kindern z. B. aus der Kaufhalle bekannt sind — gezeigt, bezeichnet und in das entsprechend richtige Behältnis — „Lachender Zahn" oder „Trauriger Zahn" gelegt. Gemeinsam wird geprüft, ob die richtige Lösung gefunden wurde oder korrigiert werden muß.

In einem Prä-Post-Vergleich wurde mit den Kindern ein halbstandardisiertes Interview durchgeführt, das der Überprüfung der psychologischen Variablen „Stomatologisches Gesundheitswissen", getrennt nach Sach- und Zusammenhangswissen, diente. In einem instruierten Rollenspiel — zeige bitte Deinem Freund, wie Zähne richtig geputzt werden — wurde das Ausmaß der Fertigkeitsentwicklung im Zähneputzen in Einzel-Fremd-Beobachtung festgestellt und als klinisches Kriterium das Ausmaß der Plaquebeseitigung mit dem Quigley-Hein-Index erhoben. Es fanden weiterhin Beobachtungen der Kinder in bestimmten Spielsituationen und Verbalisierung Berücksichtigung. Für die Untersuchung Gesundheitsverhalten bestimmender Komponenten wurden psychodiagnostische Erhebungsinstrumente — Halbstandardisiertes Kinderinterview, dessen Frageninventar im Posttest I und II für die Spielgruppe spielbezogen erweitert war, Beobachtungsskala für die Einschätzung der Fertigkeitsentwicklung zum Zähneputzen, Beobachtungsskala für die Spielaktivität, Spielfreude und Spielkonzentration in Gruppensituation — konstruiert.

Während einer 5wöchigen Interventionszeit kamen in der Spielgruppe die Spielverfahren zum Einsatz, dagegen erhielten die Kinder der Kontrollgruppe im gleichen zeitlichen Abstand

Tab. 1 Vergleich von Spielgruppe (SG) und Kontrollgruppe (KG) in den Variablen Gesundheitswissen und Fertigkeitsentwicklung (Varianzanalyse, Irrtumswahrscheinlichkeit α = 0,05). GWis: Gesundheitswissen, gesamt; SWis: Sachwissen; ZWis: Zusammenhangswissen; F: Fertigkeitsentwicklung im Zähneputzen; QHI: Quigley-Hein-Index.

Gruppen	Prätest				Posttest I				Posttest II			
	SG		KG	Sign.	SG		KG	Sign.	SG		KG	Sign.
	$\bar{x}$	s	$\bar{x}$	s	$\bar{x}$	s	$\bar{x}$	s	$\bar{x}$	s	$\bar{x}$	s
SWis	3,56	1,78	3,40 2,62	n. s.	5,63	1,71	4,33 2,42	s.	4,39	2,02	3,63 1,90	n. s.
ZWis	3,66	1,78	3,57 2,59	n. s.	9,56	3,29	4,50 2,22	s. s.	8,50	3,43	3,79 1,95	s. s.
GWis	7,13	3,18	6,97 4,60	n. s.	15,00	4,05	8,83 4,02	s. s.	12,96	4,95	7,43 2,88	s. s.
F	2,24	0,83	1,86 0,81	n. s.	3,86	3,45	1,86 0,89	s.	4,00	0	2,23 0,92	s.
QHI	1,61	0,78	1,98 0,13	n. s.	0,70	0,52	1,91 0,45	s. s.	0,35	1,29	1,88 0,68	s. s.

Tab. 2 Korrelationskoeffizienten nach Pearson für die Darstellung des Zusammenhangs von Fertigkeitsentwicklung und Plaque bei 60 Vorschulkindern jüngeren Alters — QHI = Index nach Quigley und Hein (Irrtumswahrscheinlichkeit α = 0,05).

	Prätest		Posttest I		Posttest II	
	QHI		QHI		QHI	
Fertigkeit		− 0,3505 s.	Fertigkeit	− 0,4196 s.	Fertigkeit	− 0,5060 s.

Putzdemonstrationen, Putzunterweisungen sowie Belehrungen zur zahngesunden Ernährung.
Nach einer 5wöchigen interventionsfreien Zeit wurde die Stabilität der erlangten Leistungen nochmals überprüft.

Ergebnisse

Beim Vergleich von Kontrollgruppe mit Spielgruppe kann festgestellt werden, daß der Einsatz von Spielverfahren geeignet ist, Lerninhalte auch auf dem Gebiet der stomatologischen Gesundheitserziehung intensiver zu vermitteln. Das äußert sich bei der Spielgruppe in einem durchschnittlichen Anstieg des Gesundheitswissens von 7,13 auf 15 Punkte im Gruppenmittel (Tab. 1), wobei dies vor allem auf die Teilvariable Zusammenhangswissen zurückzuführen ist. Damit stellt sich gleichzeitig

ein qualitativer Zuwachs dar, der auch nach der interventionsfreien Zeit noch erhalten ist. Gegenüber der Kontrollgruppe sind die durchschnittlichen Punktwerte des Zusammenhangswissens im Posttest I und II signifikant höher. Dagegen führt die Erhöhung des Sachwissens nur vorübergehend im Posttest I zu einer signifikanten Unterscheidung.
Die sich innerhalb der Kontrollgruppe vollziehende, leichte Veränderung des Gesundheitswissens ist in beiden Teilvariablen nicht signifikant.
Die Entwicklung der Fertigkeiten im Zähneputzen zeigt ebenfalls die Überlegenheit der Spielgruppe (Tab. 1). Obwohl in beiden Kindergärten nach den gleichen inhaltlichen Putzinstruktionen gearbeitet wurde, ist die signifikante Überlegenheit der Spielgruppe einmal auf die Emotionalisierung für das Thema sowie für das Zähneputzen selbst zurückzuführen, indem die Kinder für das „lustige Rascheln der fleißigen Zahnbürste" von der Erzieherin gelobt und

anerkannt wurden, außerdem über einen Reim die rhythmische Ansprechbarkeit der Kinder dieses Alters genutzt wurde.

Die Ausprägung von Zahnputzfertigkeiten steht mit dem Ausmaß der Plaque in signifikanter Beziehung: sie sind sowohl im Prätest als auch im Posttest I und II negativ korreliert.

Zusammenfassung

Zusammenfassend kann festgestellt werden, daß Wissens- und Verhaltenssegmente sowie Motivation zur Zahngesundheit als Lebenswert und sinnbildendes Motiv vornehmlich in der dominierenden Tätigkeit des Vorschulkindes auszubilden sind. Das Spiel als Vermittlungsmethode dient hierbei der Förderung und Umsetzung von Prozessen zur Normverinnerlichung und damit der Entwicklung belastungsfähiger zahnhygienischer Gewohnheiten.

Korrespondenzanschrift:

Dr. Almut Makuch
Poliklinik für Orthopädische Stomatologie
und Kinderstomatologie
der Karl-Marx-Univ. Leipzig
Nürnberger Str. 57
O-7010 Leipzig

Literatur

1. *Bartsch B, Bartsch N, Waldschmidt I:* Zahngesundheit im Kindergarten, 3. Aufl. Darmstadt: Verein für Zahnhygiene, 1983.

2. *Bartusch G, Krähner K:* Methodische Hinweise des Deutschen Hygienemuseums. Standardfigur und Handpuppenspiel. Dresden: Deutsches Hygienemuseum, 1968.

3. *Borutta A:* Kinderstomatologische Betreuung im Vorschulalter. Neue Erz. im Kindergarten, 34, 2: 20—21 (1981).

4. *Garnier R, Schoepfer M, Animau F, Traore M, Gateff C:* Die Gesundheitserziehung von Kindern: spielerisches Lernen. Intern. J. für Gesundheitserziehung, 24 (1981), 7.

5. *Graehn G et al.:* Methodische Hinweise des Deutschen Hygienemuseums. Gesundheitserziehung in der Kinderstomatologie. Dresden: Deutsches Hygienemuseum, 1983.

6. *Graehn G:* Stomatologisches Gesundheitswissen und Gesundheitsverhalten Berliner Vorschulkinder. Z. ges. Hygiene 28: 479—484 (1982).

7. *Hartlmaier K-M:* Kindergarten — Mitgestalter der Jugendzahnpflege. Zahnärztl. Mitt. 68: 904—905 (1978).

8. *Holzinger W:* Eine aktivierende Informationshilfe für Vor- und Grundschulkinder. Zahnärztl. Mitt. 72: 1982 (1982).

9. *Hoppe H:* Pädagogische Funktion und Implikation des Kinderspiels. In Kreuzer K J (Hrsg.): Handbuch der Spielpädagogik. Düsseldorf: Schwann, 1983.

10. *Kagel I:* Das didaktische Spiel als Mittel der sozialistischen Bildung und Erziehung. Berlin: Diss. Päd., 1975.

11. *Launer I, Jahn C:* Spielverfahren in der Beschäftigung. Neue Erz. im Kindergarten 37 2/3: 30—34 und 4: 73—79 (1984).

12. *Leontjew A N:* Psychologische Grundlagen des Spiels im Vorschulalter. In Leontjew A N: Probleme der Entwicklung des Psychischen. Berlin: Volk und Wissen, 1964.

13. *Ljublinskaja A A:* Kinderpsychologie, 4. Aufl. Berlin: Volk und Wissen, 1982.

14. *Otto K-H:* Zum Wesen und zur ontogenetischen Bedeutung des kindlichen Spiels. Wiss. Z. der PH Erfurt/Mühlhausen, 16: 7—32 (1979).

15. *Peters W:* Wettbewerb im Kindergarten — Kariesrückgang im Kindergarten durch systematische Prophylaxe. Zahnärztl. Mitt. 73: 623 (1983).

16. *Sauer R:* Methodische Hinweise. Gesundheitserziehung im Kindergarten. Dresden: Deutsches Hygienemuseum, 1970.

17. *Scharf U:* Die Bedeutung moralischer Beziehungen für die Persönlichkeitsentwicklung älterer Vorschulkinder. In: Beiträge zur Pädagogik. Berlin: Volk und Wissen, 1984.

18. *Schmidt H-D:* Grundriß der Persönlichkeitspsychologie. Berlin: Deutscher Verlag der Wissenschaften, 1982.

19. *Sigrist H:* Die „Reutlinger Methode" als semikollektive Kariesprophylaxe für Schulen und Kindergärten. Zahnärztl. Praxis: 338—342 (1981).

20. *Witte M-H:* Kasper schenkt Seppel eine Zahnbürste. Zahnärztl. Mitt. 75: 1728—1732 (1985).

21. *Wygotski L S:* Das Spiel und seine Rolle für die psychische Entwicklung des Kindes. Ästhetik und Kommunikation 4: 11 (1973).

Neue Zugänge zur Förderung oralpräventiven Verhaltens von Jugendlichen

Gisela Graehn, Berlin

Nach Szewczyk[7] stellen Jugendliche eine besondere Gruppe der Bevölkerung dar, der von der Gesellschaft ein Status zwischen Unmündigkeit und voller Verantwortlichkeit eingeräumt wird. Betrachten wir das Inanspruchnahmeverhalten von Jugendlichen in bezug auf zahnärztliche Kontrolluntersuchungen, so könnte man sehr leicht zu dem Schluß gelangen, daß sich nur etwa 50% der jungen Menschen ihrer eigenen oralen Gesundheit gegenüber verantwortungsbewußt verhalten. Nach Abschluß der 10. Klasse sucht nur wenig mehr als die Hälfte der Jugendlichen den Zahnarzt innerhalb eines Jahres auf, wobei das Motiv dafür vielfach die Schmerzbeseitigung ist. Bekanntermaßen stellt die Schmerzsprechstunde für den Aufbau eines vertrauensvollen Arzt-Patientenverhältnisses eine äußerst ungünstige Ausgangsposition dar, die jedoch wiederum für die weitere zahnärztliche Betreuung mitentscheidend ist.

Angesichts der relativ hohen Kariesdisposition im Jugendalter, die auf die noch nicht abgeschlossene Schmelzreife zurückzuführen ist, wäre bei dem Gros der jungen Menschen eine professionelle Gebißuntersuchung zwecks Prävention, Frühdiagnostik und -therapie in sechsmonatigen Intervallen erforderlich. Hinzu kommt die starke Gingivitisfrequenz, die auf die unzureichende Plaqueelimination zurückzuführen ist und daher eine regelmäßige Mundhygieneinstruktion erforderlich macht. Es besteht also eine Diskrepanz zwischen der wissenschaftlich begründeten Verhaltensanforderung und dem realen Verhalten der Jugendlichen.

Das Verhalten der Menschen wird durch Motivationen gesteuert, denen antizipierte und beabsichtigte Handlungsresultate zugrunde liegen, die wiederum ihren Interessen und Bedürfnissen entsprechen. Zusätzlich haben auf die Motiventstehung die objektiv existierenden Lebensbedingungen der Menschen einen Einfluß, möglicherweise sogar den entscheidenden. Diese sind jedoch durch das Individuum gar nicht oder nur in begrenztem Maße veränderbar.

Die Gründe für die unzureichende Motiventwicklung für ein oralpräventives Verhalten bei etwa 50% der Jugendlichen sind vielgestaltig. Zunächst muß festgestellt werden, daß durch die kinderzahnärztliche Betreuung bis zum Abschluß des Schulbesuchs nicht wie erwartet bei allen Kindern und Jugendlichen Interessen und Bedürfnisse zur aktiven Fortführung des Betreuungsrhythmus entwickelt werden. Starke Tendenzen der Interessenabweichung deuten sich ab der 6. bis 7. Klasse an, von dieser Zeit an kommen 30 bis 50% der Jugendlichen — die Angaben sind territorial unterschiedlich — nicht mehr der mündlichen und schriftlichen Behandlungsaufforderung des untersuchenden Zahnarztes nach. Der Prozentsatz fällt geringer aus, wenn ein Kontrollmechanismus durch Lehrer und Eltern eingebaut wird, wie in einer Untersuchung von Schmitz und Bartholomé[5] nachgewiesen wurde. Ob jedoch dadurch Interessen und Bedürfnisse nach kontinuierlicher zahnärztlicher Kontrolle über die Schulzeit hinaus geweckt werden, hängt sehr wesentlich von dem Erleben des Zahnarztbesuches ab.

1988/89 wurde durch Krüger und Prasch[4] in allen Berufsschulen Ostberlins bei insgesamt 1730 Lehrlingen eine anonyme Befragung mit offenem Antwortsystem zur Einstellung zum Zahnarztbesuch durchgeführt, aus der im folgenden einige typische Antworten zitiert werden.

Hier die Reflexion von Gedanken und Gefühlen zum Zahnarztbesuch:

,,Die Arbeit in der Jugendzahnklinik war eine Fließbandarbeit; Patient rein ins Zimmer, irgendwo wird gebohrt, Patient kann gehen. Dann bin ich nicht mehr hingegangen.'' Als Kontrast zu dieser harten Kritik zwei positive Meinungen, die allerdings in der Minderheit waren: „Ich gehe gern zum Zahnarzt. Ich habe eine wunderbare Zahnärztin. Sie ist sehr nett und sagt vorher, was sie macht und warum. Ich habe keine Angst." In einer weiteren Antwort steht u. a.: „Meine Zahnärztin hat sich bei meinem ersten Besuch mit ihrem Namen vorgestellt und begrüßt mich auch heute noch mit meinem Namen."

Verschiedene Situationen also mit enormen Konsequenzen für das Verhalten der Jugendlichen. Der wesentliche Unterschied liegt in der Akzeptanz des jugendlichen Patienten als Persönlichkeit durch den Zahnarzt und in der Berücksichtigung der jugendmäßigen Interessen.

Das Jugendalter ist gekennzeichnet als eine entscheidende lebensbestimmende Übergangsphase der Persönlichkeitsentwicklung, für die wachsende Reife, Selbständigkeit und Verantwortung charakteristisch sind. Bei der Suche nach Überzeugungen, Haltungen, Lebensgrundorientierungen und -zielen sind hohe Sensibilität gegenüber den Mitmenschen und je nach Charakter auch verborgene Unsicherheiten bei der Begegnung mit Erwachsenen ausgeprägt. Eine Akzeptanz oder gar Würdigung des jugendlichen Patienten mit seinen typischen Verhaltensweisen, die gar nicht immer mit denen der Erwachsenen konform zu gehen brauchen, schafft eine Basis für die Anerkennung des Zahnarztes durch den jungen Menschen. Ignoranz und betonte Überlegenheit müssen dagegen auf Ablehnung stoßen. Letzeres wird in einer weiteren Antwort deutlich, in der es heißt: „. . . manchmal liegt es auch an den Zahnärzten, wenn sie sich während der Behandlung mit ihrer Assistentin über private Dinge unterhalten." Der Jugendliche fühlt sich als ein Arbeitsobjekt behandelt, nicht aber als Persönlichkeit mit individuellen Besonderheiten.

Den vordersten Rang in den Erwartungen der Lehrlinge an ihren Zahnarzt nahm der Wunsch nach Freundlichkeit und Einfühlsamkeit ein. Die hohe Sensibilität bei der Begegnung mit dem Zahnarzt wird in folgender Antwort deutlich: „Der Arzt und die Schwester sollten immer nett und freundlich sein, auch wenn sie persönliche Probleme haben. Wir Fachverkäufer sollen auch immer höflich sein!" Ein positives Beispiel dazu: „Die Behandlung durch meinen Zahnarzt gibt mir ein richtig gutes Gefühl. Wenn er merkt, daß ich Schmerzen habe, wirkt er beruhigend auf mich ein." Charakteristisch für Jugendliche sind weiterhin ein hohes Informations- und Kommunikationsbedürfnis. Sehr viele Lehrlinge bekundeten ihr Interesse an den Therapieschritten im Verlauf der Behandlung. „Der Zahnarzt sollte vorher erklären, was er zu machen gedenkt. Ich finde es besser, wenn man weiß, was auf einen zukommt. Der Zahnarzt könnte sich auch mehr mit den Patienten unterhalten, nicht nur — Guten Tag —, — Setzen Sie sich —, — Bitte den Mund öffnen —, — Auf Wiedersehen —. Er sollte mit Gesprächen das Vertrauen des Patienten gewinnen." Bemerkenswert erscheint ihr Wunsch nach Wissen über prophylaktische Maßnahmen, auch gerechtfertigte Kritik zur eigenen Mundhygiene nehmen sie entgegen: „Belehren ist o. k., nur kein Rummeckern!" schrieb einer der Befragten.

Ein Vergleich der Antworten von jungen Patienten zum Informationsbedürfnis nach Hinweisen zur Ernährung, Mundhygiene und Fluoridierung mit denen von Patienten im mittleren und höheren Erwachsenenalter fiel nach Borchert und Kubin[1] stets zugunsten der ersten Gruppe aus (Tabelle 1).

Wenig verwundert das vergleichsweise geringe Interesse junger Patienten an der Erhaltung der Kaufunktion. Angesichts der hohen Adaptabilität des jugendlichen Organismus werden Veränderungen in der Mundhöhle, z. B. vereinzelte Extraktionen, kaum als störend wahrgenommen. Anders reagieren ältere Patienten, die bereits Einbußen im Kaukomfort erlebt haben. Demzufolge wirken Argumente wie „Zahnerhaltung bis ins hohe Lebensalter" bei der Motivierung Jugendlicher kaum überzeugend. Dagegen nimmt die Ästhetik des Mundes bei

Tabelle 1 Angaben von Patienten zu ihrem Informationsbedürfnis nach Borchert und Kubin[1].

Informations-wunsch	Altersgruppen			
	I 10—24 J.	II 25—40 J.	III 41—77 J.	Gesamt N = 200
Ernährung	32,1	29,5	24,2	28,5
Mundhygiene	76,8	73,1	59,1	69,5
Fluoridierung	42,8	41,0	34,8	39,5

Tabelle 2 Angaben über die Einflußnahme des Freundes/der Freundin auf die orale Gesundheit der Jugendlichen nach Giebel und Giebel[2].

Einfluß vorhanden	Altersgruppe	
	12—16 Jahre n = 482	17—20 Jahre n = 497
ja	18,9%	40,4%

Tabelle 3 Angaben von Patienten zum zeitlichen Abstand zwischen Abschluß der Kinderstomatologie und Übernahme durch die allgemeine Stomatologie (n = 405) nach Kaminski[3].

Jahre	1	2	3	4	5	6
Prob.zahl	210	108	54	19	10	4
%	51,9	26,7	13,3	4,7	2,5	1,0

ihnen einen höheren Stellenwert ein als bei älteren Menschen. Hier bieten sich diskrete Hinweise zur Partnerschaft geradezu an.

Während nach Giebel und Giebel[2] von 480 Zwölf- bis Sechzehnjährigen aus Magdeburg 19% zugaben, daß der Freund bzw. die Freundin einen Einfluß auf ihr Mundhygieneverhalten und die Regelmäßigkeit ihres Zahnarztbesuches haben, sind es bei den 497 siebzehn- bis zwanzigjährigen Magdeburger Jugendlichen bereits 40%, die diesen Zusammenhang sehen (Tab. 2).

Speigner[6] vertritt die Ansicht, daß den objektiven Lebensbedingungen bei der Motivbildung der Vorrang vor Interessen und Bedürfnissen zukommt.

Die Existenz zahnärztlicher Behandlungseinrichtungen für Jugendliche und Erwachsene mit patientenfreundlichen Aufnahmebedingungen ist eine wesentliche Bedingung für einen nahtlosen Übergang von der Kinder- zur Erwachsenenbetreuung. Setzen wir voraus, daß die Motivation zur kontinuierlichen professionellen Gebißüberwachung gleichberechtigt neben anderen jugendspezifischen Motivationen (Musik hören, Fernsehen, Sport treiben, kommunizieren u. a.) ausgeprägt ist, so verliert sie in der aktuellen Entscheidungssituation den Kampf der Motive, sofern die Bedingungen zur Realisierung erschwert sind. Ein Lehrling schildert seine Erlebnisse so: „Nach 16 keine Behandlung mehr in der Jugendzahnklinik — neue Arztwahl — wohin? Poliklinik hat lange Termine, Zeit dran, Arzt krank, Ofen aus! Ergebnis: 1,5 Jahre nicht beim Zahnarzt gewesen." Daß dieses Erlebnis kein Einzelbeispiel zu sein scheint, weisen die Ergebnisse einer Untersuchung von Kaminski[3] nach (Tab. 3). Mehrfach konnte der wissenschaftliche Nachweis geführt werden, daß der Wechsel von einem zum anderen Betreuungssystem problemloser erfolgt, wenn eine konkrete Terminabsprache für den zukünftigen Zahnarzt bei der letzten Konsultation in der Kinder- bzw. Jugendsprechstunde erfolgt. Hilfreich wirken auch Überweisungsscheine mit aufgeführten Sprechzeiten und Telefonnummer, und ideal wäre die Kontaktaufnahme zum zukünftigen Zahnarzt bei der letzten Konsultation durch den Kinderzahnarzt.

Am stärksten verbreitet ist jedoch nach Kaminski[3] die Gewohnheit, den jugendlichen Patienten ohne konkrete Hinweise in die Erwachsenensprechstunde zu entlassen (Tab. 4).

Unerwartet häufig nehmen Jugendliche Anstoß an Äußerlichkeiten einer zahnärztlichen Ambulanz. Aus den zahlreichen Antworten auf eine entsprechende Frage konnte entnommen werden, daß besonders störend wirken:

— Gerüche im Warte- und Sprechzimmer,
— Geräusche, verursacht durch Instrumente, Bohrer, Turbine,
— Angstschreie von Patienten, die im Wartezimmer zu hören sind,

Tabelle 4 Angaben zum Überweisungsmodus von jugendlichen Patienten in die Erwachsenensprechstunde (n = 405) nach Kaminski[3].

Überweisungsmodus	absolut	%
Termin mitgegeben	23	5,7
An unbestimmte Einrichtung im Wohngebiet verwiesen	133	32,8
An bestimmte Einrichtung verwiesen	31	7,6
Keine Hinweise für weitere Betreuung gegeben	181	44,7

Tabelle 5 Meinung der jugendlichen Probanden zur stomatologischen Jugendsprechstunde (n = 405) nach Kaminski[3].

Meinung	ja	nein	nicht unbedingt	hat nichts damit zu tun
Prob.zahl	321	7	42	35
%	79,3	1,7	10,4	8,6

— kahle, unfreundlich wirkende Wände im Wartezimmer.

Gefragt nach einer jugendgemäßen zahnärztlichen Praxis entwickelten die Lehrlinge eine Vielfalt von Ideen wie Blumenschmuck, nichtfachbezogene Wanddekorationen, bequeme Sitzmöbel und in fast keinem der Vorschläge fehlte die Musik als Background im Warte- und Sprechzimmer.

Kaminski[3], der diese Wünsche aufgriff und an zwei Tagen in der Woche eine Jugendsprechstunde einrichtete, erzielte folgende Resonanz: 79% der jugendlichen Patienten stimmten der Initiative einer Jugendsprechstunde zu und ca. 10% lehnten sie ab (Tab. 5).

Welche Schlußfolgerungen lassen sich aus diesen Untersuchungen ableiten? Wir sollten davon ausgehen, daß es niemanden gibt, der willentlich einen desolaten Zustand seines Gebisses herbeiführt. Eine Dominanz jugendspezifischer Interessen und Motivationen läßt vorübergehend jedoch bei vielen hygienische Maßnahmen in den Hintergrund treten, was bei hoher Krankheitsdisposition mit der Prävalenz irreversibler Gebißschäden bestraft wird. Die häufig nicht einfache Zugänglichkeit zahnärztlicher Praxen, die ungünstige Ausgangssituation in den sog. Schmerzsprechstunden und das unzureichende Verständnis für das Verhalten der Jugendlichen durch das Zahnarztteam tragen nicht dazu bei, Versäumtes wieder gutzumachen. Auf der Basis einer hohen Sensibilität steigt die Angst vor der Begegnung mit dem Zahnarzt und den therapeutischen Interventionen. Der Zahnarztbesuch wird verzögert. Der Teufelskreis ist damit geschlossen.

Zur Veränderung dieser gesundheitswidrigen Situation sind in erster Linie die Anerkennung der Jugendlichen als Persönlichkeit auf der Grundlage der Kenntnis ihrer Alters- und Krankheitsspezifik erforderlich. In Analogie zur Förderung der Gerontologie, insbesondere der sozialen Gerontologie, müßte in der Medizin und Soziologie die „Juvenologie" einen höheren Stellenwert einnehmen. Dabei sollte es nicht das Anliegen sein, das Jugendalter zu verlängern, sondern sozial-medizinische Phänomene dieser Lebensphase zu determinieren und in der medizinischen Betreuung zu berücksichtigen. Die Vernachlässigung der Jugendmedizin wirkt sich mit Sicherheit negativ auf die Gesundheit der erwachsenen und älteren Menschen aus. Konkret auf unser Fachgebiet bezogen bedeutet es, daß der Erhalt von 20 funktionstüchtigen Zähnen bis ins hohe Alter Utopie bleiben muß, wenn bereits im Jugendalter Extraktionen auf Grund vermeidbarer Erkrankungen indiziert sind. Herausgefordert sind also die Psychologie, Medizin, einschließlich Zahnheilkunde und Medizinsoziologie, Konzepte zu entwickeln, die den nahtlosen Übergang in der gesundheitlichen Betreuung vom Kindes- zum Jugendalter und schließlich zum Erwachsenenalter garantieren. Aus den dargestellten negativen Beispielen lassen sich positive Ansätze ableiten. Sie sind in der Aus-, Weiter- und Fortbildung der Zahnärzte zu verbreiten, damit sie bei entsprechenden Bedingungen in der Praxis umgesetzt werden können. Wir halten Spezialsprechstunden für Jugendliche mit jugendfreundlichem Personal für einen gangbaren Weg. Individuelle und gruppenprophylaktische Betreuung ließen sich hier sinnvoll kombinieren.

Zusammenfassung

Nach Beendigung der schulzahnärztlichen Betreuung sucht nur noch wenig mehr als die Hälfte der Jugendlichen im einjährigen Rhythmus die Sprechstunde des Zahnarztes auf, wobei als Motiv die Schmerzbeseitigung dominiert. Dieses Verhalten sowie die vielfach nur oberflächliche Mundhygiene stehen im Kontrast zu der hohen Karies- und Gingivitisdisposition. Die Ergebnisse einer Befragung von 1730 Berliner Lehrlingen zu ihrer Einstellung zum Zahnarztbesuch deuten an, daß die Nichtakzeptanz des jugendlichen Patienten als Persönlichkeit durch das Zahnarztteam sowie der vielfach erschwerte Zugang zu einer neuen zahnärztlichen Praxis das Verhalten der Jugendlichen nachhaltig negativ beeinflussen. Notwendig ist bei der Betreuung dieser Patientengruppe, die Altersbesonderheiten stärker als bisher in das Handeln einzubeziehen, den Übergang vom einen zum anderen Betreuungssystem zu erleichtern sowie bei der Gestaltung der Warte- und Sprechzimmerbereiche jugendgemäße Interessen (z. B. Musikangebot) zu berücksichtigen. Analog zur Gerontologie müßte in Zukunft die Juvenologie einen höheren Stellenwert in der Aus- und Fortbildung der Zahnärzte erhalten.

Korrespondenzanschrift:

Prof. Gisela Graehn
Poliklinik für Zahnerhaltung der Humboldt-Universität
Berlin, Schumannstr. 20/21, O-1040, Berlin

Literatur

1. *Borchert Th, Kubin T:* Erwartungen der Patienten an die Behandlung in der stomatologischen Praxis. Med. Dipl.-Arb., Berlin 1988.

2. *Giebel J, Giebel S:* Der Einfluß sozialer Faktoren auf die Motivation zum oralen Präventivverhalten und auf den Gebißzustand Kinder und Jugendlicher im Alter von 12 bis 20 Jahren. Med. Diss., Berlin 1989.

3. *Kaminski U:* Die Effizienz einer zahnärztlichen Jugendsprechstunde. Med. Diss., Berlin, in Arbeit.

4. *Krüger E, Prasch C:* Motivation Jugendlicher zur Inanspruchnahme stomatologischer Betreuung. Med. Dipl.-Arb., Berlin 1989.

5. *Schmitz B, Bartholomé M:* Effektivität der stomatologischen Betreuung durch die Schulambulanz. Med. Diss., Berlin 1989.

6. *Speigner W:* Vom Motiv zum Handeln. Berlin: Dietz, 1980.

7. *Szewczyk, H* in *Rösler HD, Szewczyk, H:* Medizinische Psychologie. Berlin: Volk und Gesundheit, 1987.

Probleme der interdisziplinären Gruppenbetreuung bei behandlungsunwilligen Kindern — ein Erfahrungsbericht

Christiana Diez[1], Barbara Siebert[2], Jena

Behandlungsunwillige und schwierige Kinder gehören zum Alltag eines jeden Kinderstomatologen. Vielfache, vielseitige und vielversprechende Interventionsmöglichkeiten sind sowohl von stomatologischer als auch von psychologischer Seite her bekannt. Eine Reihe von Kindern scheint aber auch gegen diese differenzierten Behandlungsmethoden resistent zu sein, und die Narkosesanierung bleibt als letzte Möglichkeit.

Zwischen diese beiden Vorgehensweisen haben wir unseren mehrfach vorgestellten Modellversuch eingeschoben, Kinder im Alter von 5 bis 11 Jahren in Gruppen psychologisch vorzubereiten und in fortgesetzter direkter Zusammenarbeit von Kinderstomatologen, Psychologen und Eltern die Behandlung stufenweise zu vollziehen. Für die guten Ergebnisse halten wir nach wie vor den Gruppeneffekt mit seiner Ansporn- und Lernkomponente für verantwortlich. Die Behandlungsbereitschaft ist nach zwei Jahren kontrolliert worden und stabil geblieben.

In dieser Arbeit nun setzten wir uns mit den Grenzen des Verfahrens auseinander. Angespornt vom guten Erfolg stellten wir Gruppen älterer Kinder (11—14 Jahre) zusammen. Der erprobten Vorgehensweise war kein durchgreifender Erfolg beschert. Die Ursachensuche ergab:

1. Die Kinder waren testpsychologisch unauffällig.
2. Bestimmte Fragen aus einer noch unveröffentlichten Untersuchung wurden überzufällig häufig gleich beantwortet.
3. Unter entwicklungspsychologischem Aspekt war der geringe Gruppeneffekt verständlich.
4. Auch bei diesen Eltern zeigte sich mindestens ein Elternteil neurosegefährdet.
5. Die Elterngruppe unterschied sich aber von der Gruppe der Eltern der jüngeren Gruppe:

Deshalb widmeten wir unsere Überlegungen einmal stärker den Eltern.

Untersuchungsgut und Methode

— Den Eltern wurde wie im Modellversuch ihre Teilnahme als Voraussetzung der Behandlung abverlangt, sie beantworteten den Verhaltensfragebogen (Höck/Hess) als Siebtestverfahren.

— Die erste Stunde wurde gemeinsam gestaltet, die drei folgenden teils gemeinsam, teils getrennt von den Kindern und die letzte Stunde wieder gemeinsam.

— Acht Elternpaare und zwei Alleinerziehende wurden in die Untersuchung einbezogen.

— Methodisch gingen wir so vor, daß zunächst die Eltern über die bisherigen Behandlungsversuche (bei manchen die reinste Odyssee) berichteten, die Kinder zuhörten und dann selbst erzählen sollten.

— Im Anschluß daran berichteten die Eltern in Abwesenheit der Kinder über ihre eigenen Zahnarzterfahrungen.

— In der folgenden Stunde wurden zunächst die Eltern über die „Hausaufgaben-Erledigung" der gemeinsamen Entspannungsübungen interviewt, und in der Erwachsenenrunde wurden sie über die Ergebnisse der häuslichen Gespräche mit ihren Kindern zur Zahnarztproblematik befragt.

Da die Behandlungsbereitschaft dieser größeren Kinder nur in mäßigem Umfang zunahm,

[1] Sektion Stomatologie, Poliklinik für Konservierende Stomatologie
[2] Sektion Stomatologic, Klinik und Poliklinik für Kiefer-Gesichtschirurgie und Plastische Chirurgie, beide: Friedrich-Schiller-Universität Jena.

entschlossen wir uns dann doch zur Einzelbehandlung und zum Einzelgespräch mit den entsprechenden Familien.

Ergebnisse

Die Ergebnisse wichen auch bei den Eltern stark von denen der jüngeren Kindergruppe ab.

1. Insgesamt war uns aufgefallen, daß die Eltern im ersten Gespräch ausschließlich ihre Kinder als Versager darstellten und in mehr oder weniger liebevoller Art deren Verhalten beschrieben, daß sie uns — bildlich gesprochen — ihr Kind vor die Füße stellten: ,,Nun seht ihr mal zu, ob Ihr's schafft''.
2. Die Kinder waren nicht gesprächsbereit.
3. In der Erwachsenenrunde wurden stärker die bisher behandelnden Zahnärzte in die Ursachensuche einbezogen. Vor den Kindern wollte man offensichtlich die ärztliche Autorität erhalten.

Wir berieten die Eltern, doch auch über diese Fehler mit den Kindern zu sprechen und ihre Beschwerden über die Ärzte zu hören, ernstzunehmen und nicht abzutun. Das gelang offensichtlich, denn in der zweiten Stunde konnte darüber berichtet werden. Wir hörten auch in der Kindergruppe von großer Entlastung.

Auffällig war uns aber die Unfähigkeit der Eltern, sich selbst an dieser ganzen Entwicklung zur Behandlungsunwilligkeit beteiligt zu verstehen. Die Berichte der Eltern über ihre eigenen Schwierigkeiten reichten von massiven Zahnarztängsten, die man aber niemals dem Kind gezeigt hatte, bis hin zur absoluten Angstverdrängung.

4. Die Eltern der größeren Kinder hatten sich wesentlich weniger um die Entspannungsübungen ihrer Kinder gekümmert, sie hatten es ausdrücklich abgelehnt, mit ,,den Großen'' zu üben.

Wieder fiel uns die emotionale Distanz zwischen Eltern und Kind auf, wenn über die mangelnde Übungsbereitschaft geklagt wurde, so, als wollten die Eltern sagen: ,,Da seht ihr's mal, wie sie sind!''.

Häusliche Gespräche über die Zahnarzt-Angst hatten sich mehr als Ermahnungen mit Ankündigung von Riesenbelohnungen bis hin zu Strafen gestaltet. Den Eltern schien es nicht gelungen zu sein, ihre ,,großen Kinder'' in ihrer Angst und Ausgeliefertheit zu verstehen oder wenigstens emotional mitzuschwingen, obgleich sie das im geheimen sicher taten. Stattdessen forderten Sie nur.

5. Dieser Eindruck erhärtete sich in den Einzelgesprächen mit den Eltern (meist kam dann nur noch die Mutter). Es war ihnen vor uns peinlich, daß ihr Kind versagte, sie legten vor uns erzieherische Härte an den Tag, die auch dem nur wenig psychologisch Versierten als Theater durchschaubar war.

Sie zeigten vor uns eine Reihe eigener Ängste, die auf völlig anderen Ebenen lagen, verhielten sich dem Kind gegenüber aber verschlossen, stark, überlegen und signalisierten wenig Verständnis.

Diskussion

Knüpfen wir an diesem letztgenannten Widerspruch — Vielzahl eigener Probleme, dem Kind gegenüber aber fordernd — an, erkennt man unschwer darin ein allgemeines Beziehungsproblem in der Familie. Die Behandlungsunwilligkeit stellt sich nun als *ein* Symptom eines ganzen Problemkomplexes dar.

Die Annahme, verhaltensauffällige Kinder kämen sehr oft aus Familien mit durchsetzungs-*schwachen Vätern*, konnten wir ausnahmslos bestätigen. Gesundheitserziehung scheint stärker eine Sache der Mutter zu sein. Die Kinder mögen so empfunden haben: Weigere ich mich als Kind, mich angepaßt zu verhalten, schädige ich damit wohl auch das Ansehen meiner mich ständig einengenden Mutter. Die ihrerseits verlangt vom Vater ,,nun aber mal ein Machtwort''. Das kann der aber nicht.

Auf andere Bereiche gelenkt berichteten die Eltern auch über eine allgemeine Unwilligkeit zur eigenen Anstrengung und Sturheit ihrer Kinder.

Warum aber verweigert sich ein Kind derartig? Einmal sind es natürlich altersbedingte Übungen zur Ich-Entwicklung, andererseits sind diese aber so kurzatmig, daß sie zwar das Abnabelungsziel erreichen, gleichzeitig aber langfristig zum eigenen Schaden gereichen. Ihnen das verstandesmäßig klarzumachen, versuchen wir gemeinsam mit den Eltern. Aber genau damit bekräftigen wir die schon bestehende Distanz und Verschiebung des Problems *allein* auf das Kind.

Was also ist zu tun? Wir sind mit folgendem Vorgehen, mit Ausnahme eines Kindes, erfolgreich gewesen.

1. Das Gefühl des Ausgeliefertseins des Kindes kann wie im Modellversuch weitgehend durch die Erlaubnis zur *Eigen*behandlung (bis an die Grenze des stomatologisch Verantwortbaren) reduziert werden. Eine isolierte Zahnarzt-Angst kann über diesen Lernvorgang abgebaut werden.
2. Hat die Behandlungsunwilligkeit aber tiefe Wurzeln in den Familienbeziehungen und stellt sich als aktive Verweigerung dar, muß explorativ mit den Eltern herausgearbeitet werden, welches Ziel das Kind mit seinem Gehorsamsversagen verfolgt.
3. Die Eltern müssen zur aktiven Mitgestaltung motiviert werden (z. B. gemeinsames Zähneputzen, Speiseplan erstellen oder Entspannungsübungen), müssen ertragen lernen, daß ihr Kind möglicherweise besser ist, um damit autoritäre, verschlossene Familienstrukturen aufzuweichen. Dem Kind wird über die üblichen Verhaltenstherapieprogramme eine Leistung avisiert, die den Eltern weniger Lob (von oben nach unten), als vielmehr *Achtung* und echte Bewunderung (von unten nach oben) abverlangt und darüber das altersgerechte Selbstwertgefühl des Kindes stärkt. Das könnte die Wetteiferkomponente der jüngeren Kinder ersetzen.
4. Der Psychologe muß im Gruppen- oder Einzelgespräch auch auf die anamnestisch ermittelten Persönlichkeitsbesonderheiten und -störungen eingehen.
5. Stomatologe und Psychologe müssen im Sinne einer echten Medizinischen Psychologie — zeitlich und lokal direkt aufeinander bezogen — zusammenarbeiten.

Zusammenfassung

Als Ergebnis einer Studie an 11—14jährigen Kindern und ihren Eltern kann *zusammenfassend* berichtet werden, daß die Behandlungsunwilligkeit der Kinder immer ein aktives Nicht-Wollen gegenüber dem ängstlichen Nicht-Können der jüngeren Kinder gewesen ist. Die Wurzeln dafür sind in Störungen der familiären Beziehungen zu suchen: Die Eltern stellen sich als selbst ängstlich, aber unfähig, vor ihren Kindern, dies zu zeigen, dar. Gelingt es, innerhalb der Familien den Wert und das Ansehen des Kindes so zu steigern, daß es selbst dies erleben kann, löst sich unter angemessenem, verhaltenstherapeutischem, stomatologisch-psychologischem Vorgehen das Symptom „Behandlungsunwilligkeit" auf.

Korrespondenzanschrift:

Dr. Christiana Diez
Sektion Stomatologie der
Friedrich-Schiller-Universität
Bachstraße 18
DDR-6900 Jena

Literatur

1. *Bullinger, D., C. Turk:* Selbstkontrolle: Strategien zur Schmerzkontrolle. In: Schmerz, Fortschritte der klinischen Psychologie, Urban & Schwarzenberg, München—Wien—Baltimore 1982, 241—278.
2. *Dobberstein, H.:* Zur stomatologischen Gesundheitserziehung im Vorschulalter. Med. Diss. Berlin 1981.
3. *Graehn, G.:* Methodische Hinweise zur stomatologischen Gesundheitserziehung von Vorschulkindern. In: Beiträge zur Theorie und Praxis der Medizinischen Psychologie für Stomatologen. Wiss. Beitr. KMU Leipzig 1988, 40—55.
4. *Herbeck, B.:* Herausforderungen an die medizinische Psychologie. Psychother. med. Psychol. 38 (1988), 430—434.
5. *Höck, K.:* Gruppenpsychotherapie. VEB Deutscher Verlag der Wissenschaften, Berlin 1976.
6. *Höck, K., H. Hess:* Der Verhaltensfragebogen (VFB). VEB Deutscher Verlag der Wissenschaften, Berlin 1976.

7. *Höck, K., H. Hess, E. Schwarz:* Der Beschwerdefragebogen für Kinder (BFB−K). VEB Deutscher Verlag der Wissenschaften, Berlin 1976.

8. *Kammerer, E., S. Schäfer, B. Mack:* Verhaltenstherapeutische Gruppentherapie zur Reduktion extremer kindlicher Ängste vor dem Zahnarzt. Z. Kinder-Jugendpsychiat. 9 (1981), 253−272.

9. *Kirchhoff, W.:* Eine sozialmedizinische Betrachtung der Angst des Kindes vor der zahnmedizinischen Behandlung und ihre sozialmedizinischen Behandlungsmöglichkeiten. ZWR (1981) 90/4 52−55 und (1981) 90/5 44−48.

10. *Kirchhoff, W.:* Über die präventive Bedeutung des Rollenspiels als gesundheitserzieherische Maßnahme in der Zahnheilkunde. Zahnärztl. Prax. 33 (1982), 292−296.

11. *Kirchhoff, W.:* Angst vor dem Zahnarzt. Vereinigung Demokratische Zahnmedizin, Bonn 1984, 4−10.

12. *Kominek, J., E. Rozkovcova:* Zur Psychologie des Kindes bei der zahnärztlichen Behandlung. In: Zahn-, Mund- und Kieferheilkunde im Kindesalter, Quintessenz, Berlin 1967, 155−170.

13. *Margraf-Stiksrud, J.:* Angstbewältigung, Kognitive Kontrolle und Selbstkontrolle bei Kindern in zahnärztlicher Behandlung. Phil. Diss. Mainz 1986.

14. *Makuch, A., H. Puffe:* Psychologische Aspekte bei der Herausbildung von hygienischen Gewohnheiten. In: Beiträge zur Theorie und Praxis der Medizinischen Psychologie für Stomatologen, Wiss. Beitr. KMU Leipzig 1988, 18−30.

15. *Rösler, H.-P., H. Szewzyk:* Medizinische Psychologie. Volk und Gesundheit, Berlin 1987.

16. *Schröder, G.:* Psychologische Beeinflussungsmöglichkeiten bei kindlichen Ängsten vor zahnärztlicher Behandlung. In: Die zahnärztliche Versorgung behinderter Patienten, A. Hüthig, Heidelberg 1985, 57−65.

17. *Schröder, G., H. Schemmel, S. Schäfer:* Psychologischer Behandlungsansatz bei Kindern mit starken Ängsten vor ärztlichen und zahnärztlichen Maßnahmen. ZWR (1983) 92/10, 26−30.

18. *Turner, F., U. Tewes:* Der Kinder-Angst-Test, Vandenhoeck u. Ruprecht, Göttingen 1969.

19. *Weisenberg, M.:* Schmerz und Schmerzkontrolle. In: Schmerz, Fortschritte der Klinischen Psychologie. Urban & Schwarzenberg, München−Wien−Baltimore 1982, 191−240.

Kooperation von Kinderstomatologen und Kinderpsychologen bei Behandlungsunwilligkeit – ein Erfahrungsbericht

Martina Löffler[1] und Almut Makuch[2], Leipzig

Der hohe kurative Betreuungsbedarf in der Stomatologie macht es erforderlich, eine gute und ausdauernde Behandlungsbereitschaft bei allen Patienten zu erreichen. Besonders bei Kindern müssen hierbei altersbedingte psychische und physische Voraussetzungen beachtet werden. Die Behandlungsbereitschaft als ein Wechselprodukt von personalen Voraussetzungen des Patienten, den jeweiligen Anforderungsbedingungen und der psychosozialen Seite der Therapiegestaltung unterliegt natürlich auch den medizinisch-psychologischen Fähigkeiten des Zahnarztes, die z. B. auch darin bestehen, ein kooperatives Arbeitsbündnis zu schaffen. Hierbei übt die Angst des Patienten vor einem schmerzhaften Eingriff bzw. vor der Unentrinnbarkeit aus einer körperlich beeinträchtigenden Situation allgemein einen negativen Einfluß aus (Schottke, 1982[11]). Angst, als unangenehmer emotionaler Zustand, tritt immer dann auf, wenn für das Individuum eine Bedrohungssituation vorhanden ist und es keine Möglichkeit gibt, sich dieser zu entziehen. Nach Bergold (1974)[2] und Birbaumer (1975)[3] äußert sich die Angst in verschiedener Weise:

1. Auf der motorisch-nichtverbalen Ebene, z. B. als Flucht- und Vermeidungsreaktion (Bewegungsdrang);
2. durch die subjektiv-verbalen Indikatoren mit sprachlichen Auffälligkeiten, wie Weinen, Schreien, Lispeln, Stottern u. a.;
3. auf der physiologischen Ebene durch Schweißausbruch, Herzklopfen u. a.

Gerade das Verkennen der physiologischen Zeichen kann weitreichende Folgen für den Patienten haben (Wetzel, 1984[15]).
Angst kann gelernt (Aust, 1985[1]) und generalisiert werden und sich als allgemeine Ängstlichkeit äußern oder an bestimmte Objekte oder Situationen gebunden zur Phobie werden. Da es kaum möglich sein wird, Angstgefühle in bezug auf eine zahnärztliche Behandlung völlig zu vermeiden (Turgut und Krüger, 1981[14]), muß es durch geeignete Maßnahmen möglich sein, diese auf ein Mindestmaß zu verringern, so daß der Patient situationsabhängig handlungsfähig bleibt bzw. wird.
Mit dem vorliegenden Beitrag wollen wir über die erfolgreiche interdisziplinäre Zusammenarbeit zwischen Zahnarzt und Psychologen bei der Behandlung von überängstlichen und damit behandlungsunwilligen Kindern berichten.

Patientengruppe

Bei unseren Patienten handelt es sich meist um weibliche Kinder und Jugendliche im Alter von 10–14 Jahren. In der Regel haben alle Patientinnen eine „Zahnarztodyssee" hinter sich, die mit einem auslösenden Erlebnis begann („Zwangsbehandlung in Notsituation" unter großen Schmerzen). Im Anschluß erfolgte ein häufiger Zahnarztwechsel, an dessen Ende jeweils „entnervte" Kinder, Mütter und Zahnärzte standen. Dies ging mitunter sogar soweit, daß sich die Kinder trotz bester Vorsätze weigerten, überhaupt das Behandlungszimmer zu betreten. Der Zustand der zu behandelnden Zähne war dementsprechend schlecht.
Die Mädchen waren im wesentlichen als brave, ehrgeizige, liebenswerte und kaum Erzie-

[1] Neuropsychiatrische Klinik für Kinder und Jugendliche (Direktor: MR Prof. Dr. sc. med. H. Gebelt) und
[2] Poliklinik für Orthopädische Stomatologie und Kinderstomatologie (Direktor: Prof. Dr. sc. med. A. Treide) des Bereiches Medizin der Karl-Marx-Universität Leipzig

hungsprobleme bereitende Kinder zu charakterisieren, zwei sind Leistungssportler, in jedem Fall lagen gute Schulleistungen vor. In einem Fall zeigte sich eine allgemeine Überängstlichkeit, in den anderen Fällen lag mehr das Bild einer Dentalphobie vor.

Gemeinsames Vorgehen bei der Behandlung – Begründung der Rollenverteilung

Nach vorheriger Absprache erfolgten alle zahnärztlichen Konsultationen in Anwesenheit des Kinderpsychologen, da oft Details während der zahnärztlichen Behandlung für die sich anschließende psychologische Therapie Voraussetzung sind. Außerdem wird dadurch die gemeinsame Behandlungsstrategie für den Patienten auch äußerlich deutlich.

Bei der Rollenverteilung Zahnarzt – Psychologe wurde streng darauf geachtet, daß der Zahnarzt das Primat der Behandlung erhielt und behielt. Deshalb bestanden die Aufgaben des Psychologen darin, zunächst als einzige Bezugsperson unterstützend beim Aufbau eines stabilen Vertrauensverhältnisses zwischen Arzt und Patienten mitzuhelfen, z. B. durch Supervision des Arztes bzw. das Abfangen von Aggressionen der Patienten. Während der zahnärztlichen Behandlung konnte der Psychologe durch Fremdsuggestion eine relative Relaxation erreichen, zumindest aber ein Hineinsteigern in eine gewisse Abwehr der Patienten verhindern. Zwischen den wöchentlichen Behandlungsterminen beim Zahnarzt erfolgte der Einsatz der psychologischen Techniken zur Vorbereitung jedes weiteren Schrittes der zahnärztlichen Behandlung. Das bedeutet, daß die Kinder pro Woche einen zahnärztlich-psychologischen und einen psychologischen Konsultationstermin hatten. Die Aufgabe des Kinderstomatologen war es, ein stabiles und belastbares Arzt-Patienten-Verhältnis (Petermann, 1986[10]) aufzubauen, die orale Befundaufnahme klinisch und röntgenologisch, unter Einbeziehung der Aktivität der Patienten durchzuführen, um letztlich die notwendigen Therapiemaßnahmen ergreifen zu können.

Psychologische Techniken

Neben der bereits erwähnten Fremdsuggestion zum Zwecke der Relaxationen wurden im wesentlichen folgende Methoden in Kombination eingesetzt:

1. Systematische Desensibilisierung als verhaltenstherapeutische Technik;
2. mentales Training, in Verbindung mit
3. Relaxationsmethoden (z. B. autogenes Training),
4. Imagination.

Die systematische Desensibilisierung wurde primär vom Zahnarzt selbst angewandt, während die anderen Techniken zwischen den zahnärztlichen Behandlungsterminen vom Psychologen eingesetzt wurden.

Systematische Desensibilisierung

Die systematische Desensibilisierung wird vorrangig innerhalb der Verhaltenstherapie zur Angstreduktion eingesetzt. Dies geschieht immer dann, wenn eine übermäßige Angst vorliegt, welche der realen Gefahr von bestimmten Objekten und Situationen nicht entspricht (vgl. Eysenck und Rachmann, 1965[5]; Böschl, 1969[4]).

Dabei wird der Patient im entspannten Zustand gebeten, sich die gefürchteten Szenen vorzustellen, wobei mit wenig gefürchteten Reizen begonnen und der „Schrecklichkeitsgrad" stufenweise erhöht wird. In einer weiteren Stufe wird von der Vorstellungs- auf die Handlungsebene übergegangen. Im Wechsel von Vorstellung und Entspannung wird mit Dauer der Übung eine Angstreduktion erreicht.

Übertragen auf die zahnärztliche Behandlungssituation heißt dies, daß an der Stelle zu üben begonnen wird, die für die Patienten noch am geringsten angstbesetzt ist, z. B. das Mundöffnen in Verbindung mit der Berührung der Zähne durch Instrumente. In Vorbereitung dieses Schrittes zeigte der behandelnde Zahnarzt den Patienten die Instrumente, ließ sie diese in die Hand nehmen. Eine Berührung erfolgte zunächst an anderen Körperteilen, z. B. Händen, Arm usw. Das Mundöffnen wurde zunächst geübt, ohne daß der Zahnarzt Instrumente benutzte. Unter Einbeziehung der aktiven Mitarbeit der Patienten erfolgte die Vereinigung dieser beiden Komponenten derart, daß die Patienten den Spiegel selbst benutzten, um sich die eigenen Zähne zu betrachten, bevor dies anschließend der Zahnarzt tat.

Wichtig bei diesem Vorgehen ist, daß der Zahnarzt die einzelnen Handlungsabfolgen in solche Teilschritte aufgliedert, daß der Patient gerade noch in der Lage ist, den nächsten Teilschritt zu tolerieren. Die Bewältigung jedes noch so kleinen Behandlungsschrittes verstärkt die Bereitschaft, es mit dem nächsten zu versuchen (Schröder et al. 1983[12]). Die aktive Einbeziehung des Patienten ist besonders wichtig, wobei weder eine Unter- noch eine Überforderung eintreten darf.

Imagination, mentales Training, konzentrative Selbstentspannung

Unter Imagination versteht man die Fähigkeit, sich nicht präsente Situationen, Vorgänge, Objekte und Personen zu vergegenwärtigen. Die Technik der Imagination wird auch als „Tagtraumtechnik'' bezeichnet (Leuner, 1979[9]). Dabei versetzt sich der Patient, instruiert durch den Therapeuten, in eine quasireale Welt von Wahrnehmungscharakter. Diese Vorstellungen sind emotional stark involviert und die erlebten Emotionen korrespondieren mit den Inhalten der Imagination. Berührungen und Schmerzen und die damit verbundenen Gefühle können ebenfalls imaginiert werden. Dadurch erlebt der Patient in dieser therapeutischen Situation seine Ängste und Befürchtungen quasireal und zeigt u. a. auch damit verbundene Streßreaktionen.

Diese Technik bildet das Kernstück der *psychologischen* Arbeit mit den Patienten zwischen den zahnärztlichen Behandlungsterminen. So wurden einerseits die bisherigen Behandlungsschritte nachgearbeitet und gefestigt, anderseits konnte der nachfolgende Behandlungsschritt bereits psychologisch vorbereitet werden. Dabei dürfen diese allerdings nur Einstellungen und motivationale Komponenten betreffen; die Weiterführung der Behandlungsschritte selbst sollte in der Hand des Zahnarztes verbleiben. Voraussetzung für das Erreichen

von Imaginationen ist ein körperlich relaxierter Zustand des Patienten. Dies wird durch verbale Entspannungssuggestion erreicht. Dabei können verschiedene Relaxationstechniken Anwendung finden. Wir verwendeten für unsere Patienten die ersten Stufen des autogenen Trainings (Schultz, 1973[13]). Danach imaginiert der Patient laut, wobei die Inhalte vom Psychotherapeuten zunächst vorgegeben werden. Die Weiterführung erfolgt mit zunehmender Eigenaktivität des Patienten. Der Therapeut muß jedoch darauf achten, daß neben den formalen Handlungsabläufen auch die damit verbundenen emotionalen Befindlichkeiten (Angst, Schmerz u. a.) imaginiert werden.

An dieser Stelle setzt nun das mentale Training ein. Darunter versteht man das Üben des Ablaufes bestimmter Handlungsvollzüge in der Vorstellung.

Das Ziel besteht im Üben den quasireal erlebten Schmerz zu ertragen. Hier wechselten Übungs- und Entspannungsphase. Durch Imagination und mentales Training reduziert sich zunächst die Angstbesetzung der zahnärztlichen Situation im allgemeinen und später des einzelnen Behandlungsschrittes selbst. Unsere Patienten waren jetzt in der Lage, Schmerz und Schmerzintensität realistischer einzuschätzen und sie übten, mental diesen Schmerz auszuhalten. Dadurch entstanden für die Patienten Erfolgserlebnisse, die gleichzeitig motivationsfördernd wirkten und die Mitarbeitsbereitschaft beim nächsten zahnärztlichen Behandlungstermin erhöhten.

Erfahrungen

Als Ergebnis unserer gemeinsamen Bemühungen nahm die Behandlungsbereitschaft in den meisten Fällen mehr oder weniger rasch zu. Nach unseren Erfahrungen tritt allerdings nach 5 bis 7 zahnärztlichen Konsultationen eine gewisse Stagnation ein. Die Behandlungsbereitschaft sinkt, obwohl ein stabiles *Arzt-Patient-Verhältnis* besteht und die Patienten dem Arzt ein hohes Vertrauen entgegenbringen. Solche Situationen entstanden immer dann, wenn die Patienten den realen Schmerz, z. B. beim Einstich der Spritze, erwarteten. Obwohl die Patienten in der Lage waren, die

Behandlungsfolge kognitiv richtig zu erfassen und die Abfolge emotional positiv zu bewerten, und auf dieser Grundlage gut motiviert waren, sich behandeln zu lassen (Mladek, 1988[8]), gelang die *Umsetzung* vom eigenen Handlungsplan in die Handlung selbst jedoch noch nicht, so daß hier eine Schlüsselsituation entstand, die auf einer anderen psychologischen Ebene bearbeitet werden mußte. Hierfür bieten sich die *Aufsatzmethode* bzw. *Tonbandprotokolle* als Möglichkeit individuellen Abbildes internaler Inhalte über die zahnärztliche Anforderung an.

Als Beispiel wollen wir an dieser Stelle einen Aufsatz einer unserer Patientinnen anfügen, der aus unserer Sicht viel Aufschluß über die psychische Situation der Patientin vermittelt. Die Patientin war ausreichend intellektuell differenziert und entsprechend alt. Sie sollte sich mit Hilfe dieses Aufsatzes nochmals über den Behandlungsablauf, die damit verbundenen Emotionen und ihre Motivation zur Behandlung bewußt werden. Dieser Aufsatz diente als Voraussetzung für die erfolgreiche Behandlung unter Verwendung der Eigenaktivität der Patientin und der damit verbundenen Realisierung von zuvor geübten Handlungsabläufen.

Die schriftliche Stellungnahme (Abb. 1) spiegelt sehr anschaulich die psychische Situation der Patientin wider. Darüber hinaus läßt die Patientin ihre Entwicklung in bezug auf ihre bisherige Behandlung Revue passieren und kommt zu einem Schluß, der als Motivationsgrundlage für die kommende Behandlung diente.

Neben dieser für uns wesentlichen Demonstration der Motivationsentwicklung zeigten sich weitere bedeutsame Komponenten für eine erfolgreiche zahnärztliche Behandlung, die kurz angedeutet seien:

1. Bemerkenswert war, daß die äußeren Bedingungen (Wartezimmergestaltung) einen hohen fördernden Einfluß auf die positive Behandlungsmotivation der Patientien hatten (vgl. Wystricil, 1973[16]).
2. Die ersten Worte, die die Patientin mit dem Zahnarzt wechselte, können als wesentliche Grundlage für den Aufbau des Arzt-Patient-Verhältnisses angesehen werden. Die Aussage des Zahnarztes über die sonst guten Zähne erhielten für die Patientin eine hohe Bedeutung und gaben ihr die Möglichkeit einer realistischen Einschätzung des „einen schlechten Zahnes".
3. Die Patientin registrierte genau, daß es nicht darum ging, sie lediglich zu beruhigen und ihr bezüglich des Auftretens von Schmerzen etwas vorzumachen. So konnte sie akzeptieren, daß der Zahnarzt ihr nur soviel Schmerz zufügen würde, wie nicht vermieden werden kann, und daß es darauf ankommt, diesen auszuhalten.
4. Weiterhin ist dem Aufsatz der bereits bekannte Einfluß negativer Vorerfahrungen auf die Behandlungsbereitschaft zu entnehmen (vgl. auch Hippchen, 1975[7]; Hasselt, 1978[6]). Diese Vorerfahrungen werden häufig als extrem belastend bewertet und mit dem entsprechenden zahnärztlichen Kollegen identifiziert. Sie sind äußerst subjektiv und spiegeln die Fähigkeiten des Kollegen nicht real wider.

Zusammenfassung

Ein auf Kooperation aufgebautes Programm des Umgangs mit behandlungsunwilligen Kindern wird vorgestellt. Es kann festgestellt werden, daß durch gemeinsames Vorgehen von Kinderpsychologen und Kinderstomatologen mehrere Ziele und damit verbundene Behandlungsvorteile erreicht werden:

1. Die Eigenaktivität der Patienten wird angeregt, wobei diese von Anfang an Problemeigentümer und damit Subjekt der Behandlung und nicht das Objekt, an dem behandelt wird, sind.
2. Dieser Sachverhalt wirkt sich gleichzeitig motivationssteigernd und motivationserhaltend aus.
3. Es erfolgte eine Angstreduzierung und die Förderung einer realistischen Einschätzung des Schmerzes und der Schmerzintensität. Es zeigte sich zudem, daß ein bestimmtes „Schmerzertragen" gelernt werden kann, eine Notwendigkeit im alltäglichen Leben.
4. Es kam zur Erhöhung der Selbstbeherrschung.

Es ist zu hoffen, daß mit diesem Erfahrungsbericht ein Anstoß für die intensivere Zusammenarbeit von Kinderpsychologen und Kin-

Ein Zahnartzbesuch

Als erstes möchte ich die Frage beantworten, warum ich eigentlich in die Zahnklinik komme. Wie Sie wissen, war ich vorher bei einer anderen Zahnärztin in Behandlung. Diese hat mich aber sehr grob behandelt. Bei jedem nächsten Besuch bei ihr hatte ich schon Wochen vorher große Angst. Ich glaubte immer, daß sie mir sehr weh tun könnte. Es war auch immer sehr schmerzhaft.

Nun bin ich hier in Behandlung. Als wir die Nachricht bekamen, wieder zu einem Zahnarzt zu gehen, hatte ich eigentlich nicht so große Angst. Ich wußte ja, daß es nicht mehr die grobe Zahnärztin, sondern eine andere ist. Im Vorraum kam mir alles freundlich vor. Am besten gefällt mir die Wandzeitung. Sie lenkte mich gleich ein bischen ab. Als ich dann aufgerufen wurde, war mir ganz komisch. Ich dachte, als ich auf dem Zahnarztstuhl saß, gleich wird sie dir vorwerfen, was du für schlechte Zähne hast. Als sie aber sagten, ich hätte eigentlich gute Zähne bis auf den einen, der nun wirklich schlecht ist, war ich sehr erfreut. So dachte ich auch, Frau Dr. Markuch ist bestimmt ganz nett. Sie hatte mir auch so eindeutig erklärt, daß der schlechte Zahn raus muß. Ich war wirklich gleich überzeugt, daß der Zahn bald herausgezogen werden muß. Sie wollen mir ja jede größeren Schmerzen ersparen. Ich möchte auch, daß der Zahn bald gezogen wird, aber leider verläßt mich immer wieder der Mut und die Überwindungskraft.

Für den heutigen Tag habe ich mir sehr fest vorgenommen, daß ich mich überwinde, den Schmerz der Spritze auszuhalten. Vielleicht hilft es mir, wenn ich einfach die Augen zumache und mir vorstelle, ich würde träumen, nachdem sie mir ein bischen Spray auf die Einstichstelle gesprüht haben.

Ich hoffe und wünsche mir sehr, daß ich mich überwinden kann.

Abb. 1 Aufsatz einer Patientin (orthographische Fehler vom Original übernommen).

derstomatologen im Interesse der anvertrauten Kinder gegeben werden konnte.

Korrespondenzanschrift:

Dr. A. Makuch
Poliklinik für Orthopädische Stomatologie
und Kinderstomatologie
der Karl Marx-Universität
Nürnberger Str. 57
O-7010 Leipzig

Literatur

1 *Aust, S.:* Die Furcht vor dem Zahnarzt oder vom rechten Umgang mit Kindern. Der Zahnarzt, 29 (1985), 151—156.

2 *Bergold, J. B.:* Verhaltensindikatoren der Angst. In: Kraiker, C.: Handbuch der Verhaltenstherapie. Kindler, Heidelberg, 1974.

3 *Birbaumer, N.:* Physiologische Psychologie. Springer, Berlin, Heidelberg, New York 1975.

4 *Böschl, L.:* Grundlagen und Methoden der Verhaltenstherapie. Huber, Bern, Stuttgart, Wien 1969.

5 *Eysenck, H., Rachmann, S.:* Neurosen — Ursachen und Heilmethoden. DVW, Berlin 1973.

6 *Hasselt, J.:* Psychologen bohren mit. Psychologie heute (1978), 48—53.

7 *Hippchen, P.:* Vorbeugen durch Information ist besser als Heilen. Zahnärztl. Mitt. 16 (1975), 780—784.

8 *Mladek, G.:* Motivationspsychologische Komponenten der Herausbildung stomatologischen Gesundheitsverhaltens von Vorschulkindern. In: Beiträge zur Theorie und Praxis der Medizinischen Psychologie für Stomatologen, wissenschaftliche Beiträge der KMU, Leipzig 1988, 31—39.

9 *Leuner, H.:* Katathymes Bilderleben. Huber, Bern, Stuttgart, Wien 1980.

10 *Petermann, F.:* Wie Kinder Vertrauen lernen. Psychologie heute. (1986), 64—68.

11 *Schottke, C.:* Psychophysiologische Charakteristik emotionaler Beanspruchung im Verlauf des stomato-chirurgischen Eingriffs unter besonderer Berücksichtigung der Lokalanästhesie. Med. Diss. B., Leipzig 1982.

12 *Schröder, G., Schemmel, H., Schäfer, S.:* Psychologischer Behandlungsansatz bei Kindern mit starken Ängsten vor ärztlichen und zahnärztlichen Maßnahmen. Dtsch. Zahnärztebl. — ZWR 92 (1983), 26—30.

13 *Schultz, J. H.:* Das Autogene Training, Konzentrative Selbstentspannung. Thieme, Stuttgart 1973.

14 *Turgut, R., Krüger, W.:* Psychologische Gesichtspunkte bei der zahnärztlichen Untersuchung von Kleinkindern. Dtsch. Zahnärztebl. — ZWR 90 (1981), 40—44.

15 *Wetzel, W. E.:* Die Angst des Kindes vor dem Zahnarzt. Hanser, München, Wien 1982.

16 *Wystricil, E.:* Therapievorschlag zur Angstreduktion bei Kindern im Krankenhaus. Wien: Unveröffentlichte psychologische Diss., 1973. (zit. bei:) Schröder, G. u. a.: Psychologischer Behandlungsansatz bei Kindern mit starken Ängsten vor ärztlichen und zahnärztlichen Maßnahmen. Dtsch. Zahnärztebl. — ZWR 92 (1983), 26—30.

Unterstützung des Bewältigungsverhaltens von Patienten der chirurgischen Stomatologie

H. Faßauer[1], H. Mäthner[2] und R. Dammer[1], Leipzig

Von der antiken bis zur romantischen Periode der Medizin war psychologisches Wissen selbstverständlicher Bestandteil der ärztlichen Kunst, es bildete oft eine Klammer für alle anderen Gebiete des ärztlichen Könnens. In der zweiten Hälfte des vergangenen Jahrhunderts verdrängte die aufblühende naturwissenschaftliche Medizin jegliches bewußte psychologische Denken aus dem Bereich der Lehre und Forschung (Schröder, 1985)[6]. Sie leitete aus ihrem erfolgreichen somatischen Reduktionalismus in der Folgezeit einen Omnipotenzanspruch ab, der ihre Verfechter mit zur Überzeugung führte, dem individuellen Leid ebenso wie dem organischen Geschehen gewachsen zu sein. Die Erfahrungen der letzten 100 Jahre haben jedoch bewiesen, daß diese Annahme zumindest unzureichend ist.

Patienten, welche sich in Behandlung begeben oder befinden, sind einer Vielzahl von Situationen mit physischen und psychischen Belastungen ausgesetzt, denen sie sich anpassen müssen, die sie bewältigen müssen. Man spricht von Anpassungs- bzw. Bewältigungsmechanismen, sog. Coping-Prozessen, die immer dann eingesetzt werden, wenn eine Situation als bedrohlich eingeschätzt wird. Dann werden Prozesse aktiviert, deren Funktion es ist, die reale oder antizipierte Schädigung zu reduzieren oder zu eliminieren (Lazarus, 1966)[2].

Für die Wahl der Anpassungsmechanismen ist entscheidend, ob eine Situation als unvermeidlich interpretiert wird, oder ob sie durch Aktivität und Auseinandersetzung modifizierbar erscheint. Vereinfacht lassen sich der aktiven Anpassung die Bewältigungsmechanismen („Coping"), der passiven die Abwehrmechanismen („Defence") zuordnen. Während es in erster Linie von der jeweiligen Situation abhängig ist, welche Technik — „coping-Strategie" — als Bewältigungsmodus voraussichtlich am erfolgreichsten eingesetzt werden kann, beschreibt der Coping-Stil das individuelle Repertoire, welches der Patient aufgrund von Persönlichkeitsfaktoren wie Einstellung, Erwartung, Wahrnehmung und Motivation zur Beantwortung bedrohlicher Reize bevorzugt (Uexküll, 1981)[8]. Zur Angstbewältigung werden vor allem zwei gegensätzliche Verfahren eingesetzt: Vigilanz und kognitive Vermeidung. Während Vigilanz (Sensibilisierung) durch bewußtes Aufsuchen und Verarbeiten bedrohungsbezogener Informationen die subjektive Unsicherheit zu reduzieren versucht, bedeutet kognitive Vermeidung das Gegenteil, nämlich Abwendung von bedrohungsrelevanten Hinweisreizen, um so die Konfrontation mit dem aversiven Ereignis und die dadurch ausgelöste subjektive Erregung zu senken (Mc Glashan, 1987)[3].

Personen, die konsistent Vigilanz einsetzen, bezeichnet man als Sensitizer, Individuen mit durchgängiger kognitiver Vermeidung als Represser (Krohne et al., 1988)[1].

Das jeweilige Bewältigungsverhalten des Patienten wird sowohl durch innere als auch äußere Faktoren beeinflußt. Während die inneren Faktoren durch die Persönlichkeitsstruktur des Patienten, seine kognitive Aktivität (Intelligenz), erlernte Verhaltensmuster und gemachte Erfahrungen bestimmt werden, werden die äußeren Faktoren besonders durch jeweilige Behandlungssituationen determiniert. Dazu gehören Reize, wie die zahnärztliche oder kieferchirurgische Einrichtung, aber auch Geräte, Instrumente, Bohrgeräusche, grelles Licht, Geruch aromatischer Flüssigkeiten (Ekel) und frustrierende Manipulationen des Behandlungsteams vor den Augen der Patienten. Auch Art und Ausmaß des zu erwartenden Eingriffes sind verhaltensbestimmend.

[1] Klinik und Poliklinik für Chirurgische Stomatologie und Kiefer-Gesichts-Chirurgie der Karl-Marx-Universität Leipzig (Dir.: Prof. Dr. sc. med. G. Löwicke).

[2] Bezirkskrankenhaus für Neurologie und Psychiatrie Frankfurt/Oder (ChA Dr. med. H. Mäthner).

Dementsprechend können wir es während der Behandlung mit einem Patienten zu tun haben, der emotional-stabil ist und ein bestimmtes Verhalten zeigt, weil ein Antrieb, eine Motivation vorhanden ist, sich der Behandlung zu unterziehen, diese Anforderungssituation quasi ohne „Fluchtmöglichkeit" zu tolerieren. Bei negativen Vorerfahrungen wird dagegen infolge der Sensibilisierung und Erwartung die Aversionsschwelle niedrig sein, die Behandlung wird durch exterozeptive Reizung als belastend empfunden. Emotional-labile Personen reagieren mit „unangebrachten" Reaktionsweisen, die sich auf der verbal-subjektiven Ebene durch entsprechende Antworten bei einer Befragung, auf der motorisch-nichtverbalen Ebene durch unkooperatives Verhalten und schließlich auf der physiologischen Ebene durch Extrasystolien, Situationstachykardien, Blutdruckunregelmäßigkeiten wie Orthostasereaktionen und Hyperventilationstetanien äußern (Schottke, 1980[5]; Tolksdorf, 1985)[7].

Wenn es im Besonderen um Bewältigungsmechanismen in der Chirurgischen Stomatologie geht und darum, wie sie zu unterstützen wären, ist zunächst einmal zu fragen, worin das spezielle, das Besondere dieses Fachgebietes z. B. gegenüber den anderen stomatologischen Disziplinen liegt. Aus verschiedenen Gründen wird die kieferchirurgische Behandlung als speziell angst- und schmerzinduzierende Situation betrachtet:

— in der Regel handelt es sich um chirurgische Maßnahmen, bei denen Blut fließt und diese sind meist unausweichlich
— lokale oder allgemeine Schmerzausschaltungsverfahren sind notwendig
— Umfang und Ausmaß bestimmter Operationsverfahren sind oft erheblich, die Eingriffe manchmal risikobehaftet
— manche Krankheiten sind für Aussehen oder sogar das Leben des Patienten bedeutungsvoll
— oft handelt es sich um längerdauernde Behandlungen, die die Lebensweise des Patienten wesentlich beeinflussen können
— und besonders ältere Patienten sind mit Nebenkrankheiten behaftet und kennen ihre eingeschränkte Anpassungsfähigkeit.

Die nachfolgenden Abbildungen sollen beispielhaft einige der genannten Aspekte illustrieren, die Aufzählung ließe sich noch lange fortsetzen. Es zeigt sich, Bewältigungsmechanismen müssen sowohl für akute Bedrohungssituationen als auch zur Anpassung an chronische Zustände bereitgestellt werden. In manchen Fällen ist angesichts unterschiedlicher Stufen der Situationsverarbeitung von einer Sequenz von Bewältigungsprozessen zu sprechen.

Das Ergebnis der Bewältigungsanstrengungen wird sichtbar im adaptiven oder maladaptiven Verhalten des Patienten. Ein effizientes adaptives Verhalten soll sowohl die Ergebnisse der Streßsituation wie die Bedürfnisse des Individuums in ausreichendem Maße erfüllen.

Aufgabe des Arztes und seines Teams ist es, durch geeignetes Verhalten und entsprechende Maßnahmen dazu beizutragen, daß der Patient die gegebene Konfliktsituation psycho-physisch bewältigen kann. Als allgemeine Bedingung ist dafür ein gutes Arzt-Schwester-Patient-Verhältnis eine Grundvoraussetzung. Dadurch wird nicht nur der Patient ermuntert, im Bedarfsfalle rechtzeitig die medizinische Hilfe in Anspruch zu nehmen und dem Arzt auch die sozialen und psychologischen Bedingungsebenen seiner Krankheit zu erschließen, sondern werden zugleich auch Behandlungswege in psychischer und sozialer Hinsicht eröffnet. Dies gilt ganz besonders, wenn psychologische Faktoren in der Ätiopathogenese der Erkrankung eine Rolle spielen, dies umso mehr, je länger die Erkrankung dauert (sekundäre psychologische Mechanismen), je problematischer sich die individuelle Krankheitsbewältigung gestaltet und je weniger andere, wichtige Bezugspersonen und emotional stabile Kontakte der Patient hat.

In Vorbereitung eines Aufklärungsgespräches vor einer Operation sind folgende Überlegungen nötig, die die voraussichtlichen individuellen Anpassungs- und Bewältigungsmechanismen des jeweiligen Patienten berücksichtigen:

1. Welche Strategie und welche Dosierung der Information bewirken eine Vermeidung präoperativer Angst?
2. Welche Informationen lösen bei welchem Patienten günstige postoperative Verarbeitungsstile aus?
3. Welche Maßnahmen steigern die Eigenkontrolle der Patienten und seine Mitarbeit an der Genesung?

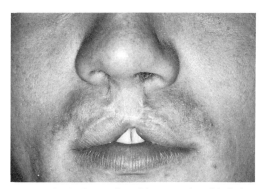

Abb. 1 Schlecht operierte Lippenspalte wirkt ästhetisch unschön.

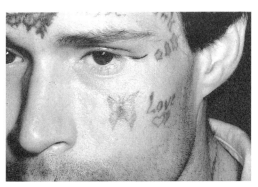

Abb. 2 Tätowierungen im sichtbaren Bereich können zur psychischen Belastung werden.

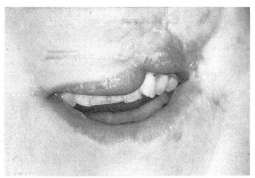

Abb. 3 Defektheilung der Unterlippe nach Unfall stört Form und Funktion.

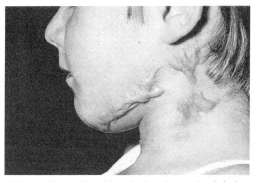

Abb. 4 Narbenkeloide sind schwer korrigierbar und beeinträchtigen die Psyche des Patienten.

Ziel der psychologischen und psychagogischen Bemühungen des Arztes muß sein:

— die angstbedingte Erwartungsreaktion der Patienten zu mindern und die Behandlungsbereitschaft zu stärken, sowie
— die emotionalen Reaktionen der Angst abzubauen und dadurch eine Prophylaxe allgemeiner Zwischenfälle zu betreiben.

Um diese Ziele zu erreichen, bedarf es einer Kommunikationsförderung durch sog. patientenzentrierte Gesprächsführung des Arztes. Dieser hat dabei die Möglichkeit, durch

— akzeptierendes Zuhören
— durch Paraphrasieren und
— durch Verbalisierung emotionaler Erlebnisinhalte des Patienten dessen Vertrauen zu gewinnen. Weil dieser dadurch die Gewißheit erhält, vom Arzt richtig verstanden worden zu sein.

Dabei ist darauf zu achten, daß der metakommunikative Aspekt, den jede Mitteilung neben dem verbalen Inhalt hat, mit diesem übereinstimmt. Solche ,,metakommunikativen Botschaften" werden meist nonverbal übermittelt und ergeben sich aus paralinguistischen Phänomenen des verbalen Verhaltens, wie z. B. Verteilung und Synchronisation zwischen Rede- und Schweigezeiten, Sprechweise, Stimmqualität. Erst bei Übereinstimmung der beiden Mitteilungen wird der Arzt für den Patienten glaubwürdig. Erlebt der Patient dagegen einen Widerspruch zwischen verschiedenen Gesprächsebenen, befindet er

157

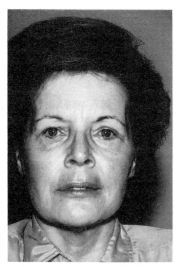 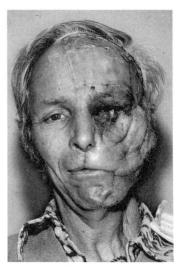

Abb. 5 Doppellid- und Faltenbildung durch den Alterungsprozeß wecken den Wunsch nach Korrekturoperation.

Abb. 6 Wiederholte Eingriffe aufgrund von Tumorwachstum können zu schwersten Entstellungen führen.

sich in einer „Doppel-Bindungs-Situation". Er weiß nicht, ob er den verbal ausdrücklich mitgeteilten Informationen glauben soll oder ob bzw. inwieweit er die metakommunikativ übermittelten Aspekte mit berücksichtigen muß.

Das Resultat solcher psychagogischen Bemühungen ist meßbar an einer Erhöhung der suggestiv gesteuerten Schmerzschwelle (Pöllmann, 1980)[4]. So ist bei positiver Einstellung auf die Wirksamkeit der Lokalanästhesie mit einer erhöhten Schmerzschwelle zu rechnen. Umgekehrt können durch eine wirksame Schmerzausschaltung während des kieferchirurgischen Eingriffes Streßeffekte nachhaltig reduziert werden.

Eine zusätzliche sedierende Prämedikation kann — auch unter Ausnutzung des Placeboeffektes — sinnvoll sein, wenn bei günstiger individueller affektiver und motivationaler Ausgangslage eine positive Erwartungshaltung gegenüber der Wirkung der Medikamente induziert wird. Bei Kindern, die noch keine kognitiven Bewältigungsmechanismen entwickelt haben, bleibt sie jedoch vielfach wirkungslos.

Bei Vorschulkindern sollte deshalb eine gezielte langfristige „Psychoprävention" erfolgen, indem die Kinder allmählich an das Zahnarzt-milieu der ambulanten Kieferchirurgie herangeführt werden und dabei Bewältigungsstrategien entwickeln, noch bevor ein schmerzhafter Eingriff durchgeführt werden muß.

Im Rahmen zahnärztlicher und kieferchirurgischer Behandlungssituationen werden zur psycho-physischen Konditionierung eine Reihe weiterer Methoden diskutiert, die noch keine einheitliche Bewertung und breite Anwendung erfahren haben. Genannt seien:

— autogenes Training und Akupunktur
— muskuläre Entspannung durch Liegendbehandlung
— Verfahren der aktiven und passiven Ablenkung (Audio-, Videoanalgie)
— Biofeedback-Techniken

Entscheidend für einen komplikationslosen Behandlungsverlauf ist jedoch ein optimales Arzt-Patient-Schwester-Verhältnis. Nur unter dieser Voraussetzung ist die Mehrzahl der Patienten bereit und fähig, ihre „Zahnarztangst", die die Folge der Häufigkeit der Konsultationen und der nicht selten damit verbundenen Schmerzerlebnisse ist, zu überwinden. Dies wiederum versetzt den Zahnarzt und Kieferchirurgen in die Lage, Eingriffe und Manipulationen schmerzlos vornehmen zu können, was die positive Einstellung des Patienten unterstützt.

Zusammenfassung

Aufgrund systematischer Überlegungen werden die Probleme psychisch belastender Situationen in der chirurgischen Stomatologie analysiert und Vorschläge zum besseren Umgang mit den Patienten gemacht.

Korrespondenzanschrift

Doz. Dr. sc. med. H. Faßauer
Nürnberger Straße 57
O-7010 Leipzig

Literatur

1 *Krohne HW, Kleemann PP, Hardt J, Theisen A:* Beziehungen zwischen Bewältigungsstrategien und präoperativen Streßreaktionen. Mainzer Berichte zur Persönlichkeitsforschung Nr. 20, J.-Gutenberg-Universität Mainz, Psychologisches Institut, Abt. Persönlichkeitspsychologie 1988.

2. *Lazarus RS:* Psychological Stress and the Coping Process. New York, Toronto, London: McGraw-Hill 1966.

3. *Mc Glashan ThH:* Recovery Style from Mental Illness and Long-Term outcome. J. of Nervous and Mental Disease 175: 681—685 (1987).

4. *Pöllmann L:* Der Zahnschmerz. München/Wien: Hanser 1980.

5. *Schottke CH:* Zum Problem der Verhaltensstörungen in der Stomatologie. In: *Schröder Ch, Reschke K* (Hrsg): Beiträge zur *Theorie* und Praxis der Medizinischen Psychologie, Heft 1: 46—56 (1984).

6. *Schröder Ch:* Psychologisches Denken für die Medizin und seine wissenschaftsorganisatorischen Konsequenzen in der Geschichte der Medizinischen Psychologie. In: *Schröder Ch, Reschke K* (Hrsg): Beiträge zur *Theorie* und Praxis der Medizinischen Psychologie, Heft 1: 27—35 (1984).

7. *Tolksdorf W:* Der präoperative Streß. Berlin: *Springer 1985.*

8. *Uexküll Th v.* (Hrsg): Lehrbuch der psychosomatischen Medizin. Urban & Schwarzenberg, München, Wien, Baltimore: 2. Auflage, S. 189 ff. 1981, 2. Auflage.

Hypnose in der Zahnmedizin

W.-R. Krause, J. Staats, F. Götzel, Blankenburg/Braunschweig

Die Hypnose gilt als die älteste medizinisch-psychologische Behandlungsmaßnahme schlechthin. Erste Hinweise sind bereits bei den frühen Hochkulturen der Ägypter und Sumerer[10] zu finden.

Blütezeiten erlebte die Hypnose im 19. Jahrhundert mit der 1. Schule von Nancy sowie in Paris zwischen 1880—1890. Nach einem erneuten Hoch Anfang der 20er Jahre unseres Jahrhunderts (2. Schule von Nancy) wurde es zunächst um diese Behandlungsmethode etwas ruhiger. Seit den 50er Jahren ist die Hypnose von den entsprechenden medizinischen Fachgesellschaften als Therapieform offiziell anerkannt.

Vermutlich war es der französische Zahnarzt Oudet[4], der 1837 als erster in der Neuzeit eine Zahnextraktion unter Hypnose vornahm. In Deutschland kommt diese Ehre dem längst vergessenen Berliner Zahnarzt Hummel[15] zu. Die aktuellste deutsche Zusammenfassung zu dieser Thematik ist bei Kossak[8] zu finden, der eine, auch für den zahnärztlichen Praktiker gut verständliche, Darstellung der Hypnose bietet.

Die Hypnose kann im therapeutischen, einschließlich operativen, und prophylaktischen Bereich eingesetzt werden[12, 17, 18]. Anwendungsbereiche der Hypnose sind nach Kossak[8]:

Allgemein therapeutischer Bereich:

— Entspannung des Patienten
— Angstabbau und Motivierung des Patienten
— Bequemlichkeit des Patienten während langer oder unangenehmer Eingriffe
— Amnesie unangenehmer Eingriffe
— Bequemere Anpassung von Prothesen

Operativer Bereich:

— Analgesie, Anästhesie (Reduktion oder Ersatz für Medikamente)

— Ermöglichung von Eingriffen
  Erhöhung der Schmerzschwelle
  Erleichterung von Eingriffen
— Blutungsreduktion, auch Behandlung Hämophiler
— Abbau von Nebenwirkungen
  Relaxion der Gesichtsmuskeln
  Reduktion von: Würgen, Übelkeit, Speichelfluß, Zungenbewegungen
— Nachbehandlung, postoperative Anästhesie, Reduktion des postoperativen Schocks
  Heilungsverbesserung

Prophylaktischer Bereich:

— Verbesserung der Mundhygiene
— Veränderung von Verhaltensgewohnheiten
  Daumenlutschen, Bruxismus

1. Entspannung des Patienten

Hypnose ist nach wie vor die schnellste und erfolgreichste nichtmedikamentöse Form, eine allgemeine Entspannung zu erreichen und auf diesem Weg, Ängste zu vermeiden oder zumindest zu reduzieren.

Für Erwachsene bietet sich dabei die Augenfixation auf den oberen Lampenrand an, während die Autoren bei Kindern über gute Erfahrungen verfügen, indem diese sich ihren Daumennagel als kleinen Fernsehbildschirm vorstellen. Unterstützt kann dies alles durch eine entsprechende Raumgestaltung[6], Biofeedbackmethoden[11] und entspannende Hintergrundmusik[3] werden.

2. Phobien und Angstabbau

Die Dunkelziffer der Patienten mit einer mehr oder weniger ausgeprägten Zahnarztphobie kann mit bis zu 20% angegeben werden. Jedoch bedürfen nur ausgeprägte Fälle der Behandlung durch einen Psychologen oder Psychiater.

Dabei sind zwei Vorgehensweisen möglich. Einerseits kann über eine Altersregression der Angstabbau erreicht werden, wobei kindliche Traumen bei einem Zahnarzt durch nichttraumatische Erinnerungen ersetzt werden. Andererseits bieten sich posthypnotische Suggestionen an mit denen u. a. eine israelische interdisziplinäre Anwendergruppe[1] gute Ergebnisse erzielte.

Selbst bei schmerzhaften zahnärztlichen Eingriffen (Implantationen[7]) kann, bei Vorhandensein einer Anästhetikaintoleranz, die Hypnose erfolgreich angewendet werden.

Burk[2] verweist in seiner grundlegenden Arbeit darauf, daß es dem Therapeuten gelingen muß, den „Angst-Streß-Schmerz-Kreislauf" zu unterbrechen.

In den letzten Jahren hat sich insbesondere Schmierer[14] immer wieder für die Verbreitung der Hypnose in der Zahnmedizin eingesetzt.

3. Bequemlichkeit der Patienten während langer oder unangenehmer Eingriffe

Ein langer Eingriff stellt nicht nur für den Zahnarzt, sondern auch gerade für den Patienten eine besondere Art von Streß dar. So werden unangenehme Situationen selbst bei „Normalpersonen" als besonders lang erlebt. Hier kann das Prinzip der hypnotischen Zeitverzerrung eingesetzt werden. Bei besonders aktiven Patienten lassen wir mit gutem Erfolg, die Zeit, in der sie zur Passivität verurteilt sind, durch Erinnerungen an z. B. zurückliegende Urlaubsaktivitäten überbrücken.

4. Amnesie unangenehmer Eingriffe

Die Amnesie ist genau wie die Hypermnesie ein lange bekanntes Hypnosephänomen[9]. Amnesie — Suggestionen sollten besonders dann eingesetzt werden, wenn bei unangenehmen Eingriffen eine Konditionierung von Äng-

sten zu erwarten ist. Im konkreten Einzelfall ist zu entscheiden, ob eine Amnesie für den gesamten Eingriff oder zeitlich begrenzte Abschnitte erfaßt werden sollen.

5. Adaptation von Zahnersatz

Jeder prothetisch arbeitende Zahnarzt kann über Patienten berichten, die trotz handwerklich gut ausgeführter zahntechnischer Arbeiten an einer Prothesenunverträglichkeit leiden und ein Fremdheitsgefühl verspüren. Zur unterstützenden Behandlung empfehlen sich negative Halluzinationen. Detailliert beschreiben Dünninger und Kunzelmann[5] ihre Vorgehensweisen mit direkten und indirekten Hypnosetechniken.

6. Analgesie, Anästhesie

Nach Schmierer[14] bietet die Hypnose oder eine Kombination von Hypnose und Lokalanästhetikum folgende Vorteile:

Vorteile der alleinigen Hypnose-Anästhesie:

— Verringerung der Gewebeschädigung; damit verbunden weniger Schmerzen, Vermeidung von Infiltraten;
— Verbesserung der Wundheilung, die Durchblutung der Kapillaren erfolgt wieder sofort nach dem Eingriff, wird also nicht künstlich unterbrochen;
— Nachwirkung der Spritze entfällt, die für den Patienten unangenehmen Taubheitsgefühle, mangelnde Koordination der Mundmuskeln und eventuelle Benommenheit entfallen; der Patient ist sofort wieder aktiv.

Vorteile der Kombination von Hypnose und Lokalanästhesie:

— Sicherheit für den Patienten. Der Patient hat nun die vollkommene Gewißheit, daß er keinen Schmerz mehr wahrnehmen wird; er kann deshalb besser entspannen.
— Verminderter Zeitaufwand. Die oft zeitaufwendige Induktionsphase, verbunden mit den Suggestionen zur Aufrechterhaltung

der Hypnose, kann durch chemische Anästhesie verkürzt werden.

— Reduktion der Menge des Lokalanästhetikums. Da sich die Wirkungen gegenseitig unterstützen, kann — laut Praxisberichten — das Lokalanästhetikum bis zu einem Viertel reduziert werden. Damit verbunden ist die Reduzierung obengenannter Nebenwirkungen.

— Wechselwirkung der Methode. Die Einleitung durch die chemische Lokalanästhesie kann einen Übergang zur Hypnose-Anästhesie begünstigen. Da der Körper nun genau vorgegeben bekam, wie er reagieren soll, ist eine Bahnung der nun einsetzenden psychologischen Anästhesie geschaffen. Respondente Lernprozesse setzen hier ein.

Indikationsstellung

— Wunsch des Patienten

Oft wird die Methode der Hypnose vom Patienten selbst gewünscht. Durch seine positive Erwartungshaltung erhöht sich auch die Wahrscheinlichkeit des Gelingens. Das schließt jedoch nicht aus, daß bedingt durch Kindheitstraumate oder sonstige Ängste und Vorurteile Widerstände aufgebaut werden, abgesehen davon, daß nicht jeder gleich gut hypnotisierbar ist. Der Anteil der Personen die eine vollkommene Hypno-Anästhesie erreichen, liegt bei ungefähr 10%, während in 30—70% (je nach Autor) durchaus noch gute Erfolge mit Hypnose zu erzielen sind.

— Schwere des Eingriffs

Bei schwierigen Eingriffen ist die Kombination der Methoden vorzuziehen. Diese bietet dem Patienten maximale Sicherheit.

— Verfassung des Therapeuten

Hypnose-Interventionen sind sehr zeit- und energieaufwendig, so daß hier unterschiedliche Erwägungen über die Anwendung gemacht werden müssen. Nicht zuletzt spielt dabei auch die Frische des Therapeuten eine wesentliche Rolle, der immer noch überzeugende Suggestionen geben muß.

7. Blutungsreduktion

Ein freies Operationsfeld durch eine reduzierte Blutung dürfte von jedem Operateur dankend angenommen werden und ist sicher und schnell mittels Hypnose erreichbar. Auf eigene Erfahrungen mit der Behandlung Hämophiler, bei denen ein entsprechender Hypnoseeinsatz lebensnotwendig sein könnte, können die Autoren bisher allerdings nicht verweisen.

8. Abbau von Nebenwirkungen

Gezielte Suggestionen, aber meist schon die allgemeine Entspannung, wirken sich auf solch unangenehme Nebenwirkungen wie Gesichtsmuskelspannungen, Synkopen, Würgereflex und Speichelfluß positiv aus.

9. Nachbehandlung

Angst haben zahnarzterfahrene Patienten besonders auch vor der Zeit nach der Operation oder Zahnextraktion, wenn die „Spritze" nicht mehr wirkt. Auch hier helfen posthypnotische Suggestionen und Selbsthypnose[13].
Letztere wird von den Autoren selbstredend allen Kollegen zur Anwendung bei einem eigenen zahnärztlichen Eingriff empfohlen. Grundsätzlich ist immer die Überführung der Fremd- in eine Selbsthypnose (z. B. das autogene Training) möglich, wobei das Erlernen und Festigen solch einer Methode für den gezielten Einsatz doch Monate in Anspruch nimmt.
Ein schnellerer und besserer Heilungsverlauf nach Hypnose ist selbst bei größeren chirurgischen Eingriffen beschrieben worden[8].

10. Verbesserung der Mundhygiene

Für Kinder sind besonders Wachsuggestionen erfolgreich, die witzig, aber auch völlig unlogisch sein können (z. B. Reklamesendungen).

11. Veränderungen von Verhaltens-gewohnheiten

Auf Dauer können solche Verhaltensgewohnheiten wie Zungenfehlstellungen, Daumenlutschen, Bruxismus etc. zu Zahnfehlstellungen führen. Die Diagnostik und Therapie orofazialer Dysfunktionen stellen dabei an den Zahnarzt erhöhte Anforderungen. Es ist als ein ganzheitliches Geschehen zu betrachten, das auch die Berücksichtigung psychischer Faktoren erforderlich macht[16].

Eine einmalige Hypnose genügt hierbei nicht, unterstützende hypnotherapeutische Maßnahmen sind notwendig. Eine interdisziplinäre Zusammenarbeit mit dem Psychologen/Psychiater erscheint dabei sinnvoll.

Die Autoren haben sich zur Aufgabe gestellt, ihre praktischen Erfahrungen mit der altehrwürdigen, in der Hand des Geübten völlig nebenwirkungsfreien Hypnose, auch in der DDR den zahnärztlichen Kollegen zugänglich zu machen. Hierzu sind keine zusätzlichen Investitionen notwendig, jedoch wie bei jeder Therapie eine solide theoretische und praktische Ausbildung.

Zusammenfassung

Auf eigene Erfahrungen und Berichte in der Literatur gestützt, werden die Einsatzmöglichkeiten der Hypnose bei zahnärztlich-psychologischen Problemen systematisch dargestellt.

Korrespondenzanschriften:

OA Dr. med. W.-R. Krause
Krankenhaus
O-3720 Blankenburg

Dr. med. dent. J. Staats
Leonhardtstraße 61
D-3300 Braunschweig

MR Dr. med. dent. F. Götzel
Ernst-Brüst-Straße 17
O-3720 Blankenburg

Literatur

1. *Bar-Gil B, Eli I, Kleinhauz MA:* A multidisziplinary approach to the treatment of dental phobia. Journal of the American Society of Psychosomatic Dentistry and Medicine 30: 137—141 (1983).

2. *Burk W:* Möglichkeiten der hypnosuggestiven Schmerzbekämpfung in der Zahn-Mund- und Kieferheilkunde. Med. Diss. Mainz 1979.

3. *Burk W:* Der Einfluß von (Hintergrund-)Musik auf die Trance unter besonderer Berücksichtigung der Zahnheilkunde. Experimentelle und klinische Hypnose 5: 27—40 (1989).

4. *Burk W:* Die hypno-suggestive Angst- und Schmerzbehandlung in der zahnärztlichen Praxis. Experimentelle und klinische Hypnose 2: 129—141 (1986).

5. *Dünninger P, Kunzelmann K:* Hypnotherapie bei psychogener Prothesenunverträglichkeit. Experimentelle und klinische Hypnose 3: 121—128 (1987).

6. *Geisler W, Göhre A, Götzel F, Reitemeier B:* Gestalterische Aspekte ausgewählter Funktionsbereiche der ambulanten Stomatologie. Stomatol. DDR 39: 804—809 (1989).

7. *Gheorghiu V:* Suggerierte Analgesie bei Intoleranz von Anästhetika- Zahnimplantationen unter Hypnose. Hypnose und Kognition 3: 2—8 (1986).

8. *Kossak HC:* Hypnose. Ein Lehrbuch. München: Psychologie Verlagsunion 1989.

9. *Krause WR:* Beeinflussung von Lernleistungen durch Hypnose und Suggestion unter besonderer Berücksichtigung des autogenen Trainings. Diss. Halle 1979.

10. *Krause WR:* Hypnose-Scharlatanerie oder medizinische Behandlungsmaßnahme? Heilberufe 38: 350—351 (1986).

11. *Krause WR, Walther H, Talke W:* Biofeedback. Medizin aktuell. Im Druck.

12. *Kunzelmann K:* Hypnose in der Zahnheilkunde. Med. Diss. Würzburg 1986.

13. *Reindl V:* Selbsthypnose in der Zahnheilkunde. Experimentelle und klinische Hypnose 2: 143—147 (1986).

14. *Schmierer A:* Analgesie bei zahnärztlichen Eingriffen durch Hypnose. Experimentelle und klinische Hypnose. 2: 87—91 (1986).

15. *Schöbel R:* Historischer Beitrag zur Anwendung der Hypnose in der Zahnheilkunde. Zahnärztliche Rundschrift 46: 213—217 (1937).

16. *Staats J:* Angstbewältigung und Behandlung von orofazialen Dysfunktionen. Manuskript 1989.

17. *Stocksmeier K:* Lehrbuch der Hypnose. Basel, München: S. Karger 1984.

18. *Wester WC, Smith AH:* Clinical Hypnosis. Philadelphia: Lippincott Company 1984.

Klinischer Beitrag zum „Cracked-tooth Syndrome"

H. J. Staehle[1], Heidelberg und H. Müller-Fahlbusch[2], Münster

Einleitung

Bei der unvollständigen Zahnfraktur, auch als Zahninfraktion bezeichnet, handelt es sich um eine in der Regel im Schmelz beginnende Rißbildung, die sich unterschiedlich weit ins Dentin hinein erstreckt. Sie geht oftmals mit erheblichen Schmerzen einher, die in ihrem klinischen Erscheinungsbild stark variieren können. Dies führt nicht selten zu Fehldiagnosen und schließlich nach einer mehr oder weniger langen „Leidensgeschichte" der betroffenen Patienten zum Zahnverlust.

Wegen der unklaren und schwer lokalisierbaren Symptomatik erscheint die englische Bezeichnung „cracked-tooth syndrome" sehr treffend.

In den letzten Jahren wurde dieses vielgestaltige Krankheitsbild wiederholt beschrieben und in seiner Komplexität gewürdigt (Blaaberg[2], 1981; Bloom[3], 1981; Braly und Maxwell[4], 1981; Caulfield[5], 1981; Goose[11], 1981; Rosen[17], 1982; Kröncke[12], 1983; Abou-Rass[1], 1983; Cohen und Silvestri[7], 1984; Clarc und Caughman[6], 1984; Geurtsen und Mitarb.[8], 1985; Swepston und Miller[18], 1986; Gehr und Mitarb.[10], 1987; Geurtsen[9], 1988; Motsch[15], 1988; Nolden[16], 1988; Krejci und Mitarb.[13], 1988; Löst und Mitarb.[14] 1989 u. a.).

In dieser Arbeit wird die Krankengeschichte einer Patientin beschrieben, die an dem „cracked-tooth syndrome" litt. Sie ist insofern ungewöhnlich, als zur Diagnostik und Therapie verschiedenste Richtungen innerhalb und außerhalb der Zahnheilkunde bemüht wurden.

[1] Poliklinik für Zahnerhaltungskunde (Ärztlicher Direktor: Prof. Dr. Dr. H. J. Staehle) der Ruprecht-Karls-Universität Heidelberg
[2] Forschungsstelle für Psychopathologie und Psychosomatik in der Zahnheilkunde (Leiter: Prof. Dr. H. Müller-Fahlbusch) der Westfälischen Wilhelms-Universität Münster

Falldarstellung

Anamnestische Angaben/Vorgeschichte

Eine 49jährige Patientin, von Beruf Lehrerin, stellte sich in der Universitäts-ZMK-Klinik Münster wegen unklarer neuralgiformer Beschwerden vor. Sie hatte nach eigenen Angaben bis zum Alter von 47 Jahren keine gravierenden zahnbezogenen Probleme. Sie begab sich seit ihrer Kindheit regelmäßig, in Abständen von etwa 2 Jahren, in zahnärztliche Behandlung. Dort wurde sie wegen Karies ausschließlich konservierend versorgt.

Wegen nicht eindeutig lokalisierbarer Schmerzen im rechten Unterkiefer suchte sie 2 Jahre vor der Untersuchung in der Klinik einen Zahnarzt auf, der in der sog. Herddiagnostik einen besonderen Ruf genießt. Der Zahnarzt empfahl zunächst eine Vitalexstirpation beim unteren rechten Sechsjahrmolaren, um einige Tage später durch Osteotomie diesen Zahn zu entfernen. Die bisher vollbezahnte Patientin willigte auf diesen Therapievorschlag ein. Nach der Extraktion gingen die Beschwerden allerdings nicht zurück, sondern bekamen lediglich eine etwas andere Qualität, bedingt durch eine Überlagerung mit dem Schmerz an der schlecht abheilenden Extraktionswunde. Zur „Narbenbeseitigung" wurde in den folgenden Wochen regio 46 insgesamt 6mal (!) einer chirurgischen Wundrevision mit ausgedehnter Osteotomie, Glätten und Auskratzen des Knochens sowie Exzision bzw. Kauterisation der Schleimhaut unterzogen, ohne daß sich die Beschwerden der Patientin gebessert hätten. Auch eine viermalige Infrarotbestrahlung führte nicht zur Linderung.

Die Patientin suchte wegen anhaltender Schmerzen einige Monate später einen anderen Zahnarzt auf, der ebenfalls in der „Herddiagnostik" bewandert war. Dieser führte einen sog. Elektro-Fokal-Test durch und veranlaßte einen sog. Leukozytentest nach Pichinger und

Bergsmann. Es wurden mit diesen Methoden verschiedene als pathologisch eingestufte Befunde erhoben. Als Therapie wurde u. a. eine medikamentöse Behandlung zur „Verbesserung der Abwehrlage" sowie eine sog. „Mesenchym-Reaktivierungskur" vorgeschlagen. Die durchgeführten therapeutischen Maßnahmen bewirkten keinen Beschwerderückgang. Der Zahnarzt wies die Patientin darauf hin, daß u. U. eine Extraktion weiterer Zähne „zur Herdentlastung" notwendig sei. Er erwog allerdings auch eine myofunktionelle Störung mit Kiefergelenksbeteiligung. Er fertigte deshalb Modelle vom Ober- und Unterkiefer an und montierte diese nach kinematischer Scharnierachsenbestimmung bzw. Registrierung der gelenkbezüglichen Zentrallage des Unterkiefers in einen volladjustierbaren Artikulator. Nach dem Registrieren der Unterkieferbewegungen zur Einstellung des Artikulators fertigte er einen Aufbißbehelf an, den die Patientin zwei Monate lang regelmäßig trug, allerdings ohne jegliche Besserung der Schmerzen.

Der Zahnarzt deutete schließlich gegenüber der Patientin an, daß ihre Beschwerden wohl psychische Ursachen hätten und nicht auf Veränderungen im Zahn-, Mund- und Kieferbereich zurückgeführt werden könnten.

In den folgenden Monaten wechselte die Patientin erneut den Zahnarzt. Dieser wies die Patientin darauf hin, daß sämtliche Amalgamfüllungen entfernt werden müßten. Er ersetzte die Amalgamfüllungen durch insgesamt 12 Kompositfüllungen im Seitenzahnbereich. Als die Patientin auch nach dieser Behandlung über anhaltende Schmerzen klagte, extrahierte er den Zahn 45. Auch diese, nun bereits zweite Zahnextraktion führte bezüglich des subjektiven Befindens der Patientin nicht zum Erfolg.

Im Gegenteil! Seit der Zahnextraktion wurden die Schmerzen der Patientin zeitweise so stark, daß sich Schlafstörungen einstellten. Die Beschwerden gingen trotz Einnahme von Analgetika nicht wesentlich zurück.

Aus diesem Grund wandte sich die Patientin nunmehr an ihren langjährigen Hausarzt, der — allerdings ebenfalls ohne Erfolg — eine Akupunkturbehandlung vornahm. Weiterhin konsultierte die Patientin einen Orthopäden und Chiropraktiker sowie einen Oralchirurgen. Auch diese Konsultationen führten zu keinem befriedigenden Ergebnis.

Bei der Vorstellung in der Klinik klagte die Patientin über unklare neuralgiforme Beschwerden im rechten Unterkiefer, die besonders nachts auftreten würden. Die Schmerzqualität konnte die Patientin nicht exakt beschreiben, jedenfalls seien die Beschwerden weder ziehend noch klopfend oder ausstrahlend. Die Schmerzen würden weder durch Kälte, Wärme, Kaubelastung oder andere Reize beeinflußt. Sie lokalisierte die Schmerzen auf den Zahn 47 und die regio 46.

Bei der Erhebung der Anamnese und im ärztlichen Gespräch erweckte die Patientin einen außerordentlich angespannten und unglücklichen Eindruck. Die Untersuchung mußte zeitweilig unterbrochen werden, da die Patientin bei der intraoralen Inspektion in Tränen ausbrach. Sie faßte sich jedoch nach wenigen Minuten wieder und führte ihr Verhalten auf eine „nervliche Überbelastung" zurück, die durch die seit nunmehr mehreren Wochen anhaltende Schlaflosigkeit bedingt sei.

Befunde

Die klinische Untersuchung ergab ein kariestherapiertes, mit Kompositfüllungen im Front- und Seitenzahnbereich versorgtes Gebiß. Die Weisheitszähne fehlten, ebenfalls die Zähne 45 und 46 (Abb. 1). Alle Zähne reagierten im Kältetest positiv (der Zahn 47 hypersensibel) und im Perkussionstest negativ. Beim Aufbeißen auf einen Holzkeil ließ sich im Zahn 47 ein leichter Aufbißschmerz provozieren.

Die parodontale Untersuchung ergab keine gravierenden Befunde, die mit dem Beschwerdebild der Patientin hätten in Einklang gebracht werden können.

Nahezu alle Zähne wiesen keilförmige Defekte und okklusale Schliff-Flächen unterschiedlicher Ausprägung auf.

Die klinische Funktionsanalyse ergab ansonsten keine Hinweise auf gravierende Fehlfunktionen. Kiefergelenke und Kaumuskulatur waren nicht druckdolent, eine Diskrepanz zwischen retraler Kontaktposition und Interkuspidationsposition lag nicht vor, Zeichen myofunktioneller Störungen wurden nicht gefunden, die Nervenaustrittspunkte waren nicht druckschmerzhaft.

Aufgrund des Befundes „Außbißschmerz" des Zahnes 47 wurde vom betreffenden Zahn eine

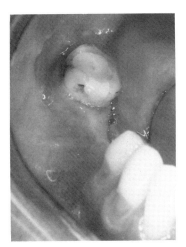

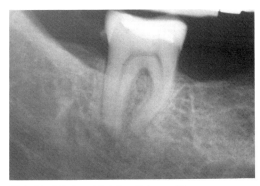

Abb. 2   Röntgenbild des Zahnes 47.

Abb. 1   Hypersensibler, mit einer Kompositfüllung versorgter Zahn 47. An den Zähnen 43 und 44 finden sich ausgeprägte keilförmige Defekte.

Röntgenaufnahme hergestellt. Das Röntgenbild ergab keinen pathologischen Befund, der die Beschwerden der Patientin hätte begründen können (Abb. 2).

Zur weiteren diagnostischen Abklärung wurde in Leitungsanästhesie die Kompositfüllung am Zahn 47 entfernt. Es zeigte sich am Kavitätenboden ein deutlicher, bogenförmig verlaufender „Riß" im Sinne einer Infraktur (Abb. 3).

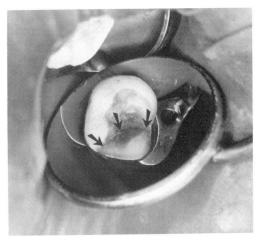

Abb. 3   Zahn 47 nach Entfernung der Füllung. Am Kavitätenboden stellt sich ein bogenförmig verlaufender „Riß" dar.

Therapie

Eine Schienung des Zahnes nach der von Krejci und Mitarb. (1988) beschriebenen Methode unter Einbeziehung der Adhäsivtechnik (Abb. 4) führte nicht zu einer Verringerung der Schmerzen. Offensichtlich war es bereits zu einer irreversiblen Pulpaschädigung gekommen, wofür auch der episodenhafte und ausstrahlende Charakter des Beschwerdebildes spricht.

Aus diesem Grund wurde eine endodontische Behandlung des Zahnes 47 in Form einer Vitalexstirpation vorgenommen (Abb. 5 und 6).

Abb. 4   Zustand nach „Schienung" des Zahnes 47 in Anlehnung an die von Krejci und Mitarb. (1988) beschriebene Methode.

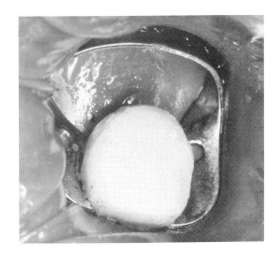

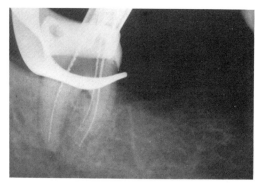

Abb. 5 Röntgenmeßaufnahme des Zahnes 47 im Rahmen der Vitalexstirpation.

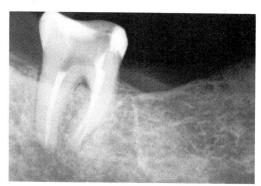

Abb. 6 Röntgenbild des Zahnes 47 nach der Wurzelfüllung.

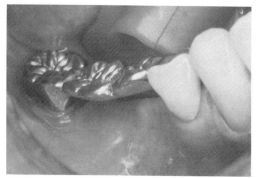

Abb. 7 Eingegliederte Brücke 45-47. Durch die Brücke ist u. a. eine Schienung des Zahnes 47 gewährleistet. Der keilförmige Defekt des Zahnes 43 wurde mit Komposit versorgt.

Therapieverlauf

Wenige Stunden nach der Vitalexstirpation war die Patientin beschwerdefrei.

Bei den folgenden Behandlungsterminen erweckte die Patientin auch in ihrer äußeren Erscheinung bzw. ihrem Benehmen gegenüber den Erstuntersuchungen einen deutlich veränderten Eindruck. Aufgrund der offensichtlich erstmals eingetretenen Schmerzfreiheit wirkte sie im Gespräch freundlich zugewandt und bei der Untersuchung entspannter.

Als nachfolgende Therapie wurde zunächst eine Parodontalbehandlung sowie eine prothetische Versorgung in Form einer Brücke von 45

bis 47 zur Vorbeugung einer weiteren Frakturierung der beiden Zahnfragmente vorgeschlagen.

Die Patientin stand diesem Behandlungsvorschlag sehr skeptisch gegenüber, da ihr von den verschiedenen vorbehandelnden Zahnärzten wegen der Gefahr einer „Herdinfektion" dringend davon abgeraten worden war, wurzelkanalbehandelte Zähne in situ zu belassen.

Zur Abklärung des weiteren Vorgehens wurde sie in der Forschungsstelle für Psychopathologie und Psychosomatik in der Zahnheilkunde der WWU vorgestellt. Die dort vorgenommene Exploration ergab, daß die Patientin seit längerer Zeit im Wohnbereich wie auch in der Beziehung zu ihrem Lebenspartner in einer sehr belastenden und angespannten Situation lebt. Rückfragen bei ihrem langjährigen Hausarzt ergaben, daß die Patientin seit etlichen Jahren an verschiedenen körperlichen Beschwerden leidet, die sich in Konfliktsituationen verstärken. Der Hausarzt sichtete auf unsere Berichte hin seine Unterlagen und fand dort schon früh das Symptom „Zähneknirschen im Schlaf".

In der Forschungsstelle für Psychopathologie und Psychosomatik wurden mit der Patientin psychagogisch ausgerichtete Gespräche geführt, die u. a. darauf abzielten, ihr die Zusammenhänge zwischen Streßsituationen und Parafunktionen offenzulegen. Die Patientin willigte schließlich in einem emotional deutlich stabilisierten Zustand in unsere zahnärztlichen Therapievorschläge ein (Abb. 7).

Sie ist mittlerweile seit über einem Jahr beschwerdefrei.

Zusammenfassung

Es wird anhand eines Fallberichts über das klinische Erscheinungsbild des „cracked-tooth syndrome" berichtet: Eine 49jährige Patientin mit unklaren neuralgiformen Beschwerden war über einen Zeitraum von zwei Jahren mit verschiedenen, teilweise sehr eingreifenden und kostspieligen Methoden erfolglos behandelt worden.
Die Verdachtsdiagnose der unvollständigen Molarenfraktur ergab sich durch die Hypersensibilität und den Aufbißschmerz auf einen Holzkeil am betroffenen Zahn. Die Diagnose wurde durch den direkten Nachweis der Frakturlinie gesichert. Eine endodontische Behandlung in Form einer Vitalexstirpation führte zur Beschwerdefreiheit. Zur Schienung des Zahnes wurde eine prothetische Behandlung vorgenommen.
Aufgrund der Vorgeschichte wird vermutet, daß bei der Patientin anhaltende Streß-Situationen zu Parafunktionen in Form von vermehrtem Zähneknirschen geführt haben. Die Parafunktionen dürften die Entstehung der unvollständigen Molarenfraktur begünstigt haben. Bei der Nachsorge und der Planung weiterer Behandlungsmaßnahmen ist dem Umstand Rechnung zu tragen, daß auch andere Zähne in hohem Maße frakturgefährdet sind.

Korrespondenzanschrift:

Prof. Dr. Dr. H. J. Staehle
Poliklinik für Zahnerhaltungskunde
der Ruprecht-Karls-Universität
Im Neuenheimer Feld 400
D-6900 Heidelberg

Prof. Dr. H. Müller Fahlbusch
Forschungsstelle für Psychopathologie und Psychosomatik in der Zahnheilkunde der WWU
Waldeyerstraße 30
D-4400 Münster

Literatur

1. *Abou-Rass M:* Cracklines: the precursors of tooth fractures — their diagnosis and treatment. Quintessence Int. 14: 437 (1983).

2. *Blaaberg FC:* Cracked tooth syndrome. Br Dent J 151: 77 (1981).

3. *Bloom BJ:* Cracked tooth syndrome. Br Dent J 150: 338 (1981).

4. *Braly BV, Maxwell EH:* Potential for tooth fracture in restorative dentistry. J Prosthet Dent 45: 411 (1981).

5. *Caulfield JB:* Hairline tooth fracture: a clinical case report. J Am Dent Assoc 102: 501 (1981).

6. *Clarc LL, Caugham WF:* Restorative treatment for the cracked tooth. Oper Dent 9: 136 (1984).

7. *Cohen SN, Silvestri AR:* Complete and incomplete fractures of posterior teeth. Comp Cont Educ Dent 5: 652 (1984).

8. *Geurtsen W, Ehrmann EH, Heidemann D:* Diagnose und Therapie der Kroneninfraktion. Dtsch Zahnärztl Z 40: 395 (1985).

9. *Geurtsen W:* Die Kroneninfraktion. In Ketterl W (Hrsg): Deutscher Zahnärztekalender 1988. München: Hanser 1988.

10. *Gher ME, Dunlap RM, Anderson MH, Kuhl LV:* Clinical survey of fractured teeth. J Am Dent Assoc 114: 174 (1987).

11. *Goose DH:* Cracked tooth syndrome. Br Dent J 150: 224 (1981).

12. *Kröncke A:* Zur Klinik und Problematik traumatischer Infraktionen im Dentin. Dtsch Zahnärztl Z 38: 600 (1983).

13. *Krejci I, Krejci D, Lutz F:* Unvollständige Molarenfraktur. Schweiz Monatsschr Zahnmed 98: 260 (1988).

14. *Löst C, Bengel W, Hehner B:* Zahninfraktion. Schweiz Monatsschr Zahnmed 99: 1033 (1989).

15. *Motsch A:* Vortrag anläßlich des Symposions der Akademie für Zahnärztliche Fortbildung. Karlsruhe 1988.

16. *Nolden R:* Grenzen der Zahnerhaltung bei der Therapie mit Füllungen. Dtsch Zahnärztl Z 43: 218 (1988).

17. *Rosen H:* Cracked-tooth syndrome and fractured posterior cusp. Oral Surg 41: 698 (1976).

18. *Swepston JH, Miller AW:* The incompletely fractured tooth. J Prosthet Dent 55: 413 (1986).

Bulimia nervosa — Befunde im stomatognathen System

P. Scheutzel*, Münster

Bulimie heißt, wörtlich aus dem Griechischen übersetzt, „Ochsenhunger" ($\beta o \tilde{v}s$ — Ochse, $\lambda \iota \mu ó s$ — Hunger).

Das Symptom des gierigen Heißhungers, d. h. das Verzehren großer Nahrungsmengen innerhalb kurzer Zeit („Freßanfall"), wie es bei verschiedenen organischen oder psychischen Störungen beobachtet werden kann, ist in der Medizin schon seit der Antike bekannt[39, 44]. In der medizinischen Literatur fand die Bulimie bis vor wenigen Jahren jedoch nur wenig Beachtung. Meist wurde das Symptom der Bulimie im Zusammenhang mit anderen Eßstörungen, nämlich der Anorexia nervosa oder gelegentlich auch der Adipositas, erwähnt.

Erst seit 1979 Russell[38] die **Bulimia nervosa** als ein eigenständiges, von der Anorexia nervosa abzugrenzendes Krankheitsbild beschrieben hat, begann eine intensive Erforschung dieser suchtartigen Eßstörung, die gekennzeichnet ist durch den unwiderstehlichen Drang, große Nahrungsmengen zu verschlingen, gefolgt von selbstinduziertem Erbrechen oder Laxantienabusus, um eine Gewichtszunahme zu vermeiden, weil eine krankhafte Furcht besteht, zu dick zu werden.

Diagnosekriterien

Die exakte differentialdiagnostische Abgrenzung der Bulimia nervosa von anderen Eß- und Gewichtsstörungen bereitet häufig Schwierigkeiten. Insbesondere zur Anorexia nervosa bestehen fließende Übergänge. Immerhin berichten 40—50% der Patienten mit Anorexia nervosa auch über Heißhungerattacken mit anschließendem Erbrechen und Laxantien-

* Poliklinik für zahnärztliche Prothetik A (Direktor: Prof. Dr. R. Marxkors), Zentrum für Zahn-, Mund- und Kieferheilkunde der Westf. Wilhelms-Universität Münster

abusus[9]. Bei der Diagnose der Bulimia nervosa stützt man sich heute allgemein auf die 1987 im "Diagnostic and Statistical Manual of Mental Disorders" (DSM — III — R) der American Psychiatric Association angegebenen Kriterien (Tab. 1)[4, 42].

Kennzeichnend für Patienten mit Bulimia nervosa ist, daß das Körpergewicht infolge wechselnder „Freß"- und Fastenperioden zwar häufig schwankt, aber dennoch weitgehend im Normalbereich bleibt. Bei Patienten mit Anorexia nervosa hingegen besteht fast immer ein erhebliches Untergewicht, das bis zur lebensbedrohlichen Abmagerung reichen kann. Dies ist ein wesentliches Unterscheidungsmerkmal zwischen bulimischer Anorexia nervosa und Bulimia nervosa[27].

Tab. 1 Diagnostische Kriterien der Bulimia nervosa (DSM — III — R, 1987[4]).

— Wiederholte Episoden von Freßanfällen (schnelle Aufnahme einer großen Nahrungsmenge innerhalb einer bestimmten Zeitspanne).

— Das Gefühl, das Eßverhalten während der Freßanfälle nicht unter Kontrolle halten zu können.

— Um einer Gewichtszunahme entgegenzusteuern, greift der Betroffene regelmäßig zu Maßnahmen zur Verhinderung einer Gewichtszunahme, wie selbstinduziertem Erbrechen, dem Gebrauch von Laxantien oder Diuretika, strengen Diäten oder Fastenkuren oder übermäßiger körperlicher Betätigung.

— Durchschnittlich mindestens zwei Freßanfälle pro Woche über einen Mindestzeitraum von drei Monaten.

— Andauernde, übertriebene Beschäftigung mit Figur und Gewicht.

Ätiologie und Pathogenese

Für die Entstehung und Aufrechterhaltung der Bulimia nervosa sind neben individuellen psychischen und somatischen Faktoren auch soziokulturelle Faktoren bedeutsam[15,16]. Die Bulimia nervosa stellt, ähnlich wie die Anorexia nervosa, den vergeblichen Versuch dar, mit persönlichen Konflikten und Problemen fertig zu werden, indem diese durch die einseitige Beschäftigung mit Nahrungsaufnahme und Gewicht in den Hintergrund gedrängt werden. Dies führt allerdings in einen Circulus vitiosus: Diät- und Fastenkuren bewirken eine mehr oder weniger drastische Gewichtsabnahme, die als Steigerung der äußeren Attraktivität äußerst positiv erlebt wird. Die reduzierte Nahrungszufuhr verursacht jedoch eine Störung des Hunger- und Sättigungsgefühles mit der physiologischen Folge von Heißhungerattacken, die vor allem in Spannungs- und Erregungssituationen zu „Freßanfällen" führen. Dabei auftretende Ängste vor einer Gewichtszunahme und Schuldgefühle werden durch selbstinduziertes Erbrechen, Laxantienabusus und weitere Diät-/Fastenkuren bekämpft, womit sich der bulimische Kreis schließt. Die Betroffenen sind sich dabei ihrer suchtartigen Verhaltensstörung durchaus bewußt, bestehende Unsicherheitsgefühle werden verstärkt und häufig kommt es zur sozialen Isolation, u. U. treten sogar starke Depressionen mit suizidaler Tendenz auf[33].

Epidemiologie

Ca. 95% der Patienten mit einer Bulimia nervosa sind Frauen[29, 37, 38]. Da die Betroffenen ihre Symptome gewöhnlich streng geheimhalten, liegen keine exakten Angaben zur Prävalenz vor. Die Ergebnisse epidemiologischer Untersuchungen der letzten Jahre[7, 11, 34, 35] deuten jedoch darauf hin, daß in Westeuropa und Nordamerika zur Zeit 2—4% der Frauen im Alter zwischen 18 und 35 Jahren an einer Bulimia nervosa (DSM — III — R — Kriterien) erkrankt sind.
Einigkeit herrscht inzwischen auch darüber, daß die Häufigkeit der Bulimia nervosa in den letzten Jahren deutlich zugenommen hat und noch weiter zunehmen wird.

Somatische Komplikationen

Das gestörte Eßverhalten, häufiges Erbrechen sowie Laxantien- und Diuretikaabusus bei Bulimia nervosa können zusätzliche somatische Störungen verursachen. Meist sind mehrere Organsysteme betroffen. Sehr häufig sind Störungen des Elektrolythaushaltes mit Hypokaliämie und metabolischer Alkalose[28, 30]. Diese können zu Herzrhythmusstörungen und neurologischen Komplikationen führen. Hormonelle Dysfunktionen bei der Bulimia nervosa betreffen hauptsächlich die Schilddrüse und die Gonaden.
Als häufigste gastrointestinale Komplikationen treten Ösophagitis, akute Magendilatation und Störungen der Darmfunktion auf[12, 30].
Patienten, die den Würgereflex mit dem Finger auslösen, weisen häufig Hautläsionen am Handrücken auf, die durch Druck gegen die Oberkiefer-Frontzähne verursacht worden sind[23].
Da die somatischen Störungen bei der Bulimia nervosa, anders als bei der Anorexia nervosa, nur selten schwerwiegend sind und die Patienten dem Arzt gegenüber meist nur über unspezifische Symptome, wie Kopfschmerzen, Blähungen, Schwindel oder Mattigkeit klagen, Heißhungeranfälle, Erbrechen und Laxantienabusus aber verschweigen, wird die den somatischen Befunden zugrunde liegende Bulimia nervosa häufig erst sehr spät erkannt[27, 30, 32, 33].

Befunde im stomatognathen System

Unter diesen Umständen erhalten die im stomatognathen System bei Bulimia nervosa feststellbaren Befunde einen besonderen Stellenwert. Speicheldrüsenschwellung, Mundschleimhautverletzungen, Cheilosis und Schmelzerosionen sind zwar nicht pathognomonisch, geben aber oft den ersten diagnostischen Hinweis auf das Vorliegen einer Bulimia nervosa.

Mundschleimhautveränderungen

Schleimhautverletzungen am Gaumen oder der Rachenwand können auftreten, wenn der Patient den Würgereflex mit dem Finger oder anderen Hilfsmitteln wie einer Zahnbürste, einem Löffel oder ähnlichem auslöst. Solcherart verursachte Schleimhautläsionen lassen sich nach Angaben von Abrams und Ruff[1] bei Patienten mit Bulimia nervosa häufig beobachten. Bei einer eigenen Untersuchung an 15 Bulimia-nervosa-Patienten fanden wir jedoch nur bei einem Patienten solche Verletzungen der Gaumenschleimhaut. Dies läßt sich damit erklären, daß es den meisten Patienten mit etwas Übung gelingt, im Anschluß an jegliche Nahrungsaufnahme spontan zu erbrechen, ohne sich irgendwelcher Hilfsmittel bedienen zu müssen[27].

Die lokale Säureeinwirkung, aber auch systemische Ursachen, wie Vitaminmangel infolge des häufigen Erbrechens und einer unausgewogenen Diät führen zu geröteten, trockenen, rissigen Lippen (Cheilosis) und zu Rhagadenbildung an den Mundwinkeln.

Speicheldrüsenschwellung

Viele Autoren[2, 8, 27, 30, 31, 36] haben auf die diagnostische Relevanz von Speicheldrüsenschwellungen bei der Bulimia nervosa und Anorexia nervosa hingewiesen. Meist ist die glandula parotis betroffen, selten die glandula submandibularis. Levin et al.[26] konnte bei 10 von 20 Bulimia-nervosa-Patienten eine Schwellung der glandula parotis feststellen.

Die Schwellung tritt gewöhnlich bilateral auf, ist schmerzlos und kann sich spontan zurückbilden. Histologisch findet man eine Hypertrophie des Drüsenparenchyms[1]. Die Speichelsekretion ist vermindert. Der genaue pathogenetische Mechanismus dieser Speicheldrüsenveränderung ist bis heute nicht endgültig geklärt. Man nimmt an, daß es sich um eine Aktivitätshypertrophie handelt. Eine direkte reflektorische Anregung der Drüsentätigkeit erfolgt beim Erbrechen und beim ,,Freßanfall'' durch die Magensäure bzw. die Kautätigkeit. Weiterhin sollen die wechselnden ,,Freß''- und Fastenperioden auch auf indirektem Wege über humorale Faktoren, wie z. B. bestimmte gastrointestinale Hormone, zu einer Stimulation der Drüsentätigkeit führen[24].

Erosionen

Der auffälligste und bedeutsamste Befund im stomatognathen System bei Patienten mit Bulimia nervosa ist der irreversible Zahnhartsubstanzverlust durch Erosion. Zahnerosionen durch Magensäure bei Krankheiten mit chronischem Erbrechen oder Regurgitation sind seit langem bekannt[3, 13, 18, 19, 21, 41].

Über Patienten mit Bulimia nervosa sind im anglo-amerikanischen zahnärztlichen Schrifttum bereits zahlreiche Einzelfallstudien veröffentlicht worden, in denen stets ein mehr oder weniger ausgeprägter Zahnhartsubstanzverlust durch Erosion beschrieben worden ist[5, 10, 14, 43]. In ihren Untersuchungen an 30 Bulimia-nervosa-Patienten fanden Roberts und Li[36] bei 33% der Patienten Erosionen. Hellstrøm[17] sowie Hurst et al.[20] untersuchten 1977 den Gebißzustand bei Patienten mit bulimischer Anorexia nervosa. Sie beobachteten bei allen Patienten, die länger als 3 Jahre erkrankt waren, Erosionen.

In einer eigenen Untersuchung an 15 Patienten mit Bulimia nervosa, bei denen die Krankheitsdauer zwischen 2 und 15 Jahren lag, ließen sich bei allen Patienten Erosionen nachweisen. Morphologisch sind die durch Magensäure verursachten Erosionen nicht von Erosionen anderer Genese zu unterscheiden (Abb. 1 a, b). Die erodierten Schmelzoberflächen sind gleichmäßig glatt und mattglänzend. Charakteristisch für den säurebedingten Schmelz-Dentin-Defekt ist eine schmale Zone noch intakten Schmelzes entlang dem Gingivalsaum. Hierdurch lassen sich erosive Läsionen differentialdiagnostisch leicht von Abrasions- oder Attritionsdefekten unterscheiden.

Typisch für die durch Magensäure verursachte Erosion ist ihre Lokalisation. Stets sind die **Palatinalflächen** der oberen Frontzähne und oft auch die der oberen Prämolaren betroffen (Abb. 2). Dies erlaubt eine sichere differentialdiagnostische Abgrenzung gegenüber den durch exogen zugeführte Säuren verursachten Erosionen, bei denen vorwiegend die Labialflächen der Frontzähne und Prämolaren vom

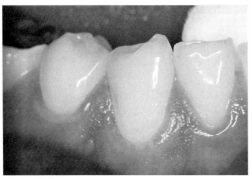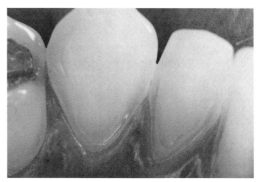

Abb. 1 Durch exogene Säuren (hier Fruchtsäure) verursachte Erosionen (links) unterscheiden sich morphologisch nicht von den durch Magensäure hervorgerufenen Erosionen (rechts).

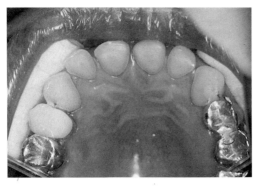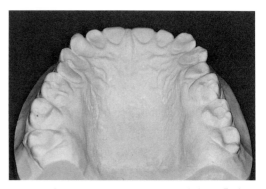

Abb. 2 Erosionen typischer Lokalisation an den Palatinalflächen der oberen Frontzähne bei 34jähriger Patientin, die seit 5 Jahren an Bulimie erkrankt ist.

Abb. 3 Oberkiefermodell eines 20jährigen Patienten, der seit 6 Jahren an Bulimia nervosa leidet. Deutlicher Substanzverlust auch an den Okklusalflächen; Füllungsränder ragen über das Niveau der umgebenden Zahnsubstanz hinaus.

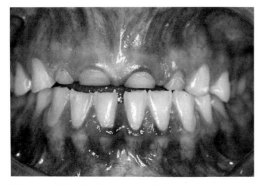

Abb. 4 31jährige Patientin, seit 6 Jahren an Bulimie erkrankt. Bißabsenkung durch Substanzverlust an den Okklusalflächen. Die oberen Schneidezähne sind fast vollständig vom Schmelz entblößt, nur geringgradige Schädigung der UK-Frontzähne.

Substanzverlust betroffen sind und die Palatinalflächen unbeschadet bleiben.

Besteht das chronische Erbrechen über einen längeren Zeitraum, kommt es auch an den Okklusalflächen der Seitenzähne zu merklichem Substanzverlust (Abb. 3). Füllungsränder ragen, anders als im Abrasionsgebiß, mehr oder weniger scharfkantig über die umgebende Zahnsubstanz hinaus.

Der Substanzverlust an den Okklusalflächen führt zu einer Bißabsenkung (Abb. 4). In diesem fortgeschrittenen Stadium sind die oberen Frontzähne bereits mehr oder weniger vollständig vom Schmelz entblößt und häufig bis auf Höhe der Interdentalpapille erodiert. Die Unterkieferfrontzähne sind stets deutlich geringer vom Substanzverlust betroffen als die Oberkie-

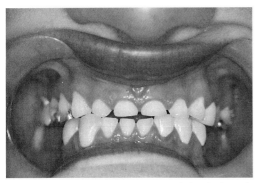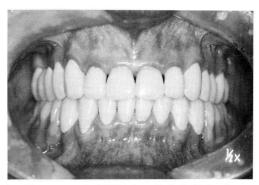

Abb. 5   Zustand vor (links) und nach (rechts) prothetischer Versorgung bei 34jähriger Bulimie-Patientin.

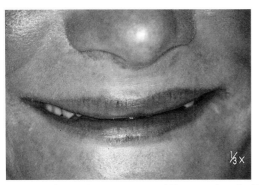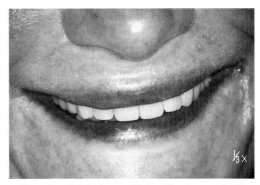

Abb. 6   Durch Bißanhebung und Restauration der Frontzähne Ausgleich der gestörten Physiognomie (Pat. von Abb. 5).

ferfrontzähne, da sie während des Erbrechens durch die darüberliegende Zunge geschützt werden.

Die erforderliche **zahnärztliche Therapie** richtet sich nach dem Ausmaß der Erosion:

Beschränken sich die Erosionen noch auf den Schmelzbereich, reichen in der Regel Prophylaxemaßnahmen (Fluoridierungsschiene) aus. Kleinere Schmelz-Dentindefekte können meist noch mit Komposit-Füllungen versorgt werden. Bei großflächigen Schmelz-Dentin-Erosionen an den Palatinalflächen der Schneidezähne bleibt häufig nur die Überkronung. Als Alternative hierzu sind von einigen Autoren Kunststoff- bzw. Keramikschalen[6] empfohlen worden. Eccles[14] beschrieb die Versorgung solcher Läsionen mit Pinledge.

Im fortgeschrittenen Stadium, wenn auch an den Okklusalflächen bereits ein deutlicher Substanzverlust eingetreten ist, sind umfangreiche Überkronungen mit Bißanhebung die einzig mögliche Therapie (Abb. 5).

Schlußbetrachtung

Um gravierende Zahnschäden zu vermeiden, ist die frühzeitige Diagnose der Bulimia nervosa sehr wichtig, wobei die Veränderungen im stomatognathen System häufig den ersten Hinweis auf das Vorliegen einer solchen Eßstörung geben.

Treten bei einem Patienten an den Palatinalflächen der oberen Front- und Seitenzähne Erosionen auf, ist stets Erbrechen als Ursache zu vermuten und eine gezielte Anamnese zu erheben. Insbesondere bei Frauen im Alter zwischen 18 und 35 Jahren sollte der Zahnarzt unter diesen Umständen an die Möglichkeit einer zugrunde liegenden Bulimia nervosa denken. Bei behutsamem aber gezieltem Befragen bestätigt sich dann häufig diese Verdachtsdiagnose. Der Zahnarzt kann auf diesem Wege dazu beitragen, daß die betroffenen Patientinnen so frühzeitig in psychotherapeutische Behandlung gelangen, daß noch gute Aussichten auf eine erfolgreiche Therapie der Bulimie bestehen.

Die Behandlung der Bulimia nervosa erfordert eine Kombination verschiedener Therapieansätze[27, 33]. Einerseits muß mit der Patientin ein neues, sinnvoll geregeltes Eßverhalten eingeübt werden, wobei die Ernährungsberatung und Analyse der bisherigen Verhaltensweise meist am Anfang der Behandlung steht. Andererseits sollte versucht werden, das Selbstwertgefühl und die Selbstsicherheit der Bulimie-Patientinnen zu steigern, so daß auch belastende und schwierige Situationen bewältigt werden können, ohne daß die Patientin sich in einen Anfall unkontrollierten Essens flüchtet. Da die orale Rehabilitation und der damit verbundene Ausgleich der gestörten Physiognomie (Abb. 6) bei den Bulimie-Patientinnen in besonderem Maße zu einer Steigerung des Selbstwertgefühles beiträgt, sollte die zahnärztliche Behandlung dieser Patienten in Zusammenarbeit mit dem zuständigen Psychiater bzw. Psychotherapeuten erfolgen und Bestandteil eines übergreifenden Therapiekonzeptes sein.

Zusammenfassung

Die Bulimia nervosa ist eine suchtartige Störung des Eßverhaltens, die vorwiegend Frauen im Alter zwischen 18 und 35 Jahren betrifft. Gekennzeichnet ist diese psychosomatische Erkrankung durch den unwiderstehlichen Drang, große Nahrungsmengen zu verschlingen, gefolgt von selbstinduziertem Erbrechen und Laxantienabusus; es besteht eine übersteigerte Angst zu dick zu werden. Folge des gestörten Eßverhaltens sind somatische Komplikationen in verschiedenen Organsystemen, wobei die Befunde im stomatognathen System, insbesondere Erosionen an den Palatinalflächen der oberen Frontzähne, häufig den ersten

diagnostischen Hinweis auf das Vorliegen einer Bulimia nervosa geben. Der Zahnarzt kann somit dazu beitragen, daß die betroffenen Patienten frühzeitig in psychiatrische Behandlung gelangen. Die zahnärztliche Behandlung der Bulimie-Patienten sollte in Zusammenarbeit mit dem zuständigen Psychiater bzw. Psychotherapeuten erfolgen.

Korrespondenzanschrift:

Dr. Petra Scheutzel
Poliklinik für zahnärztliche Prothetik A
ZMK-Klinik
Waldeyerstraße 30
D-4400 Münster

Literatur

1. *Abrams RA, Ruff JC:* Oral signs and symptoms in the diagnosis of bulimia. J Am Dent Assoc 113: 761—764 (1982).

2. *Ahola SJ:* Unexplained parotid enlargement a clue to occult bulimia. Conn Med 46: 185—187 (1982).

3. *Allan DN:* Dental erosion from vomiting. Br Dent J 124: 311—312 (1969).

4. *American Psychiatric Association:* Diagnostic and Statistical Manual of Mental Disorders, 3rd Edition revised (DSM — III — R). American Psychiatric Association, Washington 1987.

5. *Andrews FF:* Dental erosions due to anorexia nervosa with bulimia. Br Dent J 152: 89—90 (1982).

6. *Bassiouny MA, Pollack RL:* Esthetik management of perimolysis with porcelain laminate veneers. J Am Dent Assoc 115: 412—417 (1987).

7. *Ben-Tovim DI:* DSM — III, Draft DSM — III — R, and the diagnosis and prevalence of bulimia in australia. Am J Psychiatry 145: 1000—1002 (1988).

8. *Brady JP:* Parotid enlargement in bulimia. J Fam Pract 20: 496—502 (1985).

9. *Casper RC, Eckert ED, Halmi KA, Goldberg SC, Davis JM:* Bulimia. Its incidence and clinical importance in patients with anorexia nervosa. Arch Gen Psychiatry 37: 1030—1035 (1980).

10. *Clark DC:* Oral Complications of anorexia nervosa and/or bulimia: with a review of the literature. J Oral Med 40: 134—138 (1985).

11. *Cooper PJ, Charnock J, Taylor MJ:* The prevalence of bulimia nervosa. Br J Psychiatry 151: 684—686 (1987).

12. *Cuellar RE, Eckert ED, Halmi KA, Goldberg SC, Davis JM:* Gastrointestinal consequences of the eating disorders: Anorexia nervosa and bulimia. Am J Gastroenterol 81: 1113—1124 (1986).

13. *Eccles JD:* Erosion of teeth by gastric contents. Lancet 2: 479 (1978).

14. *Eccles JD:* Erosion affecting the palatal surfaces of upper anterior teeth in young people. Br Dent J 152: 375—378 (1982).

15. *Fichter MM:* Bulimia nervosa und bulimisches Verhalten — Einführung. In: *Fichter MM* (Hrsg.): Bulimia nervosa. Stuttgart: Enke 1989.

16. *Garner DM, Garfinkel PE, Schwartz D, Thompson M:* Cultural exspectations of thinness in women. Psychol Report 47: 483—491 (1980).

17. *Hellstrøm I:* Oral complications in anorexia nervosa. Scand J Dent Res 85: 71—86 (1977).

18. *House RD, Bliziotes MM, Licht JH:* Perimolysis. Unveiling the surrepetitious vomiter. Oral Srug 51: 152—155 (1981).

19. *Howden GF:* Erosion as the presenting symptom in hiatus hernia. Br Dent J 131: 455—456 (1971).

20. *Hurst PS, Lacey JH, Crisp AH:* Teeth, vomiting and diet: a study of the dental characteristics of seventeen anorexia nervosa patients. Postgrad Med J 53: 298—305 (1977).

21. *Jävinen V, Meurman JH, Hyvärinen H, Rytömaa I, Murtomaa H:* Dental erosion and upper gastrointestinal disorders. Oral Surg Oral Med Oral Path 65: 298—303 (1988).

22. *Jensen ØE, Featherstone JDB, Stege P:* Chemical and physical oral findings in a case of anorexia nervosa and bulimia. J Oral Path 16: 399—402 (1987).

23. *Joseph AB, Herr B:* Finger calluses in bulimia (letter). Am J Psychiatry 142: 655 (1985).

24. *Kakizaki G, Sasahara M, Soeno T, Shoji S, Ishidate T, Senou A:* Mechanism of the pancreas — parotid gland interaction. Am J Gastroentererol 70: 635—644 (1978).

25. *Kleier DJ, Aragon SB, Averbach RE:* Dental management of the chronic vomiting patient. J Am Dent Assoc 108: 618—621 (1984).

26. *Levin RA, Falco JM, Dixon K, Gallup EM, Saunders W:* Benign parotid enlargement in bulimia. Ann Intern Med 93: 827—829 (1980).

27. *Meermann R, Vandereycken W:* Therapie der Magersucht und Bulimia nervosa. Berlin: De Gruyter 1987.

28. *Mitchell JE, Pyle RL, Eckert ED, Hatsukami D, Leutz R: Electrolyte and other physiological abnormalities in patients with bulimia. Psychol Med 13: 273—278 (1983).*

29. *Mitchell JE, Goff G:* Bulimia in the male patient. Psychosom 25: 909—912 (1984).

30. *Mitchell J, Pomeroy C:* Medizinische Komplikationen der Bulimia nervosa. In: *Fichter MM* (Hrsg): Bulimia nervosa — Grundlagen und Behandlung. Stuttgart: Enke 1989.

31. *Ogren FP, Hürter JV, Pearson PH, Antonson CW, Moore GF:* Transient salivary gland hypertrophy in bulimics. Laryngoscope 97: 951—953 (1987).

32. *Paul Th, Brand-Jacobi J, Pudel V:* Bulimia nervosa. Münch Med Wschr 126: 614—618 (1984).

33. *Pudel V, Paul Th:* Bulimie. Münch Med Wschr 128: 119—122 (1986).

34. *Pyle RL, Mitchell JE, Eckert ED, Halvorson PA, Neuman PA, Goff GM:* The incidence of bulimia in freshman college students. Int J Eating Disorders 2: 75—85 (1983).

35. *Pyle RL, Halvorson PA, Neumann PA, Mitchell JE:* The increasing prevalence of bulimia in freshman college students. Int J Eating Disorders 5: 631—647 (1986).

36. *Rauch SD, Herzog DB:* Parotidectomy for bulimia: a dissenting view. Am J Otolaryngol 8: 376—380 (1987).

37. *Robinsohn PH, Holden NL:* Bulimia nervosa in the male: A report of nine cases. Psychol Med 16: 795—803 (1986).

38. *Russell G:* Bulimia nervosa: An ominous variant of anorexia nervosa. Psychol Med 9: 429—448 (1979).

39. *Vandereycken W:* 'Bulimia' has different meanings (letter). Am J Psychiatry 142: 141—142 (1985).

40. *Walsh BT, Croft CB, Katz JL:* Anorexia nervosa and salivary gland enlargement. Int J Psychiatr Med 11: 255—261 (1981).

41. *White DK, Hayes RC, Benjamin RN:* Loss of tooth structure associated with chronic regurgitation and vomiting. J Am Dent Assoc 97: 833—835 (1978).

42. *Wittchen HU* (Bearb.): Diagnostisches und statisches Manual Psychischer Störungen: DSM — III — R. Übersetzt nach der 3. revidierten Auflage des 'Diagnostic and statistical manual of mental disorders' der American Psychiatric Association. Weinheim: Beltz 1989.

43. *Wolcott RB, Yager J, Gordon G:* Dental Sequelae to the binge-purge syndrome (bulimia): report of cases. J Am Dent Assoc 109: 723—725 (1984).

44. *Ziolko HU, Schrader HC:* Bulimie. Fortschr Neurol Psychiatr 53: 231—248 (1985).

Psychosomatische und parodontale Aspekte des Bruxismus bei Erwachsenen

Th. Ruppenthal, Mainz

1. Einleitung

Als Bruxismus wird das tagsüber oder nachts auftretende Knirschen mit den Zähnen bezeichnet, das parafunktionell[60, 61] d. h. außerhalb des Kauprozesses stattfindet[59] und über dessen Dauer stark schwankende Angaben existieren[66, 26]. Die vorgeschlagene Differenzierung[7, 11, 62] in nächtliches Knirschen (= Bruxismus) und Knirschen während des Tages (= Bruxomanie) hat sich — ebenso wie andere Klassifikationsansätze, die zwischen zentrischem/exzentrischem[31, 59] oder chronischem/intermittierendem[37] Bruxieren unterschieden, — nicht durchsetzen können. Einwände gegen diese Ansätze basieren auf möglichen Überschneidungen zwischen diesen Gruppen, die sich nicht sicher unterscheiden lassen.

In den unterschiedlichen Definitionen des Bruxismus spiegelt sich das differenzierte Verständnis der einzelnen Autoren über die Ätiologie des Bruxismus. So wird der Bruxismus einerseits als ein Ventil bei Frustrationen[50], bei emotionalen Spannungen[23, 66] oder als eine „socially acceptable stress-releasing activity[38]" und damit als häufig psychisch bedingt[13, 14, 19] angesehen. Teilweise werden psychische Komponenten als allein ausreichend erachtet[13, 24, 54, 78]. Sowohl neurophysiologische Studien[77] die zeigen, daß bereits gesteigerte Nervosität Bruxismus hervorrufen kann, als auch die klinische Erfahrung, daß die Beseitigung nur der okklusalen Störungen bei Myoarthropathien nicht immer zur Beschwerdefreiheit führt[48], stützen diese Auffassung.

Dahingegen wird durch andere Untersuchungen die große Bedeutung okklusaler Faktoren[9] beziehungsweise ihre Gleichwertigkeit neben psychischen Einflüssen nachgewiesen[27, 34, 53, 63]. Weitere Ansätze[20, 27, 39, 40, 59, 79] sprechen, ohne auf die möglichen Ursachen abzustellen, von einer unphysiologischen Dauerbelastung.

Ziel der vorliegenden Untersuchung war es, mögliche Einflußgrößen des Bruxismus bei Erwachsenen zu erfassen und ihre wechselseitigen Abhängigkeiten aufzuzeigen.

2. Material und Methodik

2.1 Auswahl der Probanden

An der klinischen Untersuchung nahmen 87 Probanden (54 männl., 33 weibl.) mit einem Durchschnittsalter von 44,1 J. teil. Es handelte sich um Patienten der Poliklinik für Prothetik Mainz (Dir.: Prof. Dr. K. *Fuhr*). Aufgrund EDV-gestützter Datenerfassung in der Abteilung konnten die Patienten anhand des Vorliegens von Abrasionen an den zu untersuchenden Zähnen (43+34) selektiert werden.

Die Bedeutung systemischer Einflüsse — wie Sexualhormone[4] oder Entzündungsmodulatoren[2] — auf das Parodontium blieb unberücksichtigt.

2.2 Klinische Untersuchungen

Viele Patienten sind sich ihrer Parafunktion häufig nicht bewußt[6, 21, 56, 61, 79]. Nach *Agerberg* und *Carlsson*[1] wissen nur 30 % und nach *Moulton*[43] und *Mikami*[38] nur 50 % aller Bru-

Tab. 1 Altersverteilung der Probanden

Altersgruppen	Anzahl	Anteil
10—20 J.	2	2 %
21—30 J.	22	25 %
31—40 J.	12	14 %
41—50 J.	18	21 %
51—60 J.	21	24 %
61—70 J.	9	10 %
71—80 J.	3	3 %

xisten von ihrer Parafunktion. Daher wurde statt anamnestischer Angaben die in der Literatur[11, 21, 41, 52, 61, 66, 67, 79] erwähnte klinische Symptomatik als Kriterium der Zuordnung zur Gruppe der Bruxisten angewandt. Zusätzlich sollte durch die klinische Untersuchung versucht werden, ein Vertrauensverhältnis zu den Probanden aufzubauen, um eine größere Akzeptanz der im 2. Untersuchungsteil eingesetzten psychosomatischen Fragebögen zu schaffen. Zuerst wurde für die Einzelzähne der Parodontalzustand durch Messung der Sulcus-fluid-rate mit dem Periotron[R]-Gerät (Version 6000), durch Erhebung des Plaque-Index (n. *Silness* u. *Löe*[71]) und des Sulcus-bleeding-Index (n. *Mühlemann* u. *Son*[46]) beurteilt. Zusätzlich wurden mit dem Periotest[R]-Verfahren (Fa. Siemens) die Periotest-Werte, die eng mit der Zahnbeweglichkeit korrelieren[69], bestimmt. Da der Lockerungsgrad einzelner Zähne − bei gleichzeitig geringem Knochenabbau − als Indiz für parafunktionelle Aktivität angesehen wird[45, 61, 68, 69, 70], wurde gleichzeitig der Röntgenstatus ausgewertet. Abschließend wurden die Kiefergelenke auf Geräusche und Palpations- u./o. Bewegungsschmerzen untersucht. Der Muskelbefund wurde nicht erhoben.

2.3 Psychosomatische Fragebögen

2.3.1 Vorbemerkung

Durch den Einsatz von Fragebögen soll vermieden werden, daß depressive Patienten mit umfangreichen therapeutischen Maßnahmen belastet werden und darauf aufbauend eine verstärkte Symptomatik entwickeln[43, 49, 51]. Weiterhin soll verhindert werden, daß es bei Patienten mit (vermuteten) psychosomatischen Beschwerden letztlich durch eine Polypragmasie[6, 27, 35, 47] zur Verstärkung der Fixierung auf „einen rein somatischen Befund"[51] kommt, die den eigentlich erforderlichen therapeutischen Zugang[8, 42, 43] erschwert. Die Vorteile der Fragebögen liegen darin, daß die Probanden die Bögen selbst ausfüllen können und − abgesehen vom Vertrautsein mit dem Manual − keine besondere Schulung des Untersuchers nötig ist.

2.3.2 Durchführung

Der 2. Teil der Untersuchung konnte in den üblichen Untersuchungsablauf eingebunden werden, und der Proband blieb in der ihm vertrauten Umgebung der Zahnklinik. Die Probanden wurden darauf hingewiesen, daß auch seelische Spannungs- und Belastungssituationen einen möglichen Auslöser des Bruxismus darstellen. Die Patienten wurden bewußt erst in dieser Phase der Untersuchung mit einer Thematik konfrontiert, die aber oft auch zu einer Störung der Compliance führt.

Es wurden folgende Testverfahren eingesetzt:

State-Trait-Angst-Inventar (STAI n. *Spielberger*, in der deutschen Version nach *Laux/Glanzmann/Schaffner*[30])

Von den beiden zur Verfügung stehenden Skalen des STAI, die State-Angst (= Angst als Zustand) und Trait-Angst (= Angst als Eigenschaft) ansprechen, wurde nur die Trait-Angst-Skala verwandt. Da Abrasionen nur durch häufiges Zähneknirschen entstehen und zudem keine experimentelle Angst-Situation vorlag, schien diese Beschränkung indiziert.

Auf der Trait-Angst-Skala reicht die Bewertung mit Hilfe von Häufigkeitsangaben von „fast nie" über „manchmal" bis „oft" und „fast immer". Bei der repräsentativen Eichstichprobe wurde die Abhängigkeit der Trait-Angst-Werte von Geschlecht und Alter festgestellt; daher sind unterschiedliche Normwerte für Männer und Frauen sowie für die Altersbereiche „15−29, 30−59, 60 und älter" bei der Auswertung zu berücksichtigen[30]. Zur Auswertung gelangten 53 Fragebögen.

Fragebogen zur Abschätzung Psychosomatischen Krankheitsgeschehens (FAPK, n. *C. Koch*[25])

a) Zielsetzung: Im Unterschied zu den in Anlehnung an die klassische Testtheorie entwickelten Verfahren wurden die Daten nicht normiert, da dies nach Koch nicht mit der Komplexität des Untersuchungsgegenstands vereinbar zu sein schien, die Gefahr der Vereinfachung oder Etikettierung beinhalte und der Fragebogen letztlich nur Hinweise auf ein möglicherweise psychosomatisch bedingtes Geschehen liefern soll[25].

b) Skalen: Da die einzelnen Skalen (cf. Tab. 2) nur geringe bis mittelhohe Korrelationen untereinander aufweisen, dürfen die Skalen einzeln interpretiert werden[25].

Tab. 2 Skalen des FAPK und ihre Definition (in Anlehnung an C. Koch, 1981)

Skalen	Definition
— Realitäts-bezug:	als Ausdruck gelungener psychischer Realitätsbewältigung
— Phantasie:	gibt Aufschluß über sozial-kommunikatives Verhalten und über Rückzugstendenzen von der Realität
— Emotionale Beziehungs-leere:	untersucht die Unfähigkeit zu emotionalem Empfinden im Sinne des bewußten Leugnens von Gefühlen
— Soziale Anpassung:	Verzicht auf aktives Gestalten als Ausdruck mangelnder Konfliktbereitschaft
— Aggression:	Projektion der durch Triebverzicht bedingten Aggression auf schwächere Objekte
— Aggressions-unfähigkeit:	Unfähigkeit, einen als falsch erkannten Zustand zu verändern
— Hypo-chondrie:	Ausdruck der Bedeutung somatischer/somatisch empfundener Symptome für den Probanden; Verdrängung oder Mittel sozialer Kommunikation
— Regression:	gelebte und empfundene Unselbständigkeit als Ausdruck entwicklungspsychologisch rückwärts gewandten Geschehens
— Abwehr sexueller Empfindungen:	Abwehr von Triebwünschen auf affektiver (Schuld/Angstgefühle) und kognitiver Ebene als Ausdruck einer verarmten Ich-Struktur
— Belastungs-faktoren:	frühe Kindheit, sozioökonomischer Status, Ich-bedrohende Situationen, Partnerschaftsproblematik

Es konnten, da von den 50 ausgefüllten Fragebögen 2 nur unvollständig ausgefüllt waren, nur 48 Bögen in die Untersuchung einbezogen werden.

2.4 Bestimmung der Abrasionsflächen

Die Bestimmung der Abrasionsflächen erfolgte mit dem interaktiven Analysesystem VIDS V (Fa. Ai Tektron). Dabei wird das Objekt mit Hilfe einer 1''Chalnicon-Kamera aufgenommen und auf einem hochauflösenden Mitsubishi-Monitor HF 1400 dargestellt. Einzelne Bereiche des Bildes können unter Verwendung des graphischen Tabletts ,,Summagraphics'' optisch markiert und Flächeninhalte quantifiziert werden.

2.5 Statistische Methoden

Es wurden zahnbezogene und personenbezogene Auswertungen vorgenommen. Die zahnbezogenen Auswertungen dienten der Untersuchung möglicher Zusammenhänge klinischer Parameter.

Für die personenbezogene Auswertung wurden die Merkmale ,,mittlere Abrasion'' und ,,mittlerer Lockerungsgrad'' definiert als Median der Einzelwerte pro Proband. Diese Merkmale wurden zusammen mit den Einzelskalen der psychosomatischen Fragebögen zur Beschreibung möglicher Zusammenhänge in einem Korrelationsdiagramm dargestellt. Zusätzlich wurde jeweils der Spearmansche Korrelationskoeffizient[5] berechnet.

3. Ergebnisse und Diskussion

3.1 Die Beziehung der Abrasionsfacettengröße zum Lockerungsgrad

Im Korrelationsdiagramm zeigte sich kein Zusammenhang zwischen der Größe der Abrasionsfacette und dem Lockerungsgrad. Dieses Ergebnis wird unterstützt durch einen Rangkorrelationskoeffizienten für alle Zähne zwischen $-0,10$ und $0,33$.

Ein erhöhter Lockerungsgrad bei Bruxismus wurde sowohl durch experimentelle Arbeiten[22, 32] als auch durch klinische Beobachtungen[3] beschrieben. Während nach *Hensel* und *Hensel*[21] gerade die Verbindung von erhöhter Frontzahnbeweglichkeit mit dem Vorliegen von Schliffacetten als ein Hinweis auf eine noch bestehende Parafunktion zu werten sei, sind diese Symptome für *Rateitschak* et al.[61] Ausdruck unterschiedlicher parodontaler Resistenz. Abrasionsmarken soll es nur bei hoher parodontaler Resistenz geben, Lockerung nur bei geringer PA-Resistenz.

Auch in der vorliegenden Untersuchung konnte keine Korrelation zwischen dem Ausmaß der Abrasionsfacetten und dem jeweiligen Lockerungsgrad gefunden werden. Da jedoch die Abrasionsmarken auch nach dem Sistieren der Parafunktion bestehen bleiben, die Zahnbeweglichkeit nach Angaben von *Mühlemann* und *Rateitschak*[45] jedoch intraindividuell in Abhängigkeit von funktionellen Einflüssen schwankt, d. h. nach Beseitigung eines okklusalen Traumas durchaus reversibel[44] ist, ist für die beiden Parameter nur sehr bedingt eine Korrelation zu erwarten. Berücksichtigt werden sollte zudem auch eine mögliche Altersabhängigkeit von Lockerungsgrad und Abrasionsgrad[76].

3.2 Vergleich der Ergebnisse mit den Ergebnissen der Validierungsstudie des FAPK

Die Gegenüberstellung der Skalenmittelwerte der Kontrollgruppe (n = 77) aus der Validierungsstudie des FAPK[25] (hier: = NORM) und der gewonnenen (n = 48) Werte (hier: = IST) zeigt Tabelle 3.

Abgesehen von den Skalen „emotionale Beziehungsleere", „soziale Anpassung" und „Abwehr sexueller Empfindungen" lagen – bezogen auf die in der Validierungsstudie gewonnenen Normwerte – weitgehend normale Durchschnittswerte für die Gruppe der Bruxisten vor.

Tab. 3 Gegenüberstellung der Norm- und Istwerte für den FAPK

Skala	NORM x	IST x	Minimum	Maximum
Realitätsbezug	21,8	20	14	26
Phantasie	8,0	9	4	15
Emotionale Beziehungsleere	3,3	5	0	8
Soziale Anpassung	5,0	7	1	14
Aggression	2,3	3	1	5
Aggressionsunfähigkeit	1,6	2	0	6
Hypochondrie	6,4	7	1	13
Regression	6,7	7	2	10
Abwehr sexueller Empfindungen	4,1	6	2	9
Belastungsfaktoren	–	4	0	8

3.3 Möglicher Einfluß der Parameter der psychosomatischen Fragebögen FAPK und STAI auf das Ausmaß der mittleren Abrasion bzw. den mittleren Lockerungsgrad

Personenbezogen wurden die mittleren Abrasionswerte und Lockerungsgrade bestimmt. Diese mittlere Abrasion und der mittlere Lockerungsgrad wurden gegen die Punkte für die einzelnen Skalen der Fragebögen aufgetragen. Dabei ergab sich zwischen den Skalen und den Zielparametern mittlere Abrasion bzw. mittlerer Lockerungsgrad folgendes Ergebnis: Die Betrachtung der Korrelationsdiagramme für die mittlere Abrasion bzw. den mittleren Lockerungsgrad gegen die Einzelskalen der Fragebögen FAPK bzw. STAI (Abb. 1–22) ließ in der Regel keinen Zusammenhang erkennen. Es bestand lediglich zwischen mittlerer Abrasion und emotionaler Beziehungsleere (Spearmanscher Korrelationskoeffizient r = 0,54) ein schwacher, aber statistisch gesicherter Zusammenhang (Abb. 3).

Das Scattergramm für den Median der Abrasion zeigt eine Häufung der Skalenwerte auf der Angst-Skala zwischen 30 und 50 Punkten (Abb. 11). Die Mediane der Abrasionsfacetten reichen von 0 bis 30. Außerhalb des angegebenen Skalenbereichs liegende Werte zeigen bezüglich der Medianwerte keine Abweichung. Es sind keine Hinweise auf Korrelation gegeben.

Bezogen auf den Median des Lockerungsgrades (Abb. 22) finden sich Angaben auf der Angstskala hauptsächlich zwischen 25 und 50 Punkten. Die Medianwerte des Lockerungsgrades liegen zwischen −3 und 12. Der Skalenwert 32 demonstriert beispielhaft die möglichen Ausprägungen des Medians zwischen −3 und 18. Insgesamt lassen sich keine statistisch signifikanten Zusammenhänge zwischen den Einzelskalen des Fragebogens und den Medianen des Lockerungsgrades erkennen.

Die Tatsache, daß sich im Rahmen der vorliegenden Untersuchung keine Korrelationen zwischen psychischen Faktoren und möglichen klinischen Parametern des Bruxismus finden ließen, spricht per se nicht gegen ein Vorliegen derartiger Zusammenhänge. Dies gilt um so mehr, wenn die in anderen Untersuchungen beschriebenen Zusammenhänge

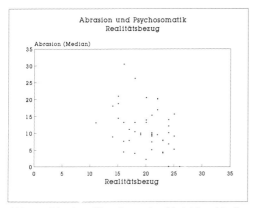

Abb. 1 Bivariate Verteilung der Variablen Median der Abrasion und Realitätsbezug (n. FAPK).

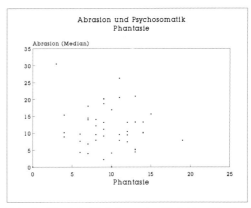

Abb. 2 Bivariate Verteilung der Variablen Median der Abrasion und Phantasie (n. FAPK).

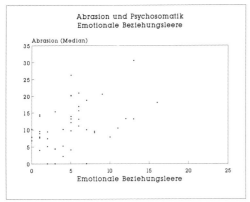

Abb. 3 Bivariate Verteilung der Variablen Median der Abrasion und Emotionale Beziehungsleere (n. FAPK).

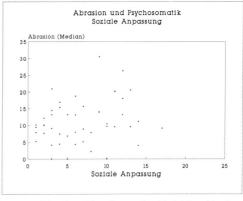

Abb. 4 Bivariate Verteilung der Variablen Median der Abrasion und Soziale Anpassung (n. FAPK).

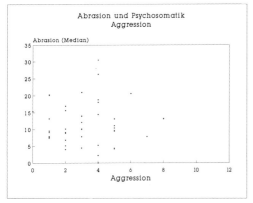

Abb. 5 Bivariate Verteilung der Variablen Median der Abrasion und Aggression (n. FAPK).

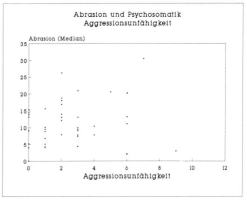

Abb. 6 Bivariate Verteilung der Variablen Median der Abrasion und Aggressionsunfähigkeit (n. FAPK).

185

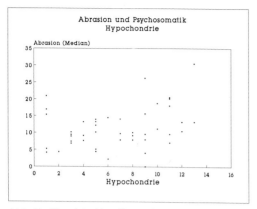

Abb. 7 Bivariate Verteilung der Variablen Median der Abrasion und Hypochondrie (n. FAPK).

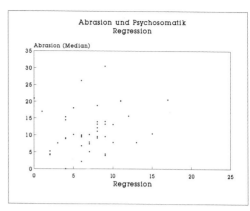

Abb. 8 Bivariate Verteilung der Variablen Median der Abrasion und Regression (n. FAPK).

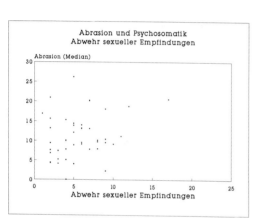

Abb. 9 Bivariate Verteilung der Variablen Median der Abrasion und Abwehr sexueller Empfindungen (n. FAPK).

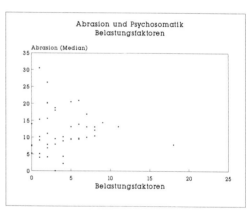

Abb. 10 Bivariate Verteilung der Variablen Median der Abrasion und Belastungsfaktoren (n. FAPK).

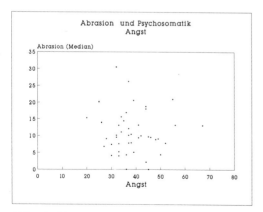

Abb. 11 Bivariate Verteilung der Variablen Median der Abrasion und Angst (n. STAI).

zwischen Bruxismus und den Einflußfaktoren Angst[10, 18, 29], Aggression[20, 40, 58], Aggressionsunfähigkeit[20] und Frustrationen[11, 17, 38, 74] berücksichtigt werden.

Die dargestellten Ergebnisse sind oft widersprüchlich; auch stellt sich häufig die Frage der Vergleichbarkeit und Aussagefähigkeit der Ergebnisse bei unterschiedlichen Test-Verfahren, unterschiedlicher Terminologie und z. T. zu kleinen Fallzahlen[49]. Daher wird oft eine ausführliche biographische Anamnese empfohlen[73], da erst sie eine sinnvolle und gesicherte Beurteilung von Testergebnissen ermögliche[55]. In die gleiche Richtung zielt die Aussage von *Koch*[25], der im Manual zum FAPK die Hypothesen-Funktion der Ergebnisse betont. Zu-

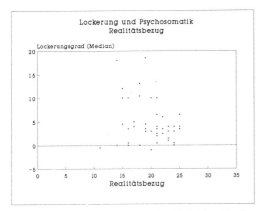

Abb. 12 Bivariate Verteilung der Variablen Median des Lockerungsgrades (Periotestwerte) und Realitätsbezug (n. FAPK).

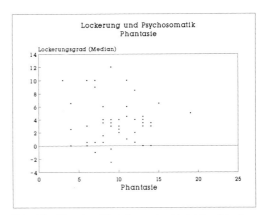

Abb. 13 Bivariate Verteilung der Variablen Median des Lockerungsgrades (Periotestwerte) und Phantasie (n. FAPK).

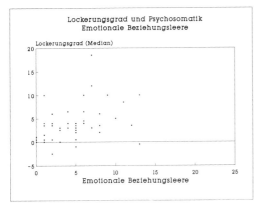

Abb. 14 Bivariate Verteilung der Variablen Median des Lockerungsgrades (Periotestwerte) und Emotionale Beziehungsleere (n. FAPK).

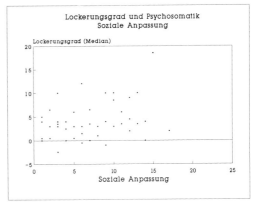

Abb. 15 Bivariate Verteilung der Variablen Median des Lockerungsgrades (Periotestwerte) und Soziale Anpassung (n. FAPK).

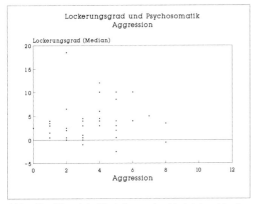

Abb. 16 Bivariate Verteilung der Variablen Median des Lockerungsgrades (Periotestwerte) und Aggression (n. FAPK).

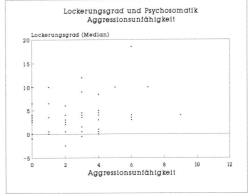

Abb. 17 Bivariate Verteilung der Variablen Median des Lockerungsgrades (Periotestwerte) und Aggressionsunfähigkeit (n. FAPK).

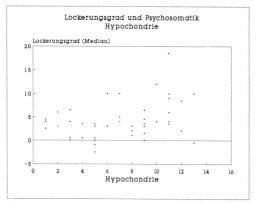

Abb. 18   Bivariate Verteilung der Variablen Median des Lockerungsgrades (Periotestwerte) und Hypochondrie (n. FAPK).

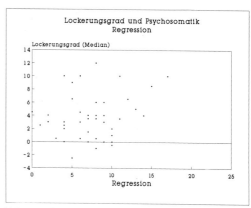

Abb. 19   Bivariate Verteilung der Variablen Median des Lockerungsgrades (Periotestwerte) und Regression (n. FAPK).

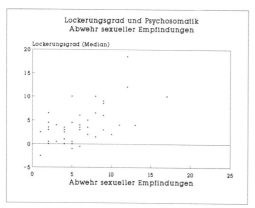

Abb. 20   Bivariate Verteilung der Variablen Median des Lockerungsgrades (Periotestwerte) und Abwehr sexueller Empfindungen (n. FAPK).

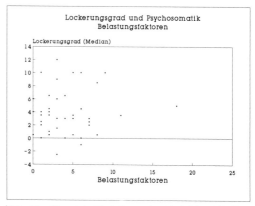

Abb. 21   Bivariate Verteilung der Variablen Median des Lockerungsgrades (Periotestwerte) und Belastungsfaktoren (n. FAPK).

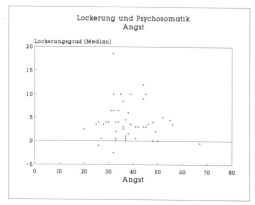

Abb. 22   Bivariate Verteilung der Variablen Median des Lockerungsgrades (Periotestwerte) und Angst (n. STAI).

sätzlich ist zu berücksichtigen, daß die Testkonzeption nur die Erfassung subjektiver Faktoren erlaubt, folglich die Angaben der Probanden nicht mit ihrem tatsächlichen Handeln übereinstimmen müssen.

Ein weiterer Grund für die mangelnde Übereinstimmung mit anderen könnte darin zu suchen sein, daß die in diesen Studien[13, 16, 58, 75, 78] gewählte experimentelle Situation eine sehr viel bessere Differenzierung und Bestimmung der Einfluß nehmenden Faktoren erlaubt. Ebenso wird in vielen Studien allein aufgrund klinischer Erfahrungen ein möglicher Zusammenhang angenommen, ohne daß dieser statistisch signifikant nachgewiesen worden wäre. Sicherlich ist auch die Auswahl der Probanden von Bedeutung. Während *Graber*[13, 14] bei der Untersuchung von Patienten mit TMJ-Syndrom in 79 % eine psychische Beteiligung fand, handelte es sich in der vorliegenden Untersuchung um eine anhand des Vorliegens von Abrasionsfacetten selektierte Gruppe.

Der Vergleich der Werte auf den einzelnen Skalen des FAPK mit den im Rahmen der Validierungsstudie des FAPK gewonnenen ,,Norm''-werten zeigt die weitgehende Unauffälligkeit der von uns untersuchten Probanden. Ein Grund dafür könnte darin liegen, daß viele der Probanden, die sich bereits anamnestisch (psychiatrisches Konsil; psychiatrische Therapie sichtbar anhand der Arzneimittelanamnese) oder während der klinischen Untersuchung als auffällig erwiesen, nicht bereit waren, die Fragebögen auszufüllen. Wird folglich davon ausgegangen, daß überwiegend unauffällige Probanden teilnahmen, so erscheint die Verteilung der Werte auf den Skalen einsichtig und könnte für das Fehlen aussagekräftiger Zusammenhänge mitverantwortlich sein. Eine erneute Studie sollte nicht mehr als Querschnittserhebung, sondern als Longitudinalstudie angelegt werden, um infolge häufigerer Patientenkontakte ein besseres Vertrauensverhältnis zu gewinnen, das die Teilnahme der o. a. Patientengruppe auch für die psychosomatischen Testverfahren sicherstellt. Dies gilt um so mehr, als sich die Ätiologie des Bruxismus u. E. als ein multifaktorielles Geschehen[64, 75] darstellt, in dem einzelne Faktoren durchaus zeitlich unterschiedlich prävalent sein können. Dies ließe sich jedoch nur im Rahmen einer engmaschigen Kontrolle feststellen.

Die dargestellten Ergebnisse befinden sich andererseits in Übereinstimmung mit *Reding* et al.[62], die in eigenen Untersuchungen keine signifikanten Unterschiede in der Persönlichkeitsstruktur zwischen nächtlichen Knirschern und einer Kontrollgruppe feststellen konnten. *Solberg* et al.[72] fanden im Vergleich zur Kontrollgruppe keine signifikant höheren Angstwerte in der TMJ-Gruppe. Sie vertreten die Auffassung, daß alle Studien, die sich mit dem Zusammenhang zwischen Bruxismus und emotionalen Faktoren beschäftigen, keine übereinstimmenden Ergebnisse lieferten und daß weder ,,cross validation'' noch ,,morphologic controls'' vorlagen. Ebenso konnten *Kydd* und *Daly*[28] den oft beschriebenen Zusammenhang zwischen Bru-

xismus und psychischen Faktoren, insbesondere Streß[1, 6, 36, 38, 57, 65, 79], nicht bestätigen.

4. Schlußfolgerung

Unter Berücksichtigung der o. a. Ergebnisse und der Tatsache, daß eine bestehende Korrelation zwischen Persönlichkeitsfaktoren und einer speziellen Störung noch keine Kausalbeziehung bedeutet[66], sollte bei der Beurteilung eines typischen Persönlichkeitsprofils des ,,Bruxisten'' höchst restriktiv vorgegangen werden. Dies gilt um so mehr, als die Unterschiede in den Untersuchungsansätzen (d. h. Auswahl der Probanden, verwandte Testverfahren, terminologische Unterschiede) sehr groß sind. Festzuhalten bleibt, daß zwar die Multikausalität des Bruxismus anerkannt wird, aber über die Gewichtung der Einzelfaktoren immer noch äußerst kontrovers diskutiert wird. Letztlich werden — statt epidemiologischer Erhebungen — sicherlich nur verfeinerte experimentelle Untersuchungen zu selektierten Einzelfaktoren sowie prospektive Langzeituntersuchungen weiterführende Ergebnisse liefern, die die Grundlage für eine neue Gesamtkonzeption bieten.

5. Zusammenfassung

Obwohl die Multikausalität des Bruxismus anerkannt wird, wird über die Wertigkeit und das Zusammenspiel psychischer und okklusaler Einflußfaktoren auch heute noch lebhaft diskutiert.

Ziel der vorliegenden Querschnittserhebung war es, mögliche Parameter der Bruxismusgenese zu erfassen und ihre wechselseitigen Abhängigkeiten aufzuzeigen.

Neben klinischen Einflußgrößen okklusaler Belastung wurden durch den FAPK (Fragebogen zur Abschätzung Psychosomatischen Krankheitsgeschehens) sowie das STAI (State-Trait-Angst-Inventar) die psychischen Komponenten bestimmt.

Es ergaben sich keine signifikanten Korrelationen zwischen möglichen psychischen und okklusalen/parodontalen Parametern des Bruxismus. Die Vergleichbarkeit mit den Ergebnissen anderer Studien wird durch unterschiedliche Testverfahren und Terminologie erschwert. Dennoch empfiehlt es sich, bei der Beurteilung eines typischen Persönlichkeitsprofils des „Bruxisten" sehr zurückhaltend zu sein.

Korrespondenzanschrift:
Dr. Thomas Ruppenthal,
Poliklinik für Kieferorthopädie (Dir.: Prof. Dr. H. G. Sergl) der Klinik und Poliklinik für Zahn-, Mund- und Kieferheilkunde, Augustusplatz 2, 6500 Mainz

Literatur

1. *Agerberg, G./Carlsson, G. E.:* Functional disorders of the masticatory system. II. Symptoms in relation to impaired mobility of the mandible as judged from investigation by questionnaire Acta Odont Scand 1973 (31), 335—347.

2. *Albers, H.-K./Raczynska, M.:* Epidemiologische Untersuchungen über die Wirkung systemisch angewandter nichtsteroidaler Antirheumatika auf das Parodontium. Zahnärztl Welt 1988, 770—772.

3. *Amsterdam, G.:* Die Wechselbeziehungen zwischen Okklusion und Erkrankung des Parodontiums — eine klinische Langzeitstudie. Vortrag anläßlich der III. Karlsruher Konferenz vom 22.—23. 4. 88.

4. *Arnold, M.:* Die Wirkung von Sexualhormonen auf die Gingiva. Zahnärztl. Prax. 1986, 301—304.

5. *Brüning, H./Trenkler, G.:* Nichtparametrische statistische Methoden. Berlin, De Gruyter, 1978.

6. *Burstone, M. S.:* The psychosomatic aspects of dental problems. J Am Dent Ass 1946 (33), 862—871.

7. *Drum, W.:* Autodestruktion des stomatognathen Systems. 1. Teil Quintess Zahnärztl. Lit. 1958, Referat Nr. 1126, Heft 10, 23—27.

   ders.: 2. Teil Quintess Zahnärztl. Lit. 1958, Referat Nr. 1126, Heft 11, 37—41.

   ders.: 3. Teil Quintess Zahnärztl. Lit. 1958, Referat Nr. 1126, Heft 12, 31—33.

8. *Egle, U. T.:* Auf der Suche nach den Wurzeln psychogen bedingter Mund-Krankheiten. Zahnärztl. Mitt. 1985, 2413—2420.

9. *Eschler, J.:* Bruxism and function of the masticatory muscles. Parodontologie 1961 (15), 109—118.

10. *Fröhlich, E.:* Die Parafunktionen, Symptomatologie, Ätiologie und Therapie. Dtsch. Zahnärztl. Z 1966 (21), 536—547.

11. *Glaros, A. G.:* Incidence of diurnal and nocturnal bruxism. J Prosth Dent 1981 (45), 545—549.

12. *Glickmann, J.:* Inflammation and trauma from occlusion, co-destructive factors and chronic periodontal disease. J Periodont 1963 (34), 5.

13. *Graber, G.:* Psychisch motivierte Parafunktionen auf Grund von Aggressionen und Myoarthropathien des Kauorgans. Schweiz. Mschr. Zahnheilk. 1971 (81), 713—718.

14. *Graber, G.:* Neurologische und psychosomatische Aspekte der Myoarthropathien des Kauorgans. Zahnärztl. Welt 1971 (80), 997—1000.

15. *Graber, G.:* Biologie der Okklusion, Teil I. Der freie Z 1989, Heft 1, 28—32.

16. *Graber, G./Vogt, H. P./Müller, W./Bahous, J.:* Weichteilrheumatismus und Myoarthropathien des Kiefer- und Gesichtsbereiches. Schweiz. Mschr. Zahnheilk. 1980 (90), 609—626.

17. *Grieder, A.:* Psychologic aspects of prosthodontics. J Prosth Dent 1973 (30), 736—744.

18. *Gross, S./Vacchiano, R. B.:* Personality correlates of patients with temporomandibular joint dysfunction. J Prosth Dent 1973 (30), 326—329.

19. *Hart, H. H.:* Practical psychiatric problems in dentistry. J. D. Med. 1948 (3), 83.

20. *Heggendorn, H./Vogt, H. P./Graber, G.:* Experimentelle Untersuchungen über die orale Hyperaktivität bei psychischer Belastung, im besonderen bei Aggression. Schweiz. Mschr. Zahnheilk. 1979 (89), 1148—1161.

21. *Hensel, E./Hensel, S.:* Untersuchungen über die Häufigkeit des Bruxismus bei Kindern und seine Beziehung zu Gebißanomalien. Zahn-, Mund- und Kieferheilkunde 1977 (65), 392—398.

22. *Hirt, A. H./Mühlemann, H. R.:* Diagnosis of bruxism by means of tooth mobility measurement. Parodontologie 1955 (9), 47.

23. *Karolyi, M.:* Beobachtungen über Pyorrhea alveolaris. Österr.-ung. Vschr 1901 (17), 279—283.

24. *Klaiber, B.:* Ein Beitrag zur Frage der Schliffflächen-Entstehung. Zahnärztl. Welt 1979 (88), 593—596.

25. *Koch, C.:* Fragebogen zur Abschätzung Psychosomatischen Krankheitsgeschehens — Theoretische Grundlagen und Handanweisung, Weinheim, Beltz Testgesellschaft, 1981.

26. *Kopp, S.:* Pain and functional disturbances of the masticatory system — a review of etiology and principles of treatment. Swed Dent J 1982 (6), 49—60.

27. *v. Krasznay, A./Kulmer, S.:* Kausystem und psychische Überlastung. Zahnärztl. Welt 1974 (83), 528—530.

28. *Kydd, W. L./Daly, C.:* Duration of nocturnal tooth contacts during bruxing. J Prosth Dent 1985 (53), 717—721.

29. *Laskin, D. M.:* Etiology of the pain-dysfunction syndrome. J Am Dent Ass 1969 (79), 147—153.

30. *Laux, L./Glanzmann, P./Schaffner, P./Spielberger, C. D.:* Das State-Trait-Angstinventar — Theoretische Grundlagen und Handanweisung. Weinheim, Beltz Testgesellschaft, 1981.

31. *Leof, M.:* Clamping and Grinding Habits; Their Relation to Periodontal Disease. J Am Dent Ass 1944 (31), 184—194.

32. *Lindhe, J.:* Das okklusale Trauma — ein Kofaktor bei der Entwicklung und Erkrankung des Parodontiums. Vortrag anläßlich der III. Karlsruher Konferenz vom 22.—23. 4. 88.

33. *Löe, H.:* The gingival index, the plaque index and the retention index systems. J Periodontol 1967, (38), 610—614.

34. *Marxkors, R.:* Suprakontakte und Myopathien. Dtsch. Zahnärztl. Z 1973 (28), 765—769.

35. *Marxkors, R./Müller-Fahlbusch, H.:* Zur Diagnose psychosomatischer Störungen in der zahnärztlich-prothetischen Praxis. Dtsch. Zahnärztl. Z 1981 (369, 787—790)

36. *Maslanka, T./Panek, H.:* Der Einfluß von Okklusionsformen und neurotischen Tendenzen auf die Häufigkeit der Funktionsstörungen des Kauorgans. Stomat DDR 1983 (33), 832—837.

37. *Mecklas, J. F.:* Bruxism, Diagnosis and treatment. J Acad Gen Dent 1971 (19), 31—36.

38. *Mikami, D. B.:* A review of psychogenic aspects and treatment of bruxism. J Prosth Dent 1977 (37), 411—419.

39. *Molin, C.:* Vertical isometric muscle forces of the mandibula. A comparative study on subjects with and without manifest pain dysfunction syndrome. Acta Odont Scand 1972 (30), 485.

40. *Molin, C./Levi, L.:* A Psycho-odontologic Investigation of Patients with Bruxism. Acta Odont Scand 1966 (24), 373—391.

41. *Motsch, A.:* Füllungstherapie und Okklusion — Klinisch-experimentelle Untersuchungen. Vortrag anläßlich der III. Karlsruher Konferenz vom 22.—23. 4. 88.

42. *Moulton, R.:* Oral and dental manifestations of anxiety. Psychiatry 1955 (18), 261.

43. *Moulton, R.:* Psychologic considerations in the treatment of occlusion. J Prosth Dent 1957 (7), 148—157.

44. *Mühlemann, H. R./Herzog, A./Vogel, A.:* Occlusal Trauma and Tooth Mobility. Schweiz. Mschr. Zahnheilk. 1956(66), 527—544.

45. *Mühlemann, H. R./Rateitschak, K. H.:* Zur ,,erhöhten Zahnbeweglichkeit''. Schweiz. Mschr. Zahnheilk. 1965 (75), 85—93.

46. *Mühlemann, H. R./Son, S.:* Gingival sulcus bleeding — leading symptom in initial gingivitis. Helv Odont Acta 1971 (15), 107.

47. *Müller-Fahlbusch, H.:* Gesichtsschmerz unter psychopathologischen Aspekten — Erfahrungen an Patienten mit Okklusionsstörungen. Zahnärztl. Welt 1977, 796—800.

48. *Müller-Fahlbusch, H./Sone, K./Struckmeyer, D.:* Ganzheitliche und mehrdimensionale Diagnostik und Therapie in der Zahnheilkunde. Dtsch. Zahnärztl. Z 1984 (39), 194.

49. *Müller-Fahlbusch, H./Junkermann, M.:* Persönlichkeitsmerkmale bei Patienten mit psychosomatischen Störungen des stomatognathen Systems. Zahnärztl. Prax. 1986, 327—331.

50. *Nadler, S. C.:* Bruxism, a classification: critical review. J Am Dent Ass 1957 (54), 615—622.

51. *Neuhauser, W.:* Funktionstherapie und psychosomatische Schmerzfixierung. Zahnärztl. Mitt. 1982, 1257—1260.

52. *Olkinuora, M.:* Parafunktionen: Knirschen und Pressen — Eine zusammenfassende Literaturübersicht. Quintess Zahnärztl Lit 1970, 115—118.

53. *Olkinuora, M.:* Psychologic Aspects in a Series of Bruxists compared with a group of Nonbruxists. Suom Hammaslaak Toim 1972 (68), 200—208.

54. *Olson, R. E./Schwartz, R. A.:* Depression in patients with myofascial Pain-Dysfunction Syndrome. J Dent Res 1977 (56), Special Issue B, Abstr. 434, B 160.

55. *Pauleikhoff, B.:* Person und Zeit im Brennpunkt seelischer Störungen. Heidelberg, Alfred Hüthig Verlag, 1979.

56. *Pavone, B. W.:* Bruxism and its effects on the natural teeth. J Prosth Dent 1981 (45), 692 – 696.

57. *Perry, H. T./Elgin, I./Lammie/Main, J./Teuscher:* Occlusion in a stress situation. J Am Dent Ass 1960 (60), 626–633.

58. *Pohto, P.:* Experimental aggression and bruxism in rats. Acta Odont Scand 1979 (37), 117–125.

59. *Ramfjord, S. P.:* Bruxism, a clinical and electromyographic study. J Am Dent Ass 1961 (62), 35.

60. *Rao, S. M./Glaros, A. G.:* Electromyographic correlats of experimentally induced stress in diurnal bruxists and normals. J Dent Res 1979 (58), 1872–1878.

61. *Rateitschak, K. H./Fistarol, A. F./Wolf, H. F.:* Parafunktionen (Definition, Verbreitung, Ursachen, Folgen, Diagnose, Therapie). Schweiz. Mschr. Zahnheilk. 1966 (76), 289–309.

62. *Reding, G. R./Zepelin, H./Monroe, L. J.:* Personality study of nocturnal teeth grinders. Percept Mot Skills 1968 (26), 523–531.

63. *Renggli, H. H./Mühlemann, H. R./Rateitschak, K. H.:* Parodontologie. 3. Aufl.; Stuttgart/N. Y., Thieme Verlag, 1984.

64. *Rieder, C. E.:* The frequency of parafunctional occlusal habits compared with the incidence of mandibular displacement. J Prosth Dent. 1978 (40), 75–82.

65. *Rugh, J. D./Solberg, W. K.:* Psychological implication in temporomandibular pain and dysfunction, in: Zarb, G. A./Carlsson, G. E.: Temporomandibular joint. Function and dysfunction Copenhagen, Munksgaard, 1979.

66. *Rugh, J. D./Solberg, W. K.:* Psychologische Aspekte bei Schmerzen und Dysfunktion des Kiefergelenks, in: Zarb, G. A./Carlsson, G. E.: Physiologie und Pathologie des Kiefergelenks. Grundlagen und Praxis von Diagnose und Therapie. Berlin, Quintessenz Verlag, 1985.

67. *Schlagenhauf, U.:* Funktionell bedingte Störungen des Kiefergelenks. Zahnärztl. Welt 1987, 1056–1062.

68. *Schulte, W./d' Hoedt, B./Lukas, D.:* Periotest – neues Meßverfahren der Funktion des Parodontiums. Zahnärztl. Mitt. 1983, 1229–1240.

69. *Schulte, W.:* Der Periotest-Parodontal-Status. Zahnärztl. Mittl. 1986, 1409–1414.

70. *Schulte, W.:* Okklusal-parodontale Belastung ist jetzt quantitativ meßbar: Eine neue Anwendung des Periotest-Verfahrens. Zahnärztl. Mitt. 1988, 474–484.

71. *Silness, J./Löe, H.:* The plaque index. Acta Odont Scand 1964 (22), 135–139.

72. *Solberg, W. K./Flint, R. T./Brantner, J. P.:* Temporomandibular joint pain and dysfunction: A clinical study of emotional and occlusal components. J Prosth Dent 1972 (28), 412–422.

73. *Stern, E.:* Zum Problem der Spezifität der Persönlichkeitstypen und der Konflikte in der psychosomatischen Medizin. Z Psychosomat Med 1957 (4), 153.

74. *Thaller, J. L./Rosen, G./Saltzman, S.:* Study of the Relationship of Frustration and Anxiety to Bruxism. J Periodont 1967 (38), 193–197.

75. *Thomas, L. J./Tiber, N./Schireson, S.:* The effects of anxiety and frustration on muscular tension related to the temporomandibular joint syndrome. Oral Surg 1973 (36), 763–768.

76. *Wild, W.:* Funktionelle Prothetik. Schwabe Verlag Basel 1950.

77. *Yemm, R.:* Neurophysiologic studies of temporomandibular joint dysfunction. Oral Sci Rev 1976 (7), 31–53.

78. *Yemm, R.:* Neurophysiologic studies of temporomandibular joint dysfunction in: Zarb, G. A./Carlsson, G. E. (Hrsg.): Temporomandibular joint. Function and Dysfunction, 215–237. Copenhagen, Munksgaard, 1979.

79. *Zeldow, L. L.:* Treating clenching and bruxing by habit change. J Am Dent Ass 1976 (93), 31–33.

Der aktuelle Begriff

Übertragung*

Freud berichtet über die Entstehung des Phänomens der Übertragung anläßlich des Stockens einer bisher erfolgreich verlaufenden Psychoanalyse. Die betreffende Patientin konnte später berichten, daß bei ihr plötzlich der Wunsch auftauchte, ihm einen Kuß zu geben. Sie war erschreckt über diese ihr peinliche Vorstellung, und war, ,,obwohl sie die Behandlung nicht verweigerte, doch ganz unbrauchbar zur Arbeit''. Freud konnte die Gedanken auf eine frühere Wunschvorstellung einem ersehnten Manne gegenüber zurückführen und die Blockierung damit auflösen.

Als Übertragung bezeichnete er eine falsche Verknüpfung, ,,einen Assoziationszwang'' früher erlebter Affekte mit der Person des Analytikers. In der Beziehung zu ihm entwickeln sich Vertrauen und Mißtrauen, Wünsche und Befürchtungen, Idealisierung und Ablehnung, die im Kontakt mit den früheren Bezugspersonen bedeutsam waren. Ein wesentlicher Bestandteil der Therapie ist die Analyse dieser auftretenden positiven und negativen Übertragungsphantasien. Bedeutsam ist für den Analytiker, nicht die komplementäre Rolle einzunehmen, das heißt, die des väterlichen Beschützers bei Zuneigungsempfindungen des Patienten oder des belehrend-bestrafenden Elternteils bei unbotmäßigen oder aggressiven Vorstellungsinhalten. Derartige Reaktionen werden als Gegenübertragung bezeichnet. Die Wünsche des Patienten nach Liebe oder Zurechtweisung müssen grundsätzlich versagt werden, um eine Neuorientierung der Person zu ermöglichen.

Freud wies darauf hin, daß Übertragungen in der analytischen Situation zwar besonders deutlich und prägnant auftreten, aber auch Alltagsphänomene sind. Frühkindliche Beziehungskonstellationen sind als Erwartungen an Partner, Freunde, Arbeitskollegen und Vorgesetzte wirksam. Auch der Zahnarzt eignet sich als Objekt für die Wiederholung alter Phantasien und Versagungserlebnisse im Kontext von Autorität, Schmerz, Angst und Ausgeliefertsein. Zum Beispiel idealisieren Patienten mit unangemessenem Behandlungsbegehren häufig den Zahnarzt (positive Übertragung). Darufhin kann dieser sich geschmeichelt fühlen und möglicherweise trotz eigener Skepsis den Wünschen entgegenkommen (Gegenübertragung). Als Folge fühlt sich der Patient womöglich in seinen Erwartungen enttäuscht. Er reagiert mit Ärger auf die Person des Behandlers und bricht den Kontakt ab (negative Übertragung).

Für den Behandler ist es hilfreich, sich zu vergegenwärtigen, daß ihm entgegengebrachte Gefühle nicht selten Ausdruck einer Übertragung alter Emotionen auf seine Person sind und dabei affektive Neutralität zu bewahren, d. h. nicht mit Gegenübertragung zu antworten.

---

* In Beiträgen zum Schwerpunktthema dieses Jahrbuches, dem Zahnarzt-Patient-Verhältnis, findet sich wiederholt der Begriff ,,Übertragung''.

Kongresse, Tagungen, Fortbildung

19.—26. Januar 1991, Mutters/Tirol
3. zahnärztlich-psychologische Fortbildungs-woche
Thema: Psychosomatische Zusammenhänge
Auskunft:
Prof. Dr. H. G. Sergl
Augustusplatz 2
D-6500 Mainz

7.—9. März 1991, Dresden
Tagung des Deutschen Kolloqiums für psychosomatische Medizin — Arbeitsgruppe Zahnmedizin
Auskunft:
Dr. H.-J. Demmel
Lietzenburger Str. 51
D-1000 Berlin 30

19.—20. April 1991, Witten-Herdecke
16. Fachtagung der Gesellschaft für Medizinische Psychologie, Arbeitskreis ,,Psychologie und Zahnmedizin''
Thema: Ethik und Zahnheilkunde
Auskunft:
Dr. Thomas Schneller
MHH — Med. Psychologie
3000 Hannover 61

10.—11. Mai 1991, Berlin (Charité)
17. Fachtagung der Gesellschaft für Medizinische Psychologie, Arbeitskreis ,,Psychologie und Zahnmedizin''
Thema: Zahnmedizin — psychologische Aspekte in der Ausbildung von Zahnärzten
Auskunft:
Dr. Thomas Schneller
MHH — Med. Psychologie
3000 Hannover 61

19.—21. September 1991, Mainz
4. Jahrestagung des Arbeitskreises Psychologie und Psychosomatik in der Zahn-, Mund- und Kieferheilkunde der DGZMK
Thema: Psychische Auswirkungen von Entstellung im Mund- und Gesichtsbereich
Auskunft:
Prof. Dr. H. G. Sergl
Augustusplatz 2
D-6500 Mainz

5.—6. Juli 1992, München
5. Jahrestagung des Arbeitskreises Psychologie und Psychosomatik in der Zahn-, Mund- und Kieferheilkunde der DGZMK
Thema: Schmerz und Streß
Auskunft:
Dr. W. Neuhauser
Bahnhofstraße 18
D-8960 Kempten

Hinweise für die Anfertigung von Manuskripten für das Jahrbuch der Psychologie und Psychosomatik in der Zahnheilkunde

Allgemeines

Im ,,Jahrbuch'' werden nur Originalarbeiten, Übersichtsreferate (nach Aufforderung oder Absprache) und Diskussionsbeiträge aus dem Gebiet der Psychologie, Psychosomatik, Psychopathologie, Psychotherapie und Soziologie in der Zahnheilkunde in deutscher Sprache angenommen, die nach diesen Autorenrichtlinien erstellt wurden. Sie dürfen weder an anderer Stelle bereits erschienen noch anderweitig zur Publikation eingereicht worden sein. Mit der Annahme erwirbt der Verlag das ausschließliche Verwertungsrecht im In- und Ausland. Die Arbeit darf nach der Annahme ohne Genehmigung des Verlages nicht an anderer Stelle in gleicher Form publiziert werden.

Erwartet wird ein klarer logischer Aufbau. Die Arbeit muß erkennen lassen, worauf sich die Aussagen stützen. Untersuchungen müssen nach den allgemein gültigen Regeln der Wissenschaft durchgeführt sein, mit exakter Beschreibung von Material und Methode. Die Ergebnisse müssen im Lichte der Literatur diskutiert werden und Hinweise zur Beurteilung ihrer Verallgemeinerungsfähig (Signifikanz, Sicherheitsniveau) enthalten.

Geistiges Eigentum anderer ist selbstverständlich zu respektieren.

Die Autoren sind gehalten, ein vollständiges Exemplar der Arbeit selbst in Verwahrung zu halten, da die Schriftleitung Manuskripte als normale Postsendung verschickt und für etwaige Verluste nicht haftet.

Die Autoren erklären sich damit einverstanden, daß ihre Arbeit einem unabhängigen Gutachter anonym zur Beurteilung vorgelegt und vor Drucklegung redaktionell überarbeitet wird.

Der Autor bzw. Erstautor erhält nach Erscheinen des Jahrbuchs ein Exemplar desselben kostenlos, sowie 25 Sonderdrucke des Beitrags.

Umfang und äußere Form

Der Richtumfang beträgt für Originalarbeiten sechs bis acht Manuskriptseiten. Das Manuskript sollte einseitig mit Schreibmaschine mit durchnumerierten DIN-A4-Seiten $1^{1}/_{2}$- oder 2zeilig mit breitem Rand geschrieben sein.

Es gilt die Schreibweise nach Duden und Medizinduden. Abkürzungen sollten vermieden werden. Werden sie trotzdem benutzt, müssen sie beim ersten Vorkommen erklärt werden.

In einer kurzen Zusammenfassung sollen die wichtigsten Angaben zu Zielsetzung und Methode, Ergebnisse und Schlußfolgerungen enthalten sein.

Auf Abbildungen und Tabellen soll im Text hingewiesen werden. Hervorhebungen von Begriffen können durch Unterstreichungen kenntlich gemacht werden. Diese Wörter werden, soweit es das Schriftbild nicht stört, hervorgehoben gedruckt. Indexwörter für den später zu erstellenden Index sollen mit einem gelben Textmarker kenntlich gemacht werden.

Das Literaturverzeichnis soll nur wichtige, im allgemeinen neue Arbeiten enthalten, die im Text erwähnt werden, diese aber ausnahmslos. Die Zitate werden alphabetisch geordnet und numeriert. Die entsprechenden Nummern sind im Text mit hochgestellter Ziffer einzufügen.

Zitierweise Periodika:

Beispiel: Pfeiffer P, Harms K: Klebebrücken zur Versorgung von Patienten mit Lippen-Kiefer-Gaumenspalten nach kieferchirurgischer und kieferorthopädischer Behandlung. Quintessenz 38: 1015—1024, 1987.

(Reihenfolge: Autoren, mit den Initialen der Vornamen, nachgestellt und ohne Punkt. Titel in Originalsprache und ungekürzt, Zeitschrift abgekürzt nach Index to Dental Literature, Jahrgang, Seitenzahl, Jahreszahl).

Zitierweise Bücher:

Beispiel: Bengel W: Die Photographie in Zahnmedizin und Zahntechnik. Quintessenz Verlag, Berlin 1984.

(Reihenfolge: Autor, Titel, Verlag, Verlagsort mit Jahreszahl, gegebenenfalls Seitenzahl).

Zitierweise Buchbeiträge:

Beispiel: Cheraskin E: The Hidden Nutrient Connection. In: Hösl E, Zachrisson B U, Baldauf A. (Hrsg): Orthodontics and Periodontics. Quintessence Publ., Chicago 1985, Seite 23.

Müssen Autorennamen im Text zitiert werden (in Großbuchstaben), gilt folgendes: Bei zwei Namen werden beide angegeben, bei mehr als zwei Autoren ist nur der erste mit dem Zusatz „et al." zu nennen.

Die Zahl der Tabellen und Abbildungen soll auf das unbedingt Notwendige beschränkt werden und in einem angemessenen Verhältnis zur Länge des Textes stehen.

Tabellen werden, mit einer Überschrift versehen, gesondert durchnumeriert und auf je ein eigenes Blatt geschrieben. Da sie meistens aus Zahlen oder Text bestehen, werden sie für den Druck wie das Manuskript gesetzt.

Auch Abbildungen — das sind Fotografien und Grafiken — werden gesondert durchnumeriert beigegeben.

Als Schwarzweißabbildungen können Foto-Papierabzüge wie auch Farb-Diapositive verwendet werden. Wenn die Papierabzüge eine ungenügende Qualität haben, sollten auch die Negative zur Verfügung gestellt werden.

Farbige Vorlagen werden im Druck nur schwarzweiß wiedergegeben.

Werden Originaldiapositive zur Reproduktion eingereicht, ist daran zu denken, daß sie für den gesamten Zeitraum der Buchproduktion im Verlag verbleiben. Wenn der Autor die Dias gleichzeitig für Vorträge oder Vorlesungen benötigt, wäre es angebracht, wenn er sich

Duplikate herstellen ließe, damit dem Verlag die Originale zur Verfügung stehen. Farb*fotos* und Farb*negative* eignen sich nicht so gut für die Reproduktion.

Der Autor ist dafür verantwortlich, daß bei Patienten-Aufnahmen die Einwilligung der Dargestellten bzw. ihrer gesetzlichen Vertreter vorliegt. Andernfalls muß durch Abdecken der Augen die Person unkenntlich gemacht werden (bei Einreichen der Vorlagen bitte angeben, die technische Ausführung übernimmt der Verlag). Wenn Abbildungen von anderen Autoren übernommen werden, ist von dem betreffenden Autor das Einverständnis und vom Verlag, der das Copyright hat, die Nachdruckgenehmigung einzuholen. In der Bildlegende ist ein Quellenhinweis anzubringen.

Bilder dürfen nicht beschnitten werden; gewünschte Ausschnitte sind am Rand oder auf einem Overlay zu kennzeichnen. Texte, Pfeile oder Bezugslinien sollen *nicht auf die Abbildungen direkt* aufgezeichnet werden, nur auf ein darübergelegtes Transparentpapier.

Zeichnungen sind in *reproduktionsfähigem Zustand* (keine Fotokopien!) in geeigneter Strichstärke (Tusche) mit ausreichend großer Beschriftung einzureichen.

Alle Abbildungen sollen auf der Rückseite den Namen der Autoren tragen (Bleistift) und im Zweifelsfall mit der Kennzeichnung der Oberkante „oben" versehen sein.

Legenden zu den Abbildungen, einschließlich notwendiger Zeichenerklärungen, werden auf einem separaten Blatt zusammengestellt.

Korrekturfahnen werden dem korrespondenzführenden Autor in zwei Exemplaren zugesandt. In diese sollen Druckfehler nach dem im Duden enthaltenen Korrekturschlüssel verbessert werden. Umfangreiche inhaltliche Veränderungen sollen wegen der entstehenden Mehrkosten unterbleiben!

Es wird gebeten, am Schluß der Arbeit die Korrespondenzanschrift anzugeben.